आप और आपके परिवार के लिए

होमियोपैथिक

स्वचिकित्सा मार्गदर्शिका

डॉ. शिव दुआ

सरश्री द्वारा रचित श्रेष्ठ पुस्तकें

१. इन पुस्तकों द्वारा आध्यात्मिक विकास करें

- विचार नियम - आपकी कामयाबी का रहस्य
- ली गीता ला - लीला और गीता का अनोखा संगम और प्रारंभ
- गीता यज्ञ - कर्मफल और सफल फल रहस्य
- गीता संन्यास - कर्मसंन्यासयोग
- मन को वश में करने की संयम गीता - सत् चित्त मन मुक्ति
- ज्ञान विज्ञान अक्षर गीता - अज्ञान के लिए सद्गति युक्ति
- ध्यान नियम - ध्यान करने के सरल उपाय
- संतों में संत तुकाराम महाराज - अभंग रहस्य और जीवन चरित्र
- आध्यात्मिक उपनिषद् - सत्य की उपस्थिति में जन्मी 24 कहानियाँ
- संत एकनाथ - जीवन चरित्र और बहुमूल्य शिक्षाएँ
- भक्ति के भक्त - रामकृष्ण परमहंस
- सत् चित्त आनंद - आपके 60 सवाल और 24 घंटे

२. इन पुस्तकों द्वारा स्वमदद करें

- अवचेतन मन की शक्ति के पीछे आत्मबल
- नींव नाइन्टी - नैतिक मूल्यों की संपत्ति
- सुखी जीवन के पासवर्ड - कैसे खोलें दुःख, अशांति और परेशानी का ताला
- वर्तमान का जादू - उज्ज्वल भविष्य का निर्माण और हर समस्या का समाधान
- नास्तिकता से मुक्ति - उलटा विश्वास सीधा कैसे करें
- निराशा से मुक्ति - Freedom From Depreesion
- इमोशन्स पर जीत - दुःखद भावनाओं से मुलाकात कैसे करें
- मन का विज्ञान - मन के बुद्ध कैसे बनें

३. इन पुस्तकों द्वारा हर समस्या का समाधान पाएँ

- स्वास्थ्य त्रिकोण - स्वास्थ्य संपन्न
- खुशी का रहस्य - सुख पाएँ, दुःख भगाएँ : ३० दिन में

४. इन आध्यात्मिक उपन्यासों द्वारा जीवन के गहरे सत्य जानें

- क्या मृत्यु के बाद जीवन है
- स्वयं का सामना - हरक्युलिस की आंतरिक खोज
- बड़ों के लिए गर्भ संस्कार - १० अवतार का जन्म आपके अंदर

आप और आपके परिवार के लिए

होमियोपैथिक

स्वचिकित्सा मार्गदर्शिका

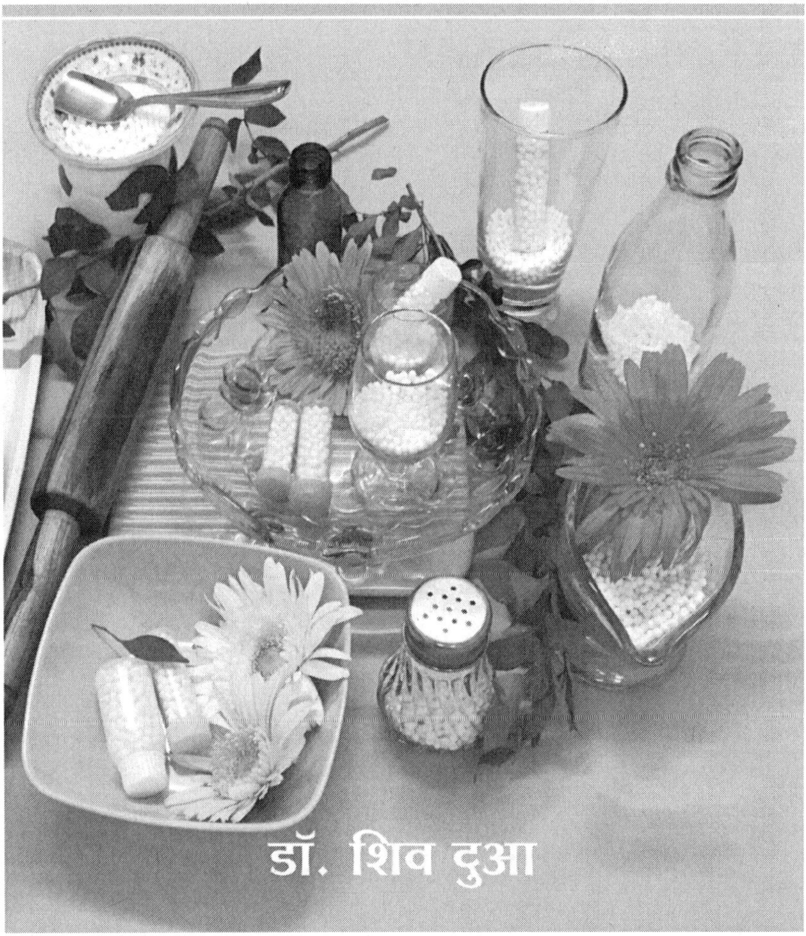

डॉ. शिव दुआ

आप और आपके परिवार के लिए **होमियोपैथिक**

स्वचिकित्सा मार्गदर्शिका

अनुवादक : डॉ. अश्विनी कुमार द्विवेदी एम.डी. (होमियोपैथी) पी.एच.डी.

प्रकाशक : वॉव पब्लिशिंग्ज् प्रा.लि. पुणे

मुद्रक : विक्रम प्रिंटर्स प्रा.लि. पुणे

प्रथम संस्करण : जून 2016

रीप्रिंट : नवंबर 2016, जनवरी 2022

ISBN : 978-81-8415-534-1

Aap aur Aapke Pariwar ke liye Homoeopathic Swachikitsa Margadarshika

by Dr. Shiv Dua

यह पुस्तक मुख्यतः उन लोगों के लिए है...

- जो स्वयं की चिकित्सा के लिए होमियोपैथी सीखना चाहते हैं।
- जो अपने स्वास्थ्य के साथ-साथ अपने परिवार के सदस्यों के स्वास्थ्य का भी ध्यान रखते हैं।
- जो विकारों और छोटी-मोटी शारीरिक तकलीफों को घर पर ही ठीक करना चाहते हैं।
- जो बी.एच.एम.एस. के विद्यार्थी हैं और कॉलेज में होमियोपैथी सीख रहे हैं।
- जो बी.एच.एम.एस. की पढ़ाई पूरी कर चुके हैं और अपना स्वयं का व्यवसाय शुरू करने जा रहे हैं।

एक योग्य होमियोपैथ के पास कब जाना चाहिए...

- जब मरीज़ बहुत बीमार लग रहा हो और उसके लक्षण समझ में नहीं आ रहे हों।
- रोग क्या है यह समझ में न आ रहा हो।
- त्वचा या शरीर के किसी भाग से अत्यधिक रक्त स्राव हो रहा हो, जिसका कोई ठोस कारण पता न हो।
- मरीज़ अत्यधिक बेचैन है, उसकी साँसें तेज़ी से, उथली या अत्यधिक धीमी चल रही हों।
- ज़्यादा लंबे समय से दस्त चल रहे हों, साथ ही अत्यधिक कमज़ोरी भी हो।
- पागलपन के झटकों के साथ ऐंठन की स्थिति हो।
- पेट में तीखा व स्थायी दर्द और दवा देने के १५-२० मिनट बाद भी दर्द ठीक न हो।
- लगातार उल्टियाँ होना व चक्कर आना।
- विषाक्त (वाइरल) रोग होने की शुरुआत में उल्टियाँ शुरू होना।
- सीने में अत्यधिक दर्द जो भुजाओं, पीठ और कंधों तक जाता हो।
- मरीज़ बेहोश हो जाए।
- बुखार १०४ डिग्री फेरेनहाइट के ऊपर हो जाए और नाड़ी की गति बहुत धीमी हो।
- पाँच दिनों से अधिक बुखार रहा हो।
- लगातार १५ दिनों से अधिक हल्का-हल्का बुखार हो।
- सिर में तीखा दर्द कि मरीज़ बच्चों जैसा रोने लगे।
- मरीज़ अत्यधिक दुविधा में और मानसिक रूप से बौखलाया हुआ कि अपने लक्षण भी सही तरीके से नहीं बता पा रहा हो।
- पेशाब पीले, गहरे रंग का या रक्त के साथ होना।
- मूत्र अत्यधिक मात्रा में तथा अनियंत्रित होना।
- मूत्र कम मात्रा में, दर्द के साथ होना या दो घंटे से अधिक देर तक मूत्र का थम जाना।
- अत्यधिक कमज़ोरी की वजह से मरीज़ गिरने लगता है।
- घरघराहट के साथ खाँसी, १० से अधिक दिनों तक रहना।
- त्वचा और आँख का सफेद भाग पीला पड़ना।
- दो से अधिक घंटों तक शरीर सख्त हो जाना या गरदन में अकड़न होना।
- मल पीला और खून के प्रवाह के साथ होना।
- कोई फोड़ा, त्वचा के किसी हिस्से में अंदरूनी गाँठ की बढ़त, लंबे समय से मसा और तिल, बहुत गंभीर व पुराना त्वचा रोग, लंबे समय से पेट में छाले होना।
- जो रोग अत्यधिक पुराना व लंबे समय से हो।

लेखक के बारे में...

डॉ. शिव दुआ, एम.ए., डी.आई. होमियोपैथी, एच.एम.डी.(लंदन), होमियोपैथिक की साक्षरता क्षेत्रों में एक जाना माना नाम है। उनकी चार पुस्तकें 'प्रॅक्टिशर्न्स गाइड टू गॉल ब्लॅडर एॅण्ड किडनी स्टोन', 'ओरल डीसीजेस', 'सर्वाइकल स्पॉन्डिलोसिस-नेकपेन' और 'नो एॅण्ड सॉल्व थॉयराइड प्रॉब्लम्स' प्रकाशित हो चुकी हैं। राजस्थान के प्रमुख समाचार पत्रों में जैसे राजस्थान पत्रिका तथा दैनिक भास्कर में उनके होमियोपैथी पर सौ से भी अधिक लेख हिंदी में प्रकाशित हो चुके हैं। दिल्ली होमियोपैथिक मेडिकल एसोसिएशन का मुख्य अंग 'होमियोपैथिक संदेश' के द्वारा पचास से अधिक लेख हिंदी एवं अंग्रेजी में प्रकाशित हो चुके हैं। होमियोपैथी की कुछ पत्रिकाएँ जैसे 'होमियोपैथिक हेरिटेज', 'वाईटल इन्फॉरमर' और 'होमियोपैथी फॉर ऑल' में भी उनका समय-समय पर निरंतरता से होमियोपैथिक लेखों द्वारा योगदान रहा है। विभिन्न सेमिनारों के स्मृति चिन्हों पर छपे उनके लेख बड़े ही प्रभावकारी रहे हैं। वे होमियोपैथी के विभिन्न विषयों पर कई सारे व्याख्यान HMAI, फरीदाबाद, HMAI, अलीगढ़ और DHMA, नई दिल्ली के वैज्ञानिक सम्मेलनों में देते आए हैं और हमेशा होमियोपैथी को बढ़ावा देनेवाले सेमिनार एवं सभाओं में क्रियाशील भागीदार रहे हैं। वे फरीदाबाद के हरियाणा क्षेत्र के साक्षरता सचिव व DHMA और SDHA, नई दिल्ली के सदस्य हैं। वर्तमान में वे आर्य समाज चैरिटेबल हॉस्पिटल, सेक्टर १९ फरिदाबाद में होमियोपैथिक वैद्यकीय अधिकारी के पद पर कार्यरत हैं।

समर्पित...

यह पुस्तक मेरे आदरणीय पिताजी और होमियोपैथिक गुरुजी स्वर्गीय श्री हीरानंद दुआ को समर्पित है। उन्होंने मुझे मेरे जीवन का प्रथम और अंतिम पाठ पढ़ाया कि **कड़ी मेहनत करो और हमेशा कड़ी मेहनत करो**।

हिंदुस्तान और पाकिस्तान के बँटवारे के समय हमने बहुत गरीबी का सामना किया था। उस समय मैं सात वर्ष का था और अपने माता-पिता की इकलौती संतान था। मैं जीवन के संघर्षों से अनभिज्ञ था। पहले मेरे पिताजी का सूखे मेवों का व्यापार तेल मण्डी, बानू, NWFP में था, जिससे मेरा बचपन बहुत ही आंनददायक बीता। वे मैट्रिक पास थे, जो उस समय एक अच्छी और उच्च शिक्षा मानी जाती थी। भारत में हम अमृतसर पहुँचे और मेरे पिताजी को एक प्रकाशक की दुकान पर मुनीम (अकाऊंटेंट) की नौकरी (८०/- रू. प्रतिमाह) मिली। लिखा-पढ़ी के साथ वे शोध पत्र पढ़ते थे और बच्चों की कहानियों की किताबों को अनुवाद कर लिखते थे। उनकी हिंदी-अंग्रेजी अनुवादक (प्रकाशक- मेसर्स प्रेमसिंह सचदेव एॅण्ड सन्स, बाजार माई सेवान, अमृतसर) उस समय की लोकप्रिय पुस्तक थी।

घर का खर्च चलाने में मदद करने के लिए मेरी माताजी, मेरी चारों बहनों और मैंने कई तरह के कार्य घर पर किए। जैसे छपे हुए कागज़ों को सीलना और मोड़ना, किताबों को बाँधना (बुक बाईंडिंग), कलात्मक चीज़ें जैसे राखी और लिफाफे बनाना। छुट्टियों में मैं मिल का कपड़ा अपने सिर और कंधों पर रखकर अमृतसर की गलियों में बेचता था। हमारे स्कूल और कॉलेज की पढ़ाई का खर्च मेरे पिताजी, मेरी बड़ी बहन और स्वयं मेरे द्वारा चलाया जाता था। मैं छोटी कक्षा के बच्चों को पढ़ाता था। जब मैंने अपना मैट्रिक पास कर लिया तब मैंने टाइपिंग सीखी और एक वकील के यहाँ टाइपिस्ट की पार्ट टाईम नौकरी करने लगा। इसी के साथ एक स्ट्रॉबोर्ड सप्लायर के यहाँ मुनीम (अकाऊंटेंट) का काम करने लगा। इन सबसे भी महत्वपूर्ण हमारी होमियोपैथी है। मेरे पिताजी के पास पूँजी कम होने के बावजूद उन्होंने होमियोपैथिक, युनानी तथा बॉयोकेमिक औषधियों को धर्मार्थ चिकित्सा के लिए घर पर ही इकट्ठा करना शुरू किया था। शुरुआती दौर में हमारे मरीज़, हमारे पड़ोसी, हमारी गली में रहनेवाले लोग और माई सेवान बाज़ार में किताब की दुकान पर काम करनेवाले कारीगर थे। उस समय वह बाज़ार सिर्फ पुस्तकों की दुकानों से ही भरा था। महान गुरुमुखी लेखक नानक सिंह की दुकान भी वहीं थी।

गोलियों की खुराक बनाना और पाउडर की पुड़िया बनाकर मरीज़ को दवा कैसे

लेनी है, यह बताना मेरा काम हुआ करता था। मेरे पिताजी के पास होमियोपैथी और युनानी चिकित्सा की कई उर्दू किताबें थीं। वे हमेशा कई पुस्तकें हमें पढ़ने के लिए घर लाते थे। मैंने और मेरी बहन ने करीब सारे महान लेखकों जैसे- रवीन्द्र नाथ टैगोर, शरत चंद, बंकिम चन्द्र, प्रेमचंद, गोर्की, डोस्टोवेस्की आदि लेखकों की कई पुस्तकें पढ़ी हैं। तिलिस्मी उपन्यास जैसे भूतनाथ और चन्द्रकांता, जो दस भागों में हैं, हमें प्रिय थे। मैं किताबों की दुनिया से बहुत प्रभावित होता था इसलिए तब मैंने कविताएँ और कहानियाँ लिखना शुरू किया। मेरी पहली हिंदी कहानी 'प्रायश्चित' दिल्ली के दैनिक हिंदी मिलाप में प्रकाशित हुई, जब मैं बारह वर्ष का था। बहुत पुरानी वैद्यक-शास्त्र की पुस्तक 'असली कामिल संन्यासी', जो उर्दू में थी, जिसमें सौ से भी अधिक कई बीमारियों के घरेलु और युनानी औषधियाँ थीं, जिससे मैं बेहद प्रभावित हुआ।

यह पुस्तक लाहौर के हकीम दीवान कहन चंद कपूर द्वारा लिखी गई थी और दिसंबर १९२४ में प्रकाशित की गई थी। यह आज भी मेरे पुस्तक संग्रह में मौजूद है। कई अंगों के चित्र और रेखांकन, पुस्तक के शुरू के पन्नों पर हैं, जो मेरे बाल मन को मोहित करते थे और पुस्तक में जो नुस्खे बताए गए थे, वे बहुत ही उपयोगी थे। आज भी मैं मुँह के छालों के लिए पीपल के पत्तों और छाल का पाउडर शहद के साथ लेता हूँ। किताब में पेज न. १६५ पर दिया गया यह नुस्खा बच्चों को जिन्हें बार-बार मुँह के छाले होते हैं, उनके लिए प्रभावकारी है।

मेरे पिताजी लेखक, होमियोपैथ, विद्वान, सक्षम पहलवान, तैराक और बहुत ही धर्मनिष्ठ थे, वे आर्य समाज मंदिर एवं गुरुद्वारा स्वर्ण मंदिर रोज़ जाते थे। उन्हें पाँच भाषाओं का ज्ञान था- हिंदी, अंग्रेजी, उर्दू, गुरुमुखी और पाश्तो (अफगानिस्तान की भाषा)। उनको कठिन और विपरीत परिस्थितियों के बीच संघर्ष करना पड़ा। भारत में दोबारा आने के बाद भी इतनी कठिनाइयों के बीच में उन्होंने कभी अपना धैर्य नहीं खोया। वे हमेशा कहते थे कि 'कोई भी काम छोटा नहीं होता, यदि हम मजदूर की तरह भी काम करें तो।'

मैंने भारतीय सुरंग के कार्य में मजदूर की तरह २ रु प्रति दिन से ड्रिल मशीन का काम सीखने के लिए काम किया (प्राकृतिक खनिज की जाँच हेतु)। घर से दूर राजस्थान के जंगलों में रहकर मेरी तकनीकी और शैक्षणिक पढ़ाई रात में तंबू में हुई। इसी समय में ड्रिलिंग सहायक पर कार्य करते-करते जूनियर तकनीकी सहायक बन गया। मैंने आई.बी.एम. छोड़ दिया और जीयोलॉजिकल सर्वे ऑफ इंडिया कोलकत्ता में ड्रिलर के रूप में (क्लास टू की गॅजेटेड पोस्ट) पर काम किया। नौकरी के दौरान ही मैंने हिंदी में ऑनर्स, अंग्रेजी में एम.ए. और डिप्लोमा इन होमियोपैथी और डी.एच.एम. (ब्रिटिश इंस्टीट्यूट ऑफ होमियोपैथी लंदन से मेसर्स बी. जैन प्रकाशन) द्वारा पूरा किया। मेरे जंगल और गाँवों में होमियोपैथी के लिए भरपूर समय और कारण था। क्योंकि उस समय जंगल और गाँवों में चिकित्सा व्यवस्था

उपलब्ध नहीं थी इसलिए होमियोपैथी औषधियों द्वारा उनको ठीक करना मेरे लिए सुअवसर था।

मेरे पिताजी हमेशा से प्रेरणादायी पत्रों द्वारा संपर्क में रहे। जब भी मैं मरीज़ के इलाज में असफल हुआ, उन्होंने मुझे और पढ़ने की प्रेरणा दी। एक पत्र में उन्होंने लिखा था कि 'जो व्यक्ति जिसमें काम करने का जुनून है और हमेशा अपने अथक प्रयास और पूरे होश के साथ काम करे तो सफलता कभी उससे दूर नहीं रहती है।'

डॉ. शिव दुआ

एम.ए., डी.आई.होम., डी.एच.एम. (लंदन)

आर.एच.एम.पी.: बी-4048 (हरियाणा)

आभार...

- मैं धन्यवाद देता हूँ श्रीमान कुलदीप जैन को जिन्होंने लगातार हमें होमियोपैथी पर लिखने के लिए प्रोत्साहित किया। बी.जैन पब्लिशर्स जैसे उच्च कोटि के प्रकाशक होमियोपैथी के लिए शुभकांक्षी हैं, जिसने होमियोपैथी को इतना बढ़ावा दिया और वे उन लेखकों के लिए वरदान हैं, जो अपनी योग्यता को दर्शाना चाहते हैं। मेसर्स बी.जैन पब्लिशर्स द्वारा मेरी चार पुस्तकें 'गॉल ब्लॅडर ऍण्ड किडनी स्टोन', 'ओरल डीसीजेस', 'सर्वाइकल स्पॉन्डिलोसिस' और 'नो ऍण्ड सॉल्व थॉयराइड प्रॉब्लम्स' प्रकाशित हो चुकी हैं। मैं कृतज्ञ हूँ और उन सभी पाठकों को धन्यवाद देता हूँ, जिन्होंने मेरी पहली पुस्तक 'गॉल ब्लॅडर ऍण्ड किडनी स्टोन्स' को रुचि से पढ़ा, जिसका अब द्वितीय संस्करण भी उपलब्ध है।
- मैं अपने कर्तव्य को पूरा नहीं कर पाऊँगा, यदि मैं अपने परिवार के सदस्यों को उमा, धर्मेश, अनु, अक्षय और आर्यन को धन्यवाद न दूँ, जिनकी मदद के कारण मैं लेखन कार्य कर पाया।
- मैं श्रीमान व श्रीमती एच.के रावल, अमित, नीलिमा और तनया को धन्यवाद देता हूँ, जिनके सहृदय प्रोत्साहन से मैं यह लेखन कार्य कर पाया।
- मैं हार्दिक धन्यवाद देता हूँ मेजर के. सी. वीरमानी, श्रीमती राज वीरमानी एवं परिवार को, जिन्होंने मेरी किताबों और होमियोपैथी में विशेष रुचि दिखाई। श्रीमती राज वीरमानी एक अच्छी होमियोपैथी चिकित्सक भी हैं।
- मैं आभारी हूँ श्रीमान ज्ञान बुधिराजा, इंदु, दीपक, संगीता, प्रदीप और चारू इन सभी का, जिनकी मदद एवं प्रोत्साहन से मैं यह पुस्तक लिख पाया हूँ।
- होमियोपैथिक औषधियों से संबंधित विभिन्न विषयों पर समय-समय पर विचार-विमर्श व सुझाव देने के लिए मैं डॉ. संजीव कुमार, बी.एच.एम.एस., स्वर्ण पदक विजेता, फरिदाबाद इनको तहेदिल से धन्यवाद देता हूँ।
- यह मेरा कर्तव्य है कि मैं डॉ. डी.के. मुखर्जी जयपुर/कोलकत्ता इनको सहृदय धन्यवाद दूँ, जिन्होंने १९९५-१९९७ शतक में कालीबरी होमियोपैथिक चैरीटेबल हॉस्पिटल, काली मंदिर, मालवीय नगर, जयपुर में मरीज़ों के इलाज़ में सदैव सहायता दी।
- मैं हार्दिक धन्यवाद देता हूँ डॉ. मुकेश माथुर, मेडिकल अधिकारी, रूक्मादेवी बजाज, धर्मार्थ होमियोपैथिक हॉस्पिटल, केकरी, जिल्हा अजमेर, राजस्थान (१९९६)

इनको, जिनके द्वारा मैंने अपने व्यवसाय में बहुमूल्य सुझाव सीखे। डॉ. माथुर ने केकरी में १८.०६.१९९६ और १९.०१.१९९६ को रखे गए कॅम्प में मुझे दिल्ली के प्रतिष्ठित होमियोपैथ के रूप में व्यक्त किया था। इस कॅम्प ने मुझे पोस्टर और अखबारों द्वारा अजमेर और जयपुर में बहुत प्रतिष्ठा दी।

- मैं धन्यवाद देता हूँ, डॉ. सतीश शर्मा, केकरी, अजमेर के राजस्थान सरकारी होमियोपैथिक दवाखाना के मेडिकल अधिकारी (१९९६) को, जिनसे मैंने ग्रामीण क्षेत्रों में कठिन रोगियों को दवा देने का विशेष तरीका सीखा। उन्होंने कई बार मुझे सरकारी दवाखाने में कठिन रोगियों को देखने का मौका दिया, जिससे मैं होमियोपैथी को बेहतर तरीके से समझ पाया। मैं उन्हें मेरा योग्य मार्गदर्शक मानता हूँ।
- पिछले दस सालों में मेरे सौ से भी अधिक होमियोपैथिक लेख विभिन्न मैगजिन्स, समाचार पत्रों और दैनिक पत्रिकाओं में प्रकाशित हो चुके हैं। जैसे- वाइटल इनफॉर्मर, होमियोपैथिक हेरिटेज, होमियोपैथी फॉर ऑल, होमियोपैथिक संदेश, विवके ज्योति, राजस्थान पत्रिका और दैनिक भास्कर, ये सभी मेरे प्रेरणा स्रोत हैं। इसका श्रेय मैगजिन्स, समाचार पत्रों और दैनिक पत्रिकाओं के संपादक को जाता है। निम्नलिखित प्रतिष्ठित और सन्माननीय व्यक्तित्वों व संपादकों को मैं हार्दिक धन्यवाद प्रकट करता हूँ।
- संपादक, राजस्थान पत्रिका, जयपुर, राजस्थान
- संपादक, दैनिक भास्कर, जयपुर, राजस्थान
- संपादक, विवके ज्योति, भद्रा, हनुमानगढ़, राजस्थान
- प्रोफेसर (डॉ.) वी.के. गुप्ता, मानद संपादक, एच.एफ.ए., नोएडा, पूर्व प्राचार्य, एन.एच.एम.सी., नई दिल्ली और भारत के राष्ट्रपति के मानद सलाहकार
- डॉ. निधि लूथ्रा, संपादक, होमियोपैथी फॉर ऑल, नोएडा
- डॉ. फारूख जे. मास्टर, मुख्य संपादक, होमियोपैथिक हेरिटेज, नई दिल्ली
- डॉ. रोहित जैन, संपादक, होमियोपैथिक हेरिटेज, नई दिल्ली
- डॉ. मनीष भारतीया, संपादक, वाइटल इनफॉर्मर, नई दिल्ली
- डॉ. सुशील वत्स, संपादक, वाइटल इनफॉर्मर, नई दिल्ली
- डॉ. हीरा सिंह नामधारी, पूर्व संपादक हनेमन होमियो संदेश, उपाध्यक्ष, डी.एच. एम. ए., नई दिल्ली
- डॉ. वी.पी. गुप्ता, संस्थापक, अध्यक्ष और प्रबंध संपादक, इतिवृत्त (क्रोनिकल) एस.डी.एच.ए., नई दिल्ली

प्रस्तावना...

आज के युग में इंसान की जीवन से अपेक्षाएँ बहुत बढ़ गई हैं, साथ ही स्वास्थ्य विकार भी बढ़ गए हैं। चिकित्सा की आधुनिक प्रणाली (ऐलोपैथी) की मायूसी के कारण इंसान हमेशा सुरक्षित तथा अन्य प्रभावशाली पद्धति चाहता है। होमियोपैथी एक बेहतर और सुरक्षित चिकित्सा प्रणाली है, जिसमें एक निश्चित क्षमता है। होमियोपैथिक डॉक्टर्स सामान्यतः महानगरों और शहरों में प्रैक्टिस करते हैं। कुछ प्रदेशों में जैसे पश्चिम बंगाल, बिहार, राजस्थान और आसाम को छोड़कर, वे गाँवों में दिखाई नहीं देते हैं। यह पुस्तक उन लोगों के लिए उपयोगी है, जो ऐसे गाँवों और शहरों में रहते हैं, जहाँ होमियोपॅथ्स उपलब्ध नहीं हैं पर वे लोग होमियोपैथी का लाभ लेना चाहते हैं और जो होमियोपैथिक औषधियों का घर पर ही उपयोग करते हैं। एक आम आदमी भी इस पुस्तक की मदद से खुद ही दवा ले सकता है, चाहे वह ग्रामीण क्षेत्र या शहर में रहता हो।

पुस्तक के प्रथम भाग में होमियोपैथी का परिचय बहुत आसान तरीके से दिया है, साथ ही स्वास्थ्य संबंधी व्यवहार तथा सामान्य दवाइयों की सूची भी दी गई है, जिन्हें घर पर लाकर रखा जा सकता है।

इस पुस्तक का वास्तविक उपयोग **द्वितीय भाग** से शुरू होता है, जिसे रोग के लक्षण के अनुसार निदान करने के लिए रचा (डिज़ाइन) किया गया है। यहाँ हर रोग की तीन आधारभूत दवाइयाँ दी गई हैं, जो प्राथमिकता के आधार पर एक के बाद, दूसरी और फिर तीसरी दी जा सकती है। जब पहली दवा से आराम न मिले तो दूसरी तथा जब दूसरी दवा से भी परिणाम न दिखे तब तीसरी दवा का उपयोग करना चाहिए। दवाइयों का कोई लक्षण नहीं दिया गया है। सिर्फ रोग का नाम जैसे सर्दी, खाँसी, बुखार आदि दिया गया है, जिससे आम आदमी को समझने में आसानी हो। यदि तीनों दवाइयों से परिणाम न मिले तो बेहतर होगा कि आप होमियोपैथिक चिकित्सक से संपर्क करें, वैसे इसकी संभावना कम है।

बी.एच.एम.एस. के विद्यार्थी और वे लोग जिन्हें होमियोपैथी का ज्ञान है तथा वे जो रोग के नाम और लक्षणों को समझते हैं, **पुस्तक के तृतीय भाग** का अध्ययन

करें ताकि वे एकल दवा (सिंगल रेमीडी) दे सकें।

रोग की शुरुआत में रोग का परिचय **'रोग के बारे में जानिए'** इस भाग के अंतर्गत दिया गया है। जैसे- 'बुखार' है तो शीर्षक होगा- 'बुखार के बारे में जानिए।' बुखार क्या है, इसके कारण क्या हैं, इससे कैसे छुटकारा पाया जाए? आदि का यहाँ वर्णन किया गया है। फिर यहाँ द्वितीय शीर्षक है, **'उपचार-प्रथम चरण'** जिसके अंतर्गत सावधानियाँ तथा रोग से बचाव के उपचार समझाए गए हैं।

हर इंसान के पास कुछ कुशलता है। सभी को जन्मजात कुछ गुणवत्ता का उपहार मिला है, जिसे प्रदर्शित करने की आवश्यकता होती है। जिन लोगों को इस गुणवत्ता को व्यवहार में लागू करना पता नहीं, उन्हें इस पुस्तक से फायदा हो सकता है। आज-कल डॉक्टर, इंजीनियर या सी.ए. बनना बच्चों की चाहत होती है और उनके माता-पिता ही उनको ये सपने दिखाते हैं। एक बच्चा किसी भी व्यवसाय या क्षेत्र के बारे में इतना नहीं जानता पर जब वह डॉक्टर के पास जाता है तब वह डॉक्टर से प्रभावित हो जाता है। डॉक्टर बच्चों के लिए प्रेरणा बन जाते हैं। बच्चों के खिलौनों में थर्मामीटर, स्टैथौस्कोप, इंजेक्शन एवं दवाइयों का डिब्बा जैसी काल्पनिक वस्तुएँ लेकर बच्चे डॉक्टर का अभिनय करते हैं। कुछ बच्चों में चिकित्सा-विज्ञान सीखने की तीव्र इच्छा होती है पर किस्मत से वे कंपनी के एग्ज़िक्युटिव, इंजीनियर, वैज्ञानिक, सी.ए., वकील, केमिस्ट, अध्यापक, ऍक्टर्स, लेखक, दुकानदार, कंपनी सेक्रेटरी या सरकारी नौकर बन जाते हैं। वे लोग इस पुस्तक की मदद से खुद का तथा अपने परिवार का इलाज़ कर सकते हैं। **यह पुस्तक उनके परिवार, रिश्तेदारों और गरीबों को ठीक करने की इच्छा को पूर्ण करती है।**

सीखने की तीव्र इच्छा आम आदमी के लिए सीमित नहीं है। यह हर इच्छुक इंसान की एक अंदरूनी इच्छा है, जिसमें एक शिक्षित एलौपैथिक डॉक्टर भी हो सकता है। यहाँ एक उदाहरण है कि सीखने से कैसे परिपूर्णता तक पहुँचा जा सकता है। सन १९७६ में मुझे कुछ दिनों के लिए पोटॅश (एक प्रकार के क्षार) की खोज के संबंध में राजस्थान के बीकानेर जिले के लखसार गाँव में नियुक्त किया गया था। मैं अपने साथी श्रीमान आर.एम. सिंह, ड्रिलिंग इंजीनियर के साथ रहता था, जो कार्य के इन्चार्ज थे। उनके एक परम मित्र डॉ. शर्मा जो कि लखसर के सरकारी दवाखाने में वैद्यकीय अधिकारी थे। उन्होंने एम.बी.बी.एस. और एम.एस. पूरा किया था तथा इसी ग्रामीण क्षेत्र में उन्हें नियुक्त किया गया था। डॉ. शर्मा इस बात को समझ ही नहीं पा रहे थे कि किसी वास्तविक औषधीय पदार्थ के बिना होमियोपैथिक दवा रोगी

को ठीक कैसे कर सकती है। हम रोज़ इस बात पर घंटों परिचर्चा किया करते थे। इसके बारे में अधिक पता करने के लिए मैंने डॉ. शर्मा को एक पुस्तक दी। मुझे आज भी याद है, टी.एस. अय्यर की 'बिगिनर्स गाइड टू होमियोपैथी' यह पुस्तक डॉ. शर्मा ने कई बार पढ़ी। वे होमियोपैथी के सिद्धांत से बहुत प्रभावित हुए और उन्होंने होमियोपैथी की कई अन्य पुस्तकें पढ़ने के लिए खरीदी। आगे उन्होंने होमियोपैथी दवाइयों को अपने मरीजों, विशेषतः शल्य चिकित्सावाले (सर्जिकल) मरीजों पर आज़माया। समय बीतता गया और मेरा समय-समय पर भारत के दूसरे राज्यों में स्थानांतरण होता रहा। मैं चौदह साल बाद बीकानेर क्षेत्र में पलाना के पास वापस नियुक्त हुआ और वहाँ पर डॉ. शर्मा से फिर से मिलना हुआ। मैं बहुत ही आश्चर्यचकित हुआ कि डॉ. शर्मा जिन्होंने बीकानेर में एक महान शल्य चिकित्सक (सर्जन) के रूप में जबरदस्त लोकप्रियता हासिल की, जो सिर्फ एलोपैथिक प्रैक्टिस की वजह से नहीं अपितु सर्जिकल केस में होमियोपैथी का बेहतरीन उपयोग करने की वजह से हैं। माननीय श्री भैरव सिंह शेखावत, जो राजस्थान के मुख्यमंत्री और भारत के उपराष्ट्रपति रह चुके हैं, इन्होंने भी उनसे उपचार लिया है। यह होमियोपैथी की उत्कृष्टता का एक ज्वलंत उदाहरण है।

होमियोपैथिक दवा देना इतना आसान भी नहीं है पर इस पुस्तक में इसे आसान बनाने का प्रयास किया गया है। इस पुस्तक में दी हुई एकल औषधि (single remedy) या तो हिट (सफल) रहेगी या मिस (लापता), पर मुझे विश्वास है कि 'हिट' 'मिस' से ज़्यादा रहेगा। यह पुस्तक ऐसी सूची (कॅटलॉग) है, जिससे रोज़ाना हुए विकारों को घर पर ही हल किया जा सकता है। जो औषधियाँ पुस्तक में दी गई हैं, उन्हें लेने के लिए डॉक्टर की सलाह की आवश्यकता नहीं है। वे आपके स्वास्थ्य को हानि नहीं पहुँचा सकते, बशर्ते इन्हें पुस्तक के प्रथम पृष्ठ पर दी गई नियमावली अनुसार लिया जाए तो।

यदि आप रुचि रखते हैं तो कोई भी कला या विज्ञान सीखना कठिन नहीं है। जिस प्रकार सीमेंट के ईंट की दीवार पर घास उग सकती है, उसी प्रकार सीखनेवालों को सफलता क्यों नहीं प्राप्त हो सकती और वे स्वयं की मदद क्यों नहीं कर सकते? यह पुस्तक उन लोगों के लिए वरदान है।

डॉ. शिव दुआ

फरिदाबाद

सूचना (Disclaimer)

- यह पुस्तक लोगों को होमियोपैथी की मूलभूत (बेसिक) जानकारी देने और इस विषय पर जाग्रति लाने हेतु प्रकाशित की गई है। इसलिए सर्व प्रथम इसे पूर्णतः पढ़कर समझ लें।

- यदि इस वक्त आप किसी व्याधि (बीमारी) से गुजर रहे हैं तो इस पुस्तक का सहारा ले सकते हैं मगर अपने डॉक्टर से संपर्क अवश्य करें, जो नई विधियों को स्वीकार करता हो। उसके बाद उचित सलाह अनुसार उपचार शुरू करें।

- कोई भी बीमारी शरीर में निर्माण होने से पहले उसका निर्माण विचारों में पहले होता है। इसलिए बीमारी की जड़ तक पहुँचना बहुत ही महत्वपूर्ण है। इसका अर्थ यह कतई नहीं है कि आप सिर्फ प्रस्तुत पुस्तक में दिए गए उपचारों का ही शत-प्रतिशत लाभ लें बल्कि आप नियमित रूप से जो भी दवाइयाँ ले रहे हैं, उनकी मात्रा कम-ज़्यादा या पूर्णतः बंद करने के लिए डॉक्टर से सलाह ज़रूर लें।

- इस पुस्तक में मुद्रित जानकारी सही व शुद्ध रूप में प्रकाशित करने हेतु प्रकाशक द्वारा हर संभव प्रयास किए गए हैं। फिर भी संपादन कार्य या प्रिंटिंग संबंधित त्रुटी, चूक या लापरवाही के लिए लेखक या प्रकाशक उत्तरदाई नहीं हैं।

विषय सूची

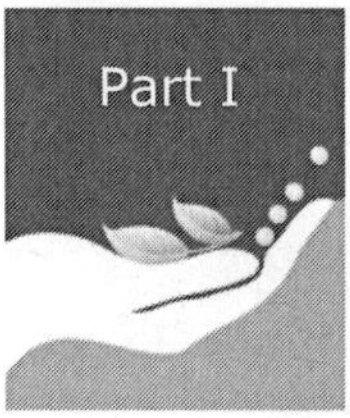

पते की बात

अंतर्दृष्टि

अभिनंदन! आपने यह पुस्तक खरीदी, इसका मतलब आप अपने स्वास्थ्य का अपने परिवार, दोस्तों और रिश्तेदारों का ध्यान रखते हैं। चिकित्सक न होते हुए भी आप दवाइयों के बारे में जानकारी रखना चाहते हैं। जिससे आप स्वस्थ रहकर, बीमारियों की रोक-थाम करने के साथ-साथ उनकी प्रतिक्रिया से भी बच सकें। मैं आपको आश्वासन देता हूँ कि आपके द्वारा दी गई दवाइयाँ जब मरीज को स्वास्थ्य प्रदान करेंगी तब आपको अपने आप पर बड़ा गर्व होगा। आप खुद को प्रफुल्लित महसूस करेंगे और आंतरिक संतुष्टि का अनुभव करेंगे कि आपने किसी की मदद की।

इस पुस्तक में जिन औषधियों और उनकी शक्ति (potency) की बात की गई है, उनका आपके स्वास्थ्य पर कोई भी प्रतिकूल (विपरीत) प्रभाव नहीं होगा, न ही उनसे कोई दुष्प्रभाव होगा। फिर भी यदि आपको लगता है कि किसी औषधि का स्वास्थ्य पर विपरीत असर हो रहा है तो दवाई लेना तुरंत बंद करें और चिकित्सक से संपर्क करें।

भावनाएँ सदा बदलती रहती हैं। अतः शंकाओं और संवेदनाओं का कोई उपचार नहीं है। इस पुस्तक में बताई गईं होमियोपैथिक औषधियाँ ज़्यादातर मामलों में रोगी पर गलत असर नहीं करतीं, बशर्ते उसे सही प्रमाण अर्थात बताई गई शक्ति में लिया जाए।

होमियोपैथिक औषधि लेने से आप प्राकृतिक स्वास्थ्य के करीब होने लगते हैं। इंसान की जीवनशैली चाहे कैसी भी हो, उसके लिए उत्तम स्वास्थ्य प्राप्त करना कोई मुश्किल कार्य नहीं है, बशर्ते वह अपने स्वास्थ्य को कायम रखने हेतु उसके प्रति जागरूक हो जाए। स्वास्थ्य एक बहुत ही सुंदर ईश्वरीय उपहार है, जो हमें वंशानुगत रूप से मिला है।

आप जिस क्षेत्र में रहते हैं, वह आपके खान-पान, आपकी जीवनशैली

और आवास का सबसे बड़ा कारण बनता है। जिस संप्रदाय, धर्म विशेष से आप संबंधित हैं, वे भी आपके स्वास्थ्य के लिए उत्तरदायी और महत्वपूर्ण हैं।

हर देश का वातावरण परिवर्तनशील है। हर राज्य सामाजिक एवं क्षेत्रिय भिन्नता लिए हुए है। हर राज्य के लोगों का व्यवहार जीने का तरीका भिन्न-भिन्न है। उनकी पसंद-नापसंद अलग है। आहार-विहार और पहनावे में भी अंतर है, यहाँ तक कि स्वास्थ्य संबंधी समस्याओं के समाधान हेतु सोचने के तरीके में भी फर्क है।

उपरोक्त सभी बातें आपके निरोगी जीवन के लिए उपयुक्त हैं। यदि पारंपरिक भोजन-आहार, खान-पान, रहन-सहन, संप्रदाय को अलग न किया जाए तो आपका स्वास्थ्य उत्तम बना रह सकता है। जैसे ही आप अपनी आधारभूत पारंपरिकताओं से थोड़ा भी दूर हुए तो आपका स्वास्थ्य भी प्रभावित होने लगता है।

उदाहरण के तौर पर मेरा एक बंगाली मित्र का नौकरी की वजह से बंगाल से दिल्ली में तबादला हुआ। एक स्वच्छ वातावरण से प्रदूषित शहर में आने से उनके परिवार को बहुत सी स्वास्थ्य संबंधी परेशानियाँ आईं। वे कई सालों तक छोटी-मोटी बीमारियों के लिए दवाइयाँ लेते रहे। जब उनसे बहुत दिनों बाद मुलाकात हुई तब उन्होंने अपनी स्वास्थ्य संबंधी परेशानी बताई, खास तौर पर चर्म रोग के बारे में, जो उनके पूरे परिवार को हो गया था। मेरे बहुत पूछने पर पता चला कि वे अपने भोजन पकानेवाले सरसों के तेल की जगह सूरजमुखी (सनफ्लावर) के तेल का उपयोग कर रहे हैं, यह सोचकर कि ब्लड प्रेशर के लिए यह फायदेमंद है। मेरे कहने पर उन्होंने फिर से सरसों का तेल उपयोग किया और निष्कर्ष यह निकला कि उनके त्वचा संबंधी सभी विकार ठीक हो गए। जब एक ही परिवार के एक से ज़्यादा सदस्यों में एक जैसी बीमारी के लक्षण पाए जाएँ तो पहले इस बात का पता लगा लें कि कहीं बीमारी की वजह खाने का तेल तो नहीं?

हमारे पूर्वज परंपरागत तेल जैसे देसी घी, सरसों का तेल, मूँगफली का तेल, तिल का तेल और नारियल का तेल उपयोग करते आए हैं। ये शरीर की बनावट में वंशानुगत रूप से सहायक होते हैं। यदि तेलों या खान-पान में परिवर्तन होता है तो यह शरीर की पाचन क्रिया को अनियमित कर देती है। स्वास्थ्य की दृष्टि से आप इस पहलू पर ज़रूर विचार करें।

घर पर ही होमियोपैथी द्वारा किसी भी रोग को ठीक करना कठिन नहीं है, बशर्ते आपमें सीखने की लगन हो।

इस पुस्तक में होमियोपैथी को एक गैर–चिकित्सा विधि (non medical method) के रूप में प्रस्तुत किया गया है ताकि आपको कोई दुविधा महसूस न हो। इस पुस्तक का उद्देश्य आपको चिकित्सक बनाना नहीं अपितु स्वास्थ्य के प्रति पारखी बनाना है। एक बार आपने किसी रोगी को ठीक कर दिया तो आपका आत्मविश्वास बहुत बढ़ जाएगा।

मेरा ऐसा मानना है कि छोटी–छोटी बीमारियों में जैसे बुखार, कब्ज, दस्त, सर्दी–खाँसी, सिरदर्द आदि को बिना किसी चिकित्सा पद्धति की मदद से (यहाँ तक कि होमियोपैथिक भी) सिर्फ अपनी दिनचर्या, आहार–विहार में परिवर्तन और थोड़ी सावधानी द्वारा ठीक किया जा सकता है। सिर्फ इस बात की कमी है कि हम धैर्य नहीं रख पाते हैं। हर कोई जल्दी स्वस्थ होना चाहता है ताकि उसकी ऑफिस, पढ़ाई या उसके व्यापार में रुकावट न हो। जल्द से जल्द ठीक होने के लिए लोग दवाई की दुकान से चिकित्सक की सलाह लिए बिना ही एलोपैथिक दवाइयाँ ले लेते हैं। यह स्वास्थ्य के लिए हानिकारक साबित हो सकता है।

एलोपैथिक दवाइयों द्वारा स्वयं अपना इलाज़ करने के दुष्परिणामों को भुगतने के बजाय होमियोपैथी का चुनाव करना एक बेहतर पर्याय है। नीचे दिए गए एलोपैथिक दर्द निवारक दवाइयों के स्थान पर होमियोपैथिक दर्द निवारक दवाइयों के बेहतर विकल्प दिए गए हैं। आप इनका इस्तेमाल कर खुद ही परिणाम देखिए।

होमियोपैथिक दर्द निवारक औषधियाँ - I

आम तौर पर छोटे गाँवों में लोग तेज़ सिरदर्द या कोई भी दर्द के लिए 'हरा पत्ता'(E) नाम से मिलनेवाली गोलियाँ खरीद लेते हैं। शहर के लोग बहुत से दर्द निवारक दवाइयों को उनके ब्रांड से जानते हैं।

अब होमियोपैथिक दर्द निवारक दवाई को आजमाकर देखें। बॅलाडोना ३० (Belladonna), ४ गोलियाँ हर ५ मिनट में लें। इस तरह ३० मिनट में ६ खुराक लेकर परिणाम देखें। आपको तुरंत आराम आ जाएगा। पहली, दूसरी या तीसरी खुराक लेने से यदि दर्द में आराम आ रहा है तो दवा लेनी बंद कर दें।

होमियोपैथिक दर्द निवारक औषधियाँ - II

यदि बॅलाडोना से परिणाम न मिले तो मॅग्नेशियम फॉस 6x (Magnesium Phos.) ४–४ गोलियाँ हर ५ मिनट में लें। इस तरह बीस मिनट में ४ खुराक हलके गर्म

पानी के साथ लें। इससे आपको किसी भी एलोपैथिक दर्द निवारक दवाई से बेहतर परिणाम मिलेगा।

अच्छे स्वास्थ्य के लिए तीन आधारभूत नियम

विदेशों में भी आधुनिक चिकित्सा विज्ञान ने मान लिया है कि स्वास्थ्य को अच्छा बनाए रखने में भारतीय जीवनशैली और आहार-विहार प्रमुख भूमिका निभाते हैं। यहाँ स्वस्थ रहने के तीन सुनहरे नियम बताए जा रहे हैं-

- नियमित और सात्विक आहार
- नियमित व्यायाम
- तनाव से बचने के लिए नियमित विचारों का दिशा परिवर्तन

आप किसी भी प्रदेश, राज्य या क्षेत्र के हों, हमेशा घर का ही बना ताज़ा भोजन नियमित रूप से लें। अपनी व्यस्त दिनचर्या से व्यायाम करने के लिए थोड़ा समय निकालें।

रोज़ कुछ समय घर पर भगवान के सामने प्रार्थना करें या जहाँ भी आपको विश्वास हो मंदिर, मस्ज़िद, गुरुद्वारा या चर्च वहाँ पर जाएँ। इससे आपका तनाव कम होगा। अपने दोस्तों, साथी, रिश्तेदारों को अपनी तकलीफें बताएँ, इससे आप अपने आपको सुरक्षित महसूस करेंगे कि आपका कोई अपना है, जो आपकी परवाह करता है, आपकी बात धैर्यपूर्वक सुनता है।

स्वस्थ जीवन की कुछ युक्तियाँ

आपका अपने घर में रहना आपको निरोगी या रोगी बना सकता है। यह आप पर निर्भर करता है कि आप उसे कैसे साफ रखते हो, कैसे बनाए रखते हो। सामान्यतः भारतीय लोग स्वच्छता की ज़िम्मेदारी घर की महिलाओं पर छोड़ देते हैं और उनकी मदद के लिए आगे नहीं आते। परंतु परिवार के पुरुष सदस्यों पर भी बहुत कुछ निर्भर करता है, जो एक घर के रख-रखाव के अंतर्गत आता है।

- घर हमेशा साफ रहे इसलिए और रोज़ थोड़ा समय घर को साफ रखने के लिए दें।
- घर वातानुकूलित होना चाहिए, जिसमें ताजी हवा आसानी से आ-जा सके। जिस घर में लोग रह रहे हैं, वहाँ ताजी हवा का प्रवाह है तो वे लंबे समय तक जीवन जीते हैं।

- घर में धूम्रपान किसी को भी न करने दें। यदि आपके दोस्त या रिश्तेदार धूम्रपान करते हैं तो उनसे नम्र निवेदन करें कि आप अपने फेफड़ों को बरबाद करने (नुकसान पहुँचाने) के लिए घर के बाहर जाएँ। अगर आप खुद ही धुम्रपान करनेवाले हैं तो बेहतर है कि आप घर के बाहर जाकर अपने आपको नुकसान पहुँचाएँ। आपके घर के सदस्यों को बीमारी क्यों भुगतनी पड़े? और आप उन्हें किसी भी बीमारी में शामिल क्यों करना चाहते हैं?

- यदि आपके घर में जगह हो तो कुछ पौधे व फूलों को घर के परिसर में लगाएँ और सोचें कि आप अच्छे स्वास्थ्य की राह पर हैं। घर के पौधे वातावरण को ताज़ा रखते हैं तथा हवा के ज़हरीले रसायन को सोख (absorb) लेते हैं।

- आप सुनिश्चित कर लें कि आपके सभी कमरों में भरपूर प्राकृतिक रोशनी आती है। यदि कमरे में सूरज की रोशनी नहीं आती है तो अप्राकृतिक रोशनी लगा लें। पर आप ज़्यादा समय बरामदे (porch) या उस कमरे में बिताएँ, जहाँ सूरज की रोशनी आती है।

- घर में किसी भी सदस्य को तेज़ आवाज़ में संगीत बजाने की इज़ाज़त न दें, सिर्फ कुछ समारोह को छोड़कर।

- घर में परिवार के सदस्यों/बच्चों को कंप्यूटर, माइक्रोवेव या टी.वी. के पास, बाजू में या पीछे की तरफ बैठने न दें। जब आप इन उपकरणों को चला रहे हैं तब एक उचित दूरी बनाए रखें। कंप्यूटर पर काम करते वक्त कम से कम समय बिताएँ।

- इत्र, कीटनाशक दवाइयाँ, एसिड, फिनैल, डी.डी.टी. पाउडर, मच्छर मारने का स्प्रे आदि बच्चों की पहुँच से दूर रखें।

- सभी बिजली के तार, बोर्ड, प्लग आदि उचित ऊँचाई पर लगाएँ, जो बच्चों के पहुँच से दूर हो। घर के प्लग पॉईंट्स, प्लग कॅप या टेप से कवर करके रखें ताकि छोटे बच्चे अपनी उँगली उसमें न डाल सकें। जब भी आप विद्युत उपकरण जैसे प्रेस, वॉशिंग मशीन, मिक्सर या ग्राइंडर उपयोग करें तब छोटे बच्चों को उनसे दूर रखें।

- ठंढ के मौसम में गर्म हवा के हीटर का प्रयोग नुकसानदायक हो सकता है, यदि वह ज़्यादा तापमान पर है। परंतु सामान्य तापमान पर सहज हो सकता है।

- रसोई या बाथरूम में कभी भी बिजली के बटन को गीले हाथों से छूने की कोशिश न करें। इसके लिए रबर के दास्ताने/जूते पहनें या हाथ पोंछकर बटन चालू/बंद करें।
- बच्चों के सामने शराब का सेवन न करें, न ही अपने दोस्तों और रिश्तेदारों को करने दें।
- एक प्राथमिक चिकित्सा (first aid) बॉक्स तैयार करें, जो हर किसी की पहुँच में हो। उसमें दोनों होमियोपैथिक और एलोपैथिक दवाइयाँ जो इस पुस्तक में दी गई हैं, रखें। इस बॉक्स में गर्म पानी की थैली/हॉट-पैड, थर्मामीटर, निर्जंतुक रूई, जालीवाली पट्टी, ऑपरेशन में उपयोग किया जानेवाला टेप/पट्टी, कोई फाँस, काँच का टुकड़ा/मक्खी का काँटा निकालने के लिए कैंची/छोटी चिमटी ठीक तरीके से रखें।
- आपके फ्रीज में सब्जियाँ सीमित मात्रा में रखें और दो दिन से अधिक न रखें। इसकी आदत बना लें। पीने का पानी फ्रीज में रखने के बजाए मिट्टी के बरतन में रखें। यदि आपको ठंढा पानी पीना हो तो बर्फ डालकर पानी को ठंढा करें, फिर पीएँ।

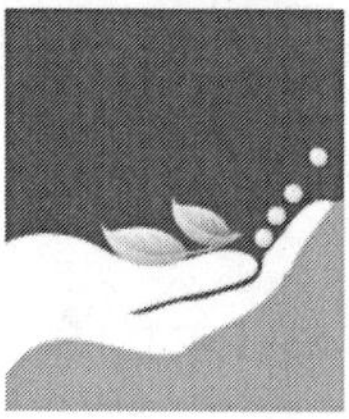

हर एक के लिए
सही नज़रिया

'**मैं** ज्ञान बुधिराजा हूँ। वे हैं मेरे मित्र नारायण दास नागपाल।'

'मेरा नाम जीवन दास रावल है, आप दोनों से मिलकर खुशी हुई।'

'मैं प्रेम रावल हूँ।'

उपरोक्त हुई बातचीत से आपने क्या निष्कर्ष निकाला? ये दोहरे व्यक्तित्ववाले लोग हैं, जो एक-दूसरे को अपना परिचय दे रहे हैं।

हाँ, वे शारीरिक रूप से दो व्यक्ति हैं। अगर आप उनके नामों से उनकी पहचान को न देखते हुए उनकी शारीरिक बनावट को देखेंगे तो पता चलेगा कि दोनों एक ही हैं। जहाँ तक शरीर का सवाल है, विश्व में संपूर्ण मानव जाति की एक जैसी शारीरिक संरचना होती है। हमारा शरीर हाड़-मांस-मज्जा और विभिन्न प्रकार के अवयवों के बड़े ही जटिल ढाँचों से बना है। शरीर के अलग-अलग अवयवों के समूह मिलकर विभिन्न प्रणालियों के अंतर्गत शरीर के महत्वपूर्ण कार्य करते हैं। इनमें अतिसूक्ष्म अरबों कोशिकाएँ मौजूद हैं, जो सभी अवयवों और ऊतकों के बुनियादि घटक (अंग) हैं। यह संपूर्ण शारीरिक प्रणाली मिलकर एक इकाई में संक्षिप्त रूप में समाहित होती हैं और उसे पहचान दी जाती है, एक नाम दिया जाता है।

यदि बुधिराजा अपचन के दौरों से पीड़ित हैं तो इसका अर्थ है कि उनका पाचन तंत्र ठीक से काम नहीं कर रहा है। यदि नागपाल को सर्दी और खाँसी है तो इसका मतलब है कि उनकी श्वसन प्रणाली सही तरह से कार्य नहीं कर रही है। ये तो दो उदाहरण हैं पर ऐसी अनेक सौ व्याधियाँ हैं, जिनकी वजह से शरीर की विभिन्न प्रणालियों में समस्याएँ उत्पन्न होती हैं। हर शरीर में अस्वस्थता का कारण अलग

होता है। संक्रमण, प्रदूषण, एलर्जी या किसी परिस्थिति में खुद को न ढाल पाना या कोई वंशानुगत तौर-तरीका आदि इसके कारण हो सकते हैं। किसी बीमार शरीर का कारण कोई दुर्घटना या मानसिक आघात भी हो सकता है।

हमारा शरीर बाह्य चोटों को छोड़कर छोटी-मोटी बीमारियों को खुद-ब-खुद ठीक कर, खुद को स्वास्थ्य प्रदान करने की अद्भुत क्षमता रखता है। इस क्षमता को होमियोपैथी में वाइटल फोर्स कहते हैं। यह एक ऐसी ऊर्जा या जीवन शक्ति है जो शरीर को उत्साहित करती है। हर इंसान के पास उसके वाइटल फोर्स का एक हिस्सा होता है। यह उस इंसान पर निर्भर करता है कि वह अपने उस हिस्से को योग्य आहार, उचित जीवन शैली तथा व्यायाम के द्वारा बनाए रखने और उसे बढ़ाने के लिए कैसे कार्य करे। मैंने इस नज़रिए को 'सही नज़रिया' नाम दिया है। एक बार आप इसे समझ लेंगे तो उसके बाद आप रोगों से लड़ने और उनकी रोक-थाम के लिए सक्षम हो जाएँगे।

संपूर्ण स्वास्थ्य आज के युग में संभव नहीं है क्योंकि प्रदूषित वातावरण, अस्वच्छ ढंग से रहना, वंशानुगत बीमारियाँ, नशीले पदार्थों का सेवन और लोगों में अच्छा स्वास्थ्य बनाए रखने के नियमों की अज्ञानता। ऐसा भी कहा जा सकता है कि ७० से ८० प्रतिशत स्वास्थ्य उपयुक्त जीवन शैली अपनाने पर निर्भर करता है। मगर यह साधारणतः सामान्य स्वास्थ्य पर लागू होता है, बेहतरीन स्वास्थ्य के लिए नहीं। शेष २० से ३० प्रतिशत स्वास्थ्य औषधियों द्वारा उपचार पर निर्भर होता है। हमारे शरीर को इस तरह बनाया गया है कि वह हमारी ऊर्जा या जीवन शक्ति का संरक्षण कर सके, बशर्ते उसका संरक्षण सही हो। हमारे पास रोगों से बचाव करने हेतु एक सुरक्षा व्यवस्था है। इस व्यवस्था या स्वाथ्य नियम को अपनाया जाए।

स्वाथ्य नियम है- सुबह जल्दी उठना, देर रात तक जागने से बचना, सुबह सैर के लिए जाना, कुछ व्यायाम करना, संतुलित और पौष्टिक आहार लेना, हर प्रकार की अति से बचना जैसे अत्यधिक खाना, सोना, संभोग, चिंता, तनाव... आदि। हममें से अधिकतर लोगों के लिए इन सुनहरे नियमों का पालन संभव नहीं होता है।

हमारे जीवन के हर कदम पर 'बहुत' यह शब्द परेशानी खड़ी करता है। हम 'बहुत' व्यस्त हैं... जीवन 'बहुत' तेज़ गति से दौड़ रहा है... हमारे पास समय 'बहुत' कम है... हमें रातों-रात 'बहुत' अमीर बनना है...।

अधिकतर लोगों के पास समय न होने के कारण वे बाज़ार से 'फास्ट फूड', 'डिब्बा बंद' खाने की वस्तुएँ और भिन्न-भिन्न प्रकार के जंक फूड का चुनाव करते हैं, जिन्होंने बाज़ार में तहलका मचा रखा है। साधारण किंतु पौष्टिक आहार के प्रति हमारा व्यवहार पूरी तरह से बदल चुका है। हम जानते हैं कि हमारा खाना उचित नहीं है, कोल्ड ड्रिंक्स हमारे पाचन तंत्र के लिए बहुत हानिकारक हैं, फिर भी हम उससे दूर नहीं रह पाते।

मैं आपको यह सब छोड़ने के लिए विवश नहीं कर सकता पर कुछ सुनहरे नियमों व नज़रियों का पालन करने की सलाह अवश्य दे सकता हूँ, जो आपके बहुत व्यस्त होने पर भी आपको सेहतमंद बनाए रखेंगे। **यदि आपके पास सुबह तथा शाम की सैर या हलका व्यायाम करने के लिए भी समय नहीं है** तो आपके और आपके जैसे अन्य लोगों के लिए कुछ उपयोगी सुझाव यहाँ दिए जा रहे हैं।

- निर्धारित समय के अनुसार अपने बिस्तर से उठें, उठते ही जल्दी बिस्तर से न उतरें। बिस्तर पर बैठकर ही अपने पैरों को जमीन पर टिकाए रखें। अपने हाथ सामने लाकर अपनी हथेलियों को देखें, दोनों हथेलियों को आपस में बीस बार रगड़ें और अपने चेहरे पर ऊपर से नीचे तक हाथ फेरें। यह विधि तीन बार दोहराएँ। अब भगवान को अच्छी नींद के लिए धन्यवाद दें। कल रात की मृत्यु के बाद आज आप इस दुनिया में जीवित हैं। हर सुबह भगवान आपको नए जीवन के लिए आशीर्वाद देते हैं, आपको फिर से काम करने के लिए नई सुबह देते हैं। जैसे कि आप जानते हैं नींद अल्प मृत्यु है इसलिए इस नए दिन का अधिक से अधिक लाभ लें। (हथेलियों को रगड़ने और नींद से जागने के बाद अपने शरीर को समय देने का उद्देश्य है- वास्तव में आप अपने हृदय को समय देते हैं। जैसे आपका हृदय नींद में आराम की अवस्था में होता है, उसे दिनभर में रक्त प्रसार की गतिविधियों के लिए तैयार करने और क्रियाशील बनाने के लिए समय देना है।)

- सुबह मुँह धोने से पहले कम से कम दो गिलास पानी पीएँ। यह बेहतर होगा कि सुबह पीनेवाला पानी रातभर ताँबे के बरतन में रखा हो। रेडियो या टेप चालू कर भगवान की स्तुति में भक्ति गीत सुनें। कुछ समय कमरे में टहलें और फिर शौच के लिए जाएँ। (उद्देश्य- कब्ज से बचाव, आत्मविश्वास और मानसिक शक्ति बढ़ाना)

- मल त्याग के लिए भारतीय पद्धति के शौचालय का इस्तेमाल करें। मल त्याग बिना ज़ोर लगाए आसानी से करें। मल त्याग करते समय दाँतों के ऊपरी और निचले जबड़ों को साथ में भींच लें और मुँह बंद रखें। इससे आपके दाँतों की जड़ें मज़बूत होंगी। यदि आपको लगता है कि आपका पेट साफ नहीं हुआ है तो आप दो तरीके अपना सकते हैं। पहला तरीका- आपके दोनों अँगूठों से निचले होठों के दोनों कोनों के नीचे त्वचा को दबाएँ। बीस गिनने तक लगातार दबाकर रखें। दबाव हटाएँ और दस तक गिनें। दबाव रखने व छोड़ने की विधि को तीन बार दोहराएँ। यदि यह विधि काम न करे तो दूसरी विधि अपनाएँ। अपनी दोनों हथेलियों से अपने पैरों के पंजों को दबाएँ। इसी स्थिति में अपने कूल्हों (नितंबों) को धीरे-धीरे ऊपर उठाएँ, जिससे पिंडलियों और जाँघों के बीच ९० या उससे अधिक का कोण बन जाए। कूल्हों को ऊपर उठाते समय गहरी साँस लें। कुछ समय साँस को रोककर रखें, जब कूल्हे ऊपर उठी हों और धीरे-धीरे साँस को छोड़ें, जब आप कूल्हों को पूर्व स्थिति में वापस ले आएँ। यह विधि दो या तीन बार दोहराएँ, इससे आसानी से मल त्याग होगा।

- दाँतों को ब्रश करने के लिए दो तरह के टूथपेस्ट का इस्तेमाल करें, जिसमें एक जड़ी-बूटीवाला हो। तीन दिन एक पेस्ट का प्रयोग करें, फिर अगले तीन दिन दूसरे पेस्ट का प्रयोग करें और सातवें दिन यदि दातुन उपलब्ध हो तो उसका प्रयोग करें। यदि उपलब्ध न हो तो पाऊडर, दंत मंजन या नमक के साथ सरसों का तेल मिलाकर उपयोग करें। जैसे ही टूथ ब्रश खराब हो जाए, उसे बदल दें। ब्रश करने के बाद टंग क्लीनर से जीभ साफ करें।

- फिर स्नान के लिए जाएँ। शीत ऋतु में गर्म पानी से नहा सकते हैं पर नहाने के तुरंत बाद ठंढी हवा में न जाएँ। यदि आप पुरुष हैं तो गर्मी के मौसम में खुले में नहाने की कोशिश करें। जो ताज़गी खुले में नहाने से आती है, वह बंद बाथरूम में नहीं आती।

- नहाने के पहले निम्न गतिविधियाँ अपनाएँ।

  मूत्र त्याग कर मूत्राशय रिक्त करें।

  दाएँ हाथ की तर्जनी से दो से तीन बार नाभि पर सरसों का तेल लगाएँ ताकि

नाभि तेल से सना हुआ हो।

तेल — दोनों हाथों की कनिष्ठा (छोटी उँगली) से दोनों कानों में तेल लगाएँ ताकि कानों की आंतरिक सतह पर लग जाए। कानों में तेल न डालें।

उसी तरह दाएँ हाथ की तर्जनी से दोनों नाक के छिद्रों में तेल लगाएँ।

बाएँ हाथ की तर्जनी से मलद्वार पर व छिद्र के अंदर तेल लगाएँ। हाथ धो लें और दोनों पैर के अँगूठों पर तेल लगाएँ।

(उद्देश्य : आँतड़ियों को मज़बूत बनाना, कान और नाक को प्रदूषण से होनेवाले रोगों से बचाना, बवासीर और अन्य गुदा की बीमारियों से बचना तथा पैरों के अँगूठों पर तेल लगाकर आँखों की रोशनी का खयाल करना।)

- नहाते समय मुँह में पानी भर लीजिए, जिससे आपके गाल फूल जाएँ। यह पानी तब तक मुँह में भरकर रखें, जब तक आपका स्नान पूर्ण न हो जाए। सप्ताह में दो बार ही साबुन लगाएँ। साबुन के बजाए अपने हाथों से शरीर को रगड़ें और पानी से नहा लें। नहाने के बाद मग के सहारे कम से कम दस बार बंद आँखों पर पानी छिड़कें। फिर एक बार आँखें खोलकर पानी छिड़कें। पानी छिड़कते समय भी मुँह में पानी भरा हुआ हो, जो नहाने के शुरुआत में मुँह में भरा था। पानी छिड़कने के बाद मुँह का पानी निकाल दें। उसके बाद नरम तौलिए से शरीर को पोंछ लें। (उद्देश्य – आँखें, चेहरा व त्वचा की देख-भाल)

- यदि आपके घर में पूजा घर है तो दो से पाँच मिनट प्रार्थना करें, धूप या अगरबत्ती जलाएँ। भोजन करना और तैयार होना आपका अगला काम होगा। सुबह नाश्ते के बाद कम से कम पाँच बार कुल्ला करें, जिससे मुँह से खाने के कण निकल जा। यही क्रिया दोपहर और रात के खाने के बाद भी दोहराएँ। इसका सबसे अच्छा तरीका है कि मुँह में पानी भरकर तर्जनी से दाँतों और मसूड़ों को रगड़ें। भोजन के बाद टूथपिक का उपयोग करना एक अच्छी आदत है।

- फिर घर के बाहर आएँ, तीन बार गहरी साँस लें और छोड़ें ताकि ताज़ी हवा प्राप्त हो। मुड़कर अपने घर की ओर देखें और अपने परिवार को अलविदा कहें। अब आप प्रदूषण की दुनिया में कदम रखने जा रहे हैं।

- यदि आपका काम लंबे समय तक बैठने का है तो हर आधे घंटे में अपने बैठने की स्थिति को बदलें, कुर्सी पर बैठकर दाएँ-बाएँ, आगे-पीछे मुड़ें। समय-समय पर अपनी पीठ व गरदन को झुकाकर खींचकर रखें। अपने पैर सीधे फैलाएँ, अपनी गरदन को दाएँ-बाएँ, आगे-पीछे घुमाएँ और अपनी हथेलियों का कप बनाकर आँखों को कुछ समय के लिए ढकें।

- रात का खाना अच्छे से चबाएँ ताकि मुँह में पेस्ट बन जाए, जिससे आँतों को भोजन पचाना आसान हो जाए। भोजन के समय टी.वी. न देखें और न ही ज़्यादा बात करें। रात के खाने के बाद मूत्र त्यागकर, मुत्राशय को रिक्त करें। उसके बाद वापस आकर पंद्रह मिनट तक वज्रासन में बैठें।

- बिस्तर पर जाने से पहले अपने हाथ, मुँह और पैर धोएँ। आपका दिन अच्छा रहा इसके लिए भगवान को धन्यवाद दें। अन्यथा सकारात्मक सोच रखें। ठंढ के मौसम में अपने चेहरे को कंबल या रजाई से न ढकें। इसके बजाए अगर ज़रूरत हो तो सिर ढकने के लिए आप एक टोपी पहन सकते हैं।

- आप दिन में जितना भी खाना खाते हों, उससे एक रोटी या थोड़े चावल कम खाएँ।

- खाना खाने के आधे घंटे पहले या बाद में पानी पीएँ। यदि आप खाना खाते समय पानी पिए बिना नहीं रह सकते तो खाने के बीच आधा गिलास पानी पीएँ।

- मूत्र त्याग के समय ऊपरी व नीचली दाँतों को भींचकर रखने की आदत बना लें।

- कान का मैल निकालने के लिए तीली न डालें। बार-बार नाक में उँगली न डालें। इसके बजाए आप रूमाल से नाक साफ करें।

- यदि आपकी सुबह एक समय मल त्याग की आदत है तो कोशिश करें कि शाम को भी एक बार जाएँ। बाएँ हाथ से भरपूर पानी से गुदा को साफ करें और ठंढ के मौसम में गर्म या कुनकुने पानी का उपयोग न करें।

उपरोक्त व्यवहार अपने दैनिक दिनचर्या में लाएँ। ये गतिविधियाँ अधिक समय नहीं लेती, चाहे आप एक व्यस्त इंसान ही क्यों न हों। इस तरह की दिनचर्या आपके दैनिक जीवन पर बोझ नहीं है बल्कि यह आपको रोगों और विकारों से लड़ने में मदद करेगी। क्योंकि आपके पास व्यायाम करने के लिए समय नहीं है, जल्दी सोने और

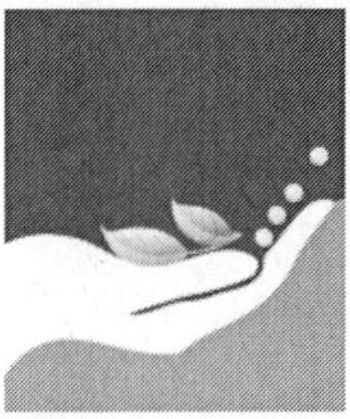

होमियोपैथी के बारे में

यह पुस्तक होमियोपैथी से संबंधित है। इसमें होमियोपैथी के मूल सिद्धांतों और उपयोग से अलग कुछ नहीं है ताकि पाठकों के लिए पूर्ण रूप से लाभकारी सिद्ध हो। होमियोपैथी एक ऐसी औषधि या चिकित्सा प्रणाली है, जो वैज्ञानिक सिद्धांतों के अनुसार बनाए गए कुछ विशिष्ट चिकित्सा संबंधी घटकों द्वारा आरोग्य को बनाए रखने का कार्य या स्वास्थ्य का पुनःस्थापन करती है।

होमियोपैथी, यह शब्द ग्रीक से लिया गया है, जिसका अर्थ है 'समान पीड़ा।' होमियोपैथी में 'समलक्षण चिकित्सा' का सिद्धांत कार्य करता है। इसे सरलता से समझाया जा सकता है। जैसे- यदि किसी औषधीय पदार्थ को अत्यधिक मात्रा में लेने से बीमारी के लक्षण उत्पन्न होते हैं तो उसी औषधीय पदार्थ को अति सूक्ष्म मात्रा में लेने से उसी बीमारी के लक्षण ठीक हो सकते हैं।

होमियोपैथी ने यह प्रमाणित किया है कि शरीर को बिना नुकसान पहुँचाए या बिना किसी दुष्प्रभाव के किसी को स्वास्थ्य प्रदान किया जा सकता है।

औषधि के जनक हिप्पोक्रेट्स (४७०-४०० ईसा पूर्व) ने संकल्पना दी थी कि उपचार के दो ही तरीके होते हैं या तो 'विपरीत' या तो 'समरूप।' विपरीत के अंतर्गत किसी ज़हर के असर को खत्म करने के लिए उसी ज़हर के विरोधी घटक (कारक) का इस्तेमाल किया जाता है। जबकि समरूप के अंतर्गत ज़हर के असर को समाप्त करने के लिए उसी ज़हर का उपयोग उपचार विधि में किया जाता है।

हिप्पोक्रेट्स ने यह भी लिखा है कि प्रत्येक रोग का अपना एक स्वभाव होता है और वह बाह्य कारणों जैसे ठंढ, धूप, मौसम या हवा में परिवर्तन आने से होता

है। साथ ही यह भी लिखा है कि हमारी प्रकृति ही सभी रोगों की चिकित्सक है। हिप्पोक्रेट्स के बाद आए पैरासेल्सस (१४९३ – १५४१) का इस तथ्य पर विश्वास था कि संपूर्ण सृष्टि में सामंजस्य है तथा उन्होंने इस पक्ष का समर्थन किया कि जो ज़हर रोग उत्पन्न कर सकता है, वही ज़हर उपचार भी कर सकता है। उन्होंने हिप्पोक्रेट्स के 'समरूपता के सिद्धांत' का समर्थन किया है। 'समलक्षण चिकित्सा' के सिद्धांत को अभिव्यक्त करने का यह एक अन्य तरीका था।

आनेवाले समय में डॉ. सैम्युअल हनेमन (१७५५ – १८४३) जिन्होंने 'समरूपता के सिद्धांत' के आधार पर होमियोपैथी के सिद्धांत का आविष्कार किया। वे न सिर्फ एक चिकित्सक थे बल्कि रसायन शास्त्री और बहुभाषाविद् भी थे। उन्होंने 'like cures like' यानी 'समरूपता के सिद्धांत' को 'Similia Similibus Curentur' अर्थात 'समलक्षण चिकित्सा' यह नाम दिया। इस तथ्य का आशय है कि किसी भी रोग को ठीक करने के लिए कोई ऐसी औषधि ढूँढ़नी चाहिए, जो एक स्वस्थ शरीर में समान लक्षण दर्शाए। उनकी यह खोज, उनकी पुस्तक 'ऑर्गेनॉन ऑफ रॅशनल आर्ट ऑफ हीलिंग' या 'द आर्गेनॉन ऑफ हीलिंग आर्ट' में दर्ज है। यह पुस्तक छह संस्करणों में उपलब्ध है तथा हर भाग पहले से अधिक संशोधित और विस्तारित होकर आया है। होमियोपैथिक औषधीय प्रणाली की लोकप्रियता को इस पुस्तक के संस्करणों की संख्या से आँका जा सकता है। विशेषकर ऐसे समय में जब व्यावसायिक विरोध के चलते वाद-विवाद और विरोधी ताकतें अपने चरम पर थीं। ऐसे में इस खोज को आधार मिलना भी आसान नहीं था।

डॉ. हनेमन इस तथ्य पर यकीन करते थे कि हमारे शरीर में संतुलित यंत्र रचना है, जो हमें स्वस्थ रखती है। इसे वाइटल फोर्स कहते हैं। यह एक ऊर्जा है, जिसका कोई आकार या रासायनिक पहचान नहीं है, फिर भी यह हमारे शरीर में काम करता है तथा हमें जीवन देता है। वाइटल फोर्स या संतुलित प्रक्रिया को शरीर का सुरक्षा तंत्र भी कहते हैं। यह एक अलग प्रक्रिया है, आधुनिक डॉक्टर इसे प्रतिरक्षा प्रणाली भी कहते हैं। डॉ. हनेमन यह विश्वास करते थे कि रोग तभी आक्रमण करता है, जब वाइटल फोर्स (चेतना शक्ति) कमज़ोर होती है। होमियोपैथिक औषधि एक उत्प्रेरक (मुख्य स्रोत) का कार्य करती है, जो थोड़ी या हल्की सी उत्तेजना देकर शरीर को ऊर्जावान बनाती है। यह रोग को दबाने की पुरानी विधि से भिन्न है।

होमियोपैथी यह विश्वास करती है कि शरीर स्वयं अपने आपको स्वस्थ रख सकता है, बशर्ते इसे उचित ढंग से ध्यान और पोषण दिया जाए। होमियोपैथिक औषधियाँ

स्वतः चिकित्सा की शक्ति को उत्प्रेरित करती है और शरीर इसे पूर्ण रूप से ग्रहण करता है, न कि किसी रोग के नाम से। हर इंसान के लिए अलग औषधि होती है, चाहे वह एक सामान्य बुखार से पीड़ित ही क्यों न हो। उसके रोग के लक्षणों के आधार पर औषधि का चयन होता है, जो सम लक्षण उत्पन्न कर सके। सामान्यतः एक ही औषधि का चयन किया जाता है और कम से कम मात्रा की खुराक दी जाती है। सिर्फ रोग के लक्षण ही नहीं बल्कि मरीज़ का पूरा इतिहास भी पूछा जाता है। उसे पहले हुई बीमारियों की जानकारी, उसके माता-पिता के पूर्व रोग, उसका व्यक्तित्व, व्यवहार, स्वभाव, पसंद, नापसंद तथा शारीरिक गठन आदि भी औषधि चयन के पहले जान लिया जाता है। अतः होमियोपैथी में किसी भी रोगी का केस (प्रकरण) लेना एक बड़ा ही गंभीर मसला होता है और अगर यह निश्चित नियमानुसार लिया जाए तो इसके परिणाम हमेशा सकारात्मक ही होते हैं। यदि औषधि का चयन उसके कुल, समूचे लक्षणों के आधार पर किया गया हो तो रोगी का इलाज़ जल्द और आसानी से हो जाता है। इस पुस्तक में केस लेने की लंबी प्रक्रिया के विषय को नहीं उठाया गया है। चूँकि आप एक डॉक्टर नहीं हैं इसलिए औषधियों से आपका व्यवहार एक डॉक्टर से भिन्न और रोग के नाम के अनुरूप होगा। उदा. यदि आप सिरदर्द से परेशान हैं तो आपको सिरदर्द का शीर्षक तथा उसके अंतर्गत दिए गए लक्षणों को देखना है। हर लक्षण के सामने उसकी औषधि बताई गई है। आप अपने लक्षणों के अनुसार अपनी औषधि का चुनाव कर सकते हैं।

होमियोपैथी के संस्थापक द्वारा बनाए गए कुछ सिद्धांत (उनकी 'दी आर्गेनॉन ऑफ मेडिसिन' पुस्तक से)

- चिकित्सक का सबसे प्रथम एवं एक मात्र कर्तव्य है मरीज़ को स्वस्थ करना।
- एक आदर्श उपचार में रोगी को तुरंत, कोमलता से और स्थायी रूप से स्वस्थ करना। रोग को कम से कम समय में सुरक्षात्मक दृष्टि से तथा सरल व बुद्धिमान सिद्धांतों के आधार पर ठीक करना।
- चिकित्सक को शरीर की स्वस्थ और बीमार अवस्था दोनों की पहचान होनी चाहिए।
- चिकित्सक को हर रोग में क्या ठीक करना है, इसका पता होना चाहिए।

- चिकित्सक को औषधि के उपचारिक प्रभाव के बारे में अच्छी तरह से जानकरी होनी चाहिए।
- रोग, लक्षणों द्वारा निर्धारित होता है। लक्षण एक स्वस्थ शरीर में बाधा (रोग) पैदा करनेवाले कुछ दूषित घटकों को दशार्ते हैं।
- औषधीय क्रिया का ज्ञान एक स्वस्थ शरीर पर प्रयोग करके प्राप्त करना चाहिए।
- उपरोक्त दोनों बिंदुओं में संबंध (लक्षणों एवं औषधि का ज्ञान) 'like cures like' ('समरूपता के सिद्धांत') द्वारा होता है।
- जिस औषधि का चयन किया गया है, वही एक मात्र औषधि देनी चाहिए, उसके साथ अन्य औषधि न दें।
- चुनी हुई औषधि की खुराक भी कम से कम होनी चाहिए, जो रोग को ठीक कर सके।
- औषधि के चयन की विधि समस्त लक्षणों पर आधारित होती है।
- समस्त लक्षण, रोगी के लक्षणों (जो चिकित्सक मरीज़ में देखे और जो मरीज़ चिकित्सक को बताए) के अनुसार होने चाहिए, साथ ही औषधि के लक्षण और रोगी के लक्षण में बहुत समानता होनी चाहिए।

चिकित्सक को जानना चाहिए

- रोग में चिकित्सा के योग्य क्या है?
- किसी भी बीमारी को ठीक करने या उसे समाप्त करने के लिए कौन सा साधन या प्रकार उपयुक्त है?
- औषधि देने के लिए सटीक सूचना।
- औषधि का मुख्य समय, जिसमें वह अधिक असरदार हो।
- कब औषधि दोहरानी है, कब रोकनी है और कब बदलनी है।

होमियोपैथी में औषधि विज्ञान (Pharmacy)

होमियोपैथिक औषधि विभिन्न सूत्रों, जैसे वनस्पतियाँ, पशुओं, खनिज यहाँ तक कि कुछ विष से भी बनती हैं। इन सूत्रों से औषधियाँ 'होमियोपैथिक औषधि संग्रह' की नियमावली के अनुसार बनाते हैं। दी जानेवाली खुराक कम से कम होती है लेकिन बहुत ही प्रभावशाली, सौम्य एवं सुरक्षित होती है।

औषधि की शक्ति को एक कोड (संक्षिप्त नाम) में तैयार किया जाता है, जिसे सशक्तिकरण कहते हैं। मुख्य औषधि पदार्थ को द्रव पदार्थ में मिलाते और हिलाते रहते हैं, जब तक उसके कण तरलता प्राप्त न कर लें। 'डायल्यूशन मेथड' (पतला करने की विधि) अनुसार इस सशक्तिकृत तरल को एक नंबर 'C' या 'X' दिया जाता है। जब आप ३० 'C' की औषधि लेते हैं, इसका अर्थ इसे ३० बार तरल करके हिलाया गया है। शुरू में मुख्य औषधि का एक भाग हर बार अल्कोहोल के ९९ भागों से मिलाया जाता है। एक ऐसा ही 'डायल्यूशन' है १ C, जिसकी एक बूँद लेकर अल्कोहोल की ९९ बूँद में मिलाई जाती है। इससे २ C शक्ति बनती है। इसी विधि के अनुसार आगे की प्रक्रिया जारी रहती है।

जितना अधिक बार डायल्यूशन होता है, औषधि की शक्ति उतनी ही अधिक होती जाती है। यदि आप ६ X कोड की दवा लेते हैं तो डायल्यूशन्स हर बार दवा की १ बूँद के साथ ९ बूँद अल्कोहल से शुरू किया जाता है। यदि दवा के नाम के साथ ३०C या सिर्फ ३० जोड़ा गया हो तो इसका अर्थ भी वही है।

ये औषधियाँ बाजार में छोटी गोलियों, पाउडर या लिक्विड रुप में उपलब्ध हैं। यह पुस्तक पढ़नेवालों और सीखनेवालों के लिए ३० न. की गोलियाँ लेना बेहतर होगा। होमियोपैथिक गोलियाँ मीठी होती हैं क्योंकि ये दुग्ध शर्करा (lactose) की बनी होती हैं। जब इनमें शक्तिकृत दवा की कुछ बूँदे मिलाई जाती हैं तब ये गोलियाँ दवा में बदल जाती हैं।

इस पुस्तक का उद्देश्य विषय की गहराई में जाना नहीं है बल्कि सभी तकनीकी और कठिन औषधीय शब्दों को भी दूर रखा गया है। यदि आप होमियोपैथी का गहन अध्ययन करना चाहते हैं तो इस प्रकाशन की कई पुस्तकें उपलब्ध हैं।

दवा लेते समय क्या करें, क्या न करें

- पाठक, जो कि डॉक्टर की सलाह के बिना औषधि लेनेवाले हैं और भ्रम न हो इसलिए उन्हें यह सुझाव दिया जाता है कि हर रोग के सामने दी गई दवा को दिन में चार बार, कम से कम तीन घंटों के अंतराल में लें।
- चार गोलियों की एक खुराक लें, औषधि-विक्रेता से गोलियों का आकार ३० का लें। दवा को बनाने की विधि इस पुस्तक के ४१ पृष्ठ पर दी गई है।
- दवा के बेहतर परिणाम के लिए यह सलाह दी जाती है कि दवा लेने के १५ मिनट पहले और १५ मिनट बाद तक कुछ न खाएँ-पीएँ।
- दवा को जीभ पर रखकर चूस लें, उन्हें चबाएँ नहीं, वे अपने आप घुल जाएँगी। लहसुन, प्याज़ और कॉफी लेने की कोई परहेज नहीं है, जैसे पुराने समय में होमियोपैथी में निर्देश दिए जाते थे। कुछ होमियोपैथ्स दवा को जीभ के ऊपर नहीं बल्कि जीभ के नीचे रखने की बात को प्राथमिकता देते हैं। दवा कैसे भी ली जाए, यह हर तरह से कारगर सिद्ध होती है।
- कुछ सावधानियाँ बरतें, जैसे अपचन, बुखार, दस्त या कब्ज में हल्का सुपाच्य भोजन लेना तथा खाँसी की तकलीफ में दही का सेवन न करना।
- जिस रोग के लिए आप औषधि ले रहे हैं, यदि वह शिकायत बंद हो जाए तो दवा लेना बंद कर सकते हैं। यदि लक्षण वापस आ जाए तो फिर से दवा लेना शुरू कर दें। अगर २४ घंटे बाद भी आपके तीव्र बीमारी में सुधार न हो तो परिवर्तित लक्षणों के अनुसार दूसरी दवा लेना शुरू करें या फिर डॉक्टर से संपर्क करें।
- यदि दवा की आठ खुराक लेने के बाद भी रोग की स्थिति में सुधार न दिखे तो समझ लें कि आपने गलत दवा का चयन किया है। आप दूसरी दवा का चयन करें। यदि यह भी काम न करे तो डॉक्टर से संपर्क करें। लक्षणों के आधार पर आपने जो भी दवा ली है, वह डॉक्टर को बताएँ।
- दवाइयाँ किसी भरोसेमंद दुकान से ही खरीदें और उन्हें धूल, धूप, धूएँ, तीखी गंध से बचाकर रखें तथा एलोपेथिक दवाइयाँ जैसे आयोडेक्स, टिंचर, कपूर, अर्क और इत्रों या परफ्यूम से दूर रखें। दवाइयाँ जिस कमरे में रखी है, वहाँ अगरबत्ती या धूप न जलाएँ। दवाइयों को लकड़ी या स्टील के बक्से या

अलमारी में रखें।

- सुबह खाली पेट, दवा लेने का सबसे उचित समय है या फिर दवा के साथ जैसे निर्देश दिए गए हों वैसे लें।
- बुखार में जब शरीर का तापमान नीचे आ रहा हो तब दवा लेनी चाहिए।
- दस्त या उल्टी होने पर दवा दस्त या उल्टी के बाद लेनी चाहिए।
- तंबाकू, धूम्रपान या पान खाना दवा लेने के एक घंटे पहले या एक घंटे बाद निषिद्ध किया गया है।

तीव्र तथा दीर्घकालीन बीमारियों में अंतर

होमियोपैथिक औषधि लेने से पहले तीव्र तथा पुरानी बीमारियों में अंतर जान लेना चाहिए। इस पुस्तक में रोज़मर्रा की तीव्र यानी जल्दी ठीक होनेवाली बीमारियों या विकारों के बारे में ही बताया गया है। इसमें पुरानी और दीर्घकालीन बीमारियों जैसे मधुमेह, अस्थमा, क्षयरोग आदि के बारे में नहीं बताया गया है। यह नियम बनाना चाहिए कि यदि किसी बीमारी के बारे में नहीं समझ पा रहे हैं या रोगी लंबे समय से बीमार है तो ऐसे रोगियों के लिए डॉक्टर की सलाह लेनी आवश्यक है। सर्दी-जुकाम, खाँसी, फ्लू, दस्त, सामान्य कब्ज, विषाक्त भोजन से होनेवाली तकलीफ, चेचक (चिकन पॉक्स) और सादा बुखार आदि तीक्ष्ण बीमारियाँ हैं। इस पुस्तक से औषधि का चयन करने से ये बीमारियाँ जल्द ही ठीक हो जाती हैं। तीव्र बीमारियों का एक सीमित कोर्स है क्योंकि ये अधिक गहराई में दबी नहीं होती हैं। ज़्यादातर मामलों में ये बीमारियाँ अपने आप ही ठीक हो जाती हैं। तीव्र बीमारियों के तीन चरण होते हैं।

I. **प्रथम चरण यानी रोग की शुरुआत का समय,** इसमें रोग के ज़्यादा लक्षण दिखाई नहीं देते।

II. दूसरे चरण में रोग के लक्षण ज़ाहिर होते हैं। इस चरण को **तीव्र चरण** कहा जाता है।

III. तीसरे चरण में मरीज़ ठीक हो जाता है और अच्छा महसूस करता है। इस चरण को **स्वास्थ्य लाभ चरण** कहा जाता है।

जल्दी ठीक होनेवाले रोगों में कोई विषाणु या कीटाणु शरीर में प्रवेश करने की वजह से रोग के प्राथमिक लक्षण दिखाई देते हैं। उसके बाद रोग का बढ़ना, फिर ठीक होने के लक्षण दिखना, ये तीनों चरण पूरे होकर रोग शरीर से बाहर निकल जाता है। जैसे हम खसरा (चेचक, स्मॉल पॉक्स) में देखते हैं।

पुरानी या दीर्घकालीन बीमारियों में मूलतः तीन में से एक मियाज़म, जैसे खाज, उपदंश या साइकोसिस (चेहरे पर उभरा एक प्रकार का चर्मरोग) ये स्थायी रूप से शरीर में प्रवेश करते हैं, इनमें जल्दी ठीक होने के आसार नज़र ही नहीं आते।

कुछ खास तरह की बीमारियों के समूह को मियाज़म नाम दिया गया है। जब डॉ. हनेमन होमियोपैथी की सत्यता पर खोज कर रहे थे तब वे यह देखकर अचंभित हो गए कि उनके मरिज़ों की शारीरिक रचना के अनुसार चुनी हुई विशिष्ट औषधियों का प्रभाव कुछ मरीज़ों पर बिलकुल नहीं हो रहा है और कुछ मरीज़ों पर हो रहा है लेकिन थोड़े समय के लिए। कुछ समय के बाद वह रोग वापस आ गया है। उन्होंने उन मरीज़ों तथा उनके परिवार में रोगों के इतिहास की पूरी जानकारी इकट्ठी की। उन पर बहुत लंबे समय तक प्रयोग करने पर डॉ. हनेमन ने पाया कि 'ये बीमारियाँ मरीज़ों के ठीक होने में अवरोध पैदा कर रही हैं। इन अवरोधों को 'मियाज़म' नाम दिया। मियाज़म इस विषय पर उन्होंने व्यापक किंतु बड़े ही जटिल सिद्धांतों पर विस्तारित तथ्यों का आलेख तैयार किया।

इन मियाज़म (तथ्यों) का मूल्यांकन करने के लिए होमियोपैथिक चिकित्सक रोगियों की बीमारियों की पूर्व जानकारी (जो उन्हें वंशानुगत मिली हुई है और वातावरण से मिली है) इकट्ठी करते हैं। इन सबके अलावा रोगियों का शारीरिक गठन, उनकी व्यक्तिगत पारिवारिक पृष्ठभूमि के माध्यम से भी मियाज़म्स का निर्धारण किया जाता है।

दीर्घकालीन बीमारियाँ गहराई में अपनी जड़ें जमाएँ रहती हैं। वे धीरे-धीरे बढ़कर लंबे समय तक ज़ारी रहती हैं और मरीज़ के स्वास्थ्य को हानि पहुँचाती हैं। यह कोई नहीं बता सकता कि बीमारी कब ठीक होगी तथा पूर्ण स्वस्थ होने में कितना समय लगेगा।

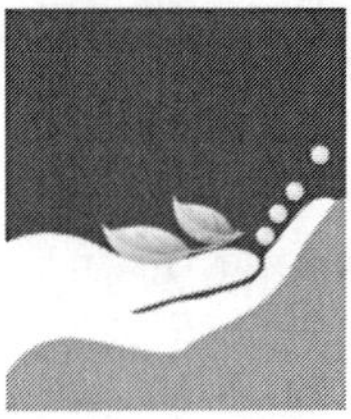

उत्तम गृह उपयोगी किट के लिए दिशा निर्देश

औषधि तैयार करने की प्रणाली

विक्रेता के लिए

* सभी दवाइयाँ डायल्यूशन में और ३० शक्ति में होनी चाहिए, एक ड्राम बोतल (काँच या प्लास्टिक की लंबी, छोटी सी डिब्बी) में भरी हों।
* दवाई बनाने के लिए बोतल को छोटी गोलियों से भरकर, उसमें ज़रूरत अनुसार दवाई के डायल्यूशन की ७ से ८ बूँदें डालें। उसके बाद ढक्कन या कार्क लगाकर अच्छी तरह मिलाएँ, जिससे सभी गोलियों में दवाई फैल जाए।

ग्राहक के लिए

* आवश्यकता अनुसार निम्नलिखित दवाइयाँ उत्तम एवं विश्वसनीय होमियोपैथिक मेडिकल स्टोर से लीजिए।
* ३० नं. की ग्लोब्यूल्स (छोटी गोलियों) का लगभग २०० ग्रॅ. का एक पैकेट और एक ड्राम के ५० खाली बोतल्स खरीदें।
* बोतल में दवा मिलाने के तरीके में कोई भी भ्रांति हो तो दवा खरीदते वक्त विक्रेता से पूरी जानकारी लें। वह आपको दवाई बनाने की विधि के बारे में निर्देशित करेगा।
* जब आप पुस्तक के तीसरे भाग में एक औषधि के प्रयोग के बारे में जानेंगे तब आप बाजार से २०० शक्ति की दवा भी खरीद सकते हैं।

सामान्यतः उपयोग में आनेवाली कुछ सामान्य औषधियाँ

१) **एकोनाइटम नेपेलस** (Acon.) – ठंढी हवा के संपर्क में आना, गले में दर्द, अचानक तीव्र ज्वर (बुखार) होना, बच्चों में सूखी खाँसी, बेचैनी, डर का असर जैसे तीव्र लक्षण।

२) **ऐंटिमोनियम क्रूडम** (Ant-crud.) – अत्यधिक खाने के बाद की शिकायतें, नासिका छिद्र और मुँह के कोनों पर दरारें, सूखे होंठ, पैरों के तलवों में गोखरू या घट्टा (corns), बारी-बारी से दस्त व कब्ज़ होना, जीभ पर सफेद परत होना, पित्त की उल्टी, फटे हुए दुध जैसा *वमन*[१], अपचन, पेटू (अत्यधिक खाना खानेवाले) लोगों के लिए।

३) **एलियम सेपा** (All-c.) – सामान्य सर्दी, छींके आना व आँखों से पानी आना, नाक से होनेवाले *स्राव*[२] से जलन किंतु आँखों से पानी निकलने पर जलन न होना, गले में दर्द सहित जलन, प्याज खाने की तीव्र इच्छा होना।

४) **एपिस मेलिफिका** (Apis.) – कीड़े का काटना, जलनभरे दर्द, टखनों में सूजन, ठंढी हवा या ठंढे सेक से लाभ, पित्ती उछलना (कुछ खाद्य पदार्थों द्वारा होनेवाली एलर्जी से शरीर पर सूजन, दर्द और अत्यंत खुजलाहट भरे जख्म होना)।

५) **अर्जेन्टम नाइट्रिकम** (Arg-n.) – अम्लता, अजीर्ण, मानसिक तनाव, सिरदर्द, *कण्ठशोथ*[३] – (गले में जलन के कारण आवाज़ बैठ जाना, साँस लेने में तकलीफ तथा दर्दनाक खाँसी होना), खाने के तुरंत बाद शौच जाने की इच्छा, ऊँचाई से डर, मीठा खाने की इच्छा होना।

६) **अर्निका मोन्टाना** (Arn.) – चोट लगने पर खून न निकला हो, चोट लगने से सदमा, खरोंचे, घाव, चोट लगने पर धीमे दर्द का एहसास, थकान, दंत चिकित्सा या शल्य चिकित्सा से पहले प्रयोग करें।

---

१. उल्टी *२. बहाव* ३. *laryngitis*

७) **अर्सेनिकम एल्बम** (Ars.) – दस्त, उल्टी, विषाक्त भोजन से हुई बीमारी, *परागज ज्वर*[१] से होनेवाली सर्दी, *आमाशय*[२] एवं पेट में ऐंठन, गरमाहट से एवं ठंढा पानी पीने से लक्षण में राहत, बीमारी से बेचैनी और दुर्बलता।

८) **बॅलाडोना** (Bell.) – स्पंदनशील दर्द, अचानक से तीव्र ज्वर, शुष्क त्वचा में जलन, सिर में विस्फोटक दर्द, प्रकाश के प्रति अत्यधिक संवेदनशील, चेहरे का *स्नायुशूल*[३], *गलसुआ*[४], गले में दर्द, खसरा। गले में जलन के लिए यह पहली औषधि है।

९) **ब्रायोनिया एल्बा** (Bry.) – मांसपेशियों में दर्द, सर्दी के कारण सीने में दर्द, शुष्क दर्दनाक खाँसी जिसमें सीने को पकड़ने से आराम आता है। धीरे–धीरे बुखार होना, ज़्यादा मात्रा में बहुत तीव्रता के साथ पानी की प्यास लगना, सारे लक्षण गति से या चलने से बढ़ते हैं, अकेले रहने की इच्छा होना।

१०) **कॅल्केरिया कार्बोनिका** (Calc.) – रक्त अल्पता, गीले होने के बाद की शिकायतें, सर्दी आसानी से लगना, माहवारी ज़्यादा जाना, मुँहासे, ऐंठन, अत्यधिक भूख, अम्लता, कब्ज।

११) **कॅल्केरिया फॉस्फोरिका** (Calc.-p.) – खाने के बाद तीव्रता से पेट दर्द, सर्दी जल्दी लगना, बच्चों में दाँत आना, शरीर द्रव की हानि से शिकायत, रक्त अल्पता, *ब्रेन फॉग*[५], हड्डी टूटने पर धीरे–धीरे ठीक होना।

१२) **कॅल्केरिया फ्लोरिका** (Calc.-f.) – जोड़ों में टूटने जैसा दर्द, नाक से गाढ़ा स्राव, मुश्किल से छींकना पर छींक आने से अच्छा लगना, पीठ के निचले हिस्से में दर्द, खूनी बवासीर, दाँतों का सड़ना, हड्डियों का बढ़ना।

---

१. फूलों के पराग या धूल–मिट्टी से होनेवाली एलर्जी (hay fever) २. पेट, आँतें (abdomen)
३. चेहरे के स्नायुओं में तीखा दर्द ४. कण्ठमाला (गले की ग्रंथियों) में दर्दयुक्त सूजन
५.अत्यधिक दिमागी थकावट के साथ–साथ कमज़ोरी होना।

१३) **कॅन्थैरिस वेसिकाटोरिया** (Canth.) – पेशाब होने पर जलन, फफोला बनने से पहले जलन एवं *द्रवदाह*[१], दर्द, जलन, धूप से जलना, मूत्राशय *शोथ*[२] (बार-बार पेशाब की इच्छा होना), पेशाब के लिए बार-बार अप्रभावी दबाव डालना, पेशाब करते वक्त, उसके पहले और बाद में दर्द, पेशाब लाल, गर्म और कम मात्रा में।

१४) **कार्बो वेजिटॅबिलिस** (Carb-v.) – अपचन *अफारा*[३] के साथ वायु निकल जाने पर अच्छा लगना, बाल कम होना, सिरदर्द, नाक से खून आना, ठंढा पसीना, साँस में दुर्गंध, शरीर में द्रव की कमी, आवाज़ का फटना, मुँहासे और दुर्बलता।

१५) **चामोमिला** (Cham.) – नवजात शिशु में दाँत आना, मतली, बच्चों में दस्त, अर्धशीर्षी दर्द (सिरदर्द), बच्चों में किसी भी प्रकार की बीमारी से चिड़चिड़ापन और उत्तेजित हो जाना।

१६) **चाइना ऑफिसिनॅलिस** (Chin.) – रक्ताल्पता, भूख कम लगना, शरीर में द्रव की कमी से शिकायत, दस्त, थकान, वायु निकलने में रुकावट, आमाशय[४] (पेट) फूला हुआ, उत्तेजित करनेवाला सिरदर्द।

१७) **कॉक्युलस इंडिकस** (Cocc.) – यात्रा से बीमारी (उल्टी और घबराहट होना), मतली, नींद की कमी से मानसिक और शारीरिक तनाव, थकान, दुःख और गुस्से से शिकायत।

१८) **कोलोसिंथिस** (Colo-c.) – पेटदर्द की मुख्य औषधि, पेट फूला हुआ और दर्दयुक्त, तेज़दर्द के साथ दस्त, मतली या वमन, आगे की ओर झुकने व मल निकल जाने के बाद दर्द में आराम, ठंढा पेय मल निष्कासन के पूर्व और फल खाने के बाद या पानी पीने के बाद पेटदर्द का बढ़ जाना।

१९) **यूफ्रेशिया ऑफिसिनॅलिस** (Euphr.) – आँखों में सूजन, आँख से जलन के साथ पानी आना, *नेत्र शोथ*[५], खसरा (चेचक), नाक से पानी जैसा स्राव।

---

१. तरल पदार्थ से जलन *२. दर्द भरी सूजन* *३. वायु के कारण पेट फूलना*

४. वायु के कारण पेट फूलना *५. जलन के साथ सूजन*

२०) **फेरम फॉस्फोरिकम** (Ferr-p.) – नाक से खून आना, गरम महसूस होना, भूख में बदलाव, डर, कमज़ोरी बुखार की प्रथम अवस्था, अपचित भोजन की उल्टी, खट्टी डकारें।

२१) **जेल्सेमियम सेम्पेरवायरेन्स** (Gels.) – मांसपेशियों में दर्द के साथ *नज़ला*[१], ठंढ के साथ बुखार, प्यास कम लगना, शुरुआत में शिकायत धीमी, चिंता के साथ कंपन होना, खसरा, परीक्षा या इंटरव्यू के समय बेचैनी, गले में दर्द, नाक बहना, सिरदर्द।

२२) **हेमॅमेलिस वरजिनियाना** (Ham.)– सुबह के समय नाक से खून आने में वृद्धि, पैरों और जाँघों की नसों का फूलना, मासिकधर्म के समय काफी तकलीफ, गर्भावस्था या बच्चा होने के बाद बवासीर में खून आना।

२३) **हेपार सल्फ्यूरिस कॅल्केरियम** (Hep.) – ठंढ जल्दी लगना, सीने में घर्र-घर्र आवाज़, गले में दर्द, ऐसा लगता है कि गले में कुछ फँसा हो, सूखी खाँसी के साथ पीला स्राव, फोड़े और फुँसी, जो ठीक न हों, छूने से त्वचा का शीघ्र ग्राही (संवेदनशील)। पसीने से खट्टी दुर्गंध आना और ठंढापन।

२४) **हायपेरिकम परफोरॅटम** (Hyper.) – नसों में चोट, शरीर के संवेदनशील हिस्सों पर जैसे उँगली, अँगूठा, होंठ, आँख-कान और कॉकसिक्स[२] पर खरोंच लगना, नसों में गोली लगने जैसा दर्द[३]।

२५) **इग्नेशिया अमारा** (Ign.) – आघात, दुःखी, रोने का दौरा, चुभने जैसा सिरदर्द (विशेषकर माथे में), भावनात्मक आघात से गहरा दुःख और उदासी, बार-बार मूड बदलना, निगलने से गले के दर्द में कमी, ठोस पदार्थ की जगह तरल पदार्थ निगलने में भी कठिनाई होना।

२६) **इपिकाक्वान्हा** (Ipecac.) – मतली और उल्टी (पित्त, खाना और हरे रंग) के साथ अन्य लक्षण हो सकते हैं और नहीं भी, निरंतरता से सुबह होनेवाली अस्वस्थता, नाक से खून आना, ऐंठनयुक्त जकड़न से होनेवाली खरखराहट भरी खाँसी, उसके साथ मतली आना या चेहरा नीला हो जाना।

---

१. श्लैष्मिक बुखार (influenza) २. गुदास्थि, एक छोटी सी तिकोने आकार की हड्डी, जो रीढ़ की हड्डी के अंतिम छोर पर होती है (tailbone), ३. shooting pain

२७) **काली बाइक्रोमिकम** (Kali-bi.) – रेशेदार पीला बलगम, सूखी खाँसी, गले में दर्द, नज़ला, नथुनों में जमी कफ की चिपचिपी पपड़ी, जो सूखी और सख्त, निकालने में कठिनाई, कान में दर्द के साथ गाढ़ा पीला दुर्गंधयुक्त रिसाव, खाने के बाद खाली खट्टी डकार।

२८) **काली फॉस्फोरिकम** (Kali-p.) – थकान, अपचन, रक्ताल्पता, नज़ला के बाद व स्वास्थ्य लाभ के दौरान कमज़ोरी, मानसिक तनाव, अत्यधिक कार्य, अवसाद (निराशा)।

२९) **लेडम पालुस्त्रे** (Led.) – जोड़ों में गठिया रोग की शिकायत, छिदी (कटी-फटी) त्वचा, कटना और ज़ख्म, अस्थिर दर्द[१], ठंढे पानी से नहाने के बाद अच्छा लगना, कीड़ों का काटना, डंक मारना, चोट लगने से आँखों में कालापन।

३०) **लाइकोपोडियम क्लॅवेटम** (Lyc.) – जीर्ण अपचन, शाम ४ से ८ बजे के बीच दाईं तरफ के लक्षणों का बढ़कर बदतर होना, कमर के निचले हिस्से में दर्द, नाक से पीला स्राव बहना, नाक बंद व सूखी, कब्ज़ियत, प्रभावहीन मल निष्कासन की इच्छा, गाँठदार सख्त मल, मूत्राशय शोथ, बाल झड़ना, अपचन (डकारें, तीखी, खाली), परीक्षा से पहले की घबराहट और मंच से डर।

३१) **मरक्यूरियस सॉल्यूबिलिस** (Merc.) – ठंढ लगने की शिकायत, दुर्गंधयुक्त साँस, शरीर में दुर्गंध, दस्त, गलसुआ[२], ग्रंथियों में फोड़े, दाँतों की जड़ों में सड़न, नाक से स्राव (हरा-पीला, जलन और रक्त युक्त), मूत्राशय शोथ, कान में दर्द (बदबूदार रिसाव) आँखों में शोथ, मुँह में छाले, गले में दर्द।

३२) **नेट्रम म्यूरिऍटिकम** (Nat-m.) – थकान, उलझा अवसाद (उदास), साइनस की परेशानी, छींक के साथ सर्दी, नाक बहना, आँखों से पानी बहना, कब्ज़ियत, मल छोटे-छोटे गोल टुकड़ों में, ज़्यादा मात्रा में नमक लेना, मुँह के आस-पास व होठों में दरारें।

३३) **नक्स वॉमिका** (Nux-v.) – अत्यधिक काम की वजह से देर तक काम करना, व्यायाम न करना, भारी, मसालेदार भोजन खाना, शराब पीना, हर तरह की

---

१. शरीर में घूमनेवाला तेज़दर्द, जो हर बार अचानक अलग-अलग हिस्से में उठता है और कुछ समय बाद स्वतः ही ठीक हो जाता है (wandering pain). २ कण्ठमाला (गले की ग्रंथियों) में दर्दयुक्त सूजन।

तकलीफ, जो अतिभोग (ज़रूरत से ज़्यादा खाना, शराब, कॉफी या तंबाकू) से आती है। इन तकलीफों की शिकायत सुबह बढ़ जाती है, कब्ज़ (मल विसर्जन अधूरा महसूस होना), बवासीर में खुजली (गर्भावस्था के कारण), नशे की खुमारी, पेट में दर्दभरे मरोड़े, मूत्राशय शोथ, पेट फूलना, अपचन।

३४) **फाइटोलक्का डेकान्ड्रा** (Phyt.) – गले में खराश, गला सूजे हुए गहरे लाल रंग का, टॉन्सिल सूजे हुए, ठंढा पेय पीने से राहत, निगलने में तकलीफ के कारण दोनों कानों से तीखा दर्द उठना, मुँह के छाले, ऊपर की तरफ दर्द का अचानक आना और अचानक चले जाना, साँस में दुर्गंध, आवाज़ चले जाना।

३५) **पल्सेटिला नाइग्रीकन्स** (Puls.) – जैसे नक्स वॉमिका पुरुषों के लिए उपयोगी है, वैसे ही पल्सेटिला महिलाओं के लिए। जीवन में परिवर्तन सौम्य, अचानक तुरंत से रोना या हँसना, माहवारी के पहले उदास, अवसाद ग्रस्त, अनियमित माहवारी, अपचन, परागज ज्वर, सिरदर्द, आँखों में बिलनी[१], प्यास का न होना, बदलती शिकायतें, कान में दर्द के साथ गाढ़ा पीला या हरा स्राव (डकारें– जो खाया है, उस स्वाद के साथ सीने में जलन, जोड़ों में अस्थिर दर्द (wandering pain) (क्रमांक २९ में पढ़ें)।

३६) **रहस टॉक्सिकोडेन्ड्रॉन** (Rhus-t.) – भीग जाने से और मौसम बदलने से रोग, आमवात, कमरदर्द, कमर का स्नायुशूल, पुट्ठों और जोड़ों में अकड़न, होठों पर दाद (फोड़े), पीठ का दर्द और अकड़न, आराम करने से और पहली गतिविधि से तकलीफ में बढ़ावा। गले में सूखापन एवं खराशयुक्त दर्द, शुष्कता की वजह से गले में अकड़न, सर्दी लगने से, ज़्यादा वजन उठाने से, मानसिक थकान के साथ भारीपन और बेचैनी, पित्ती उछलना।

३७) **रूटा ग्रेवीओलेंस** (Ruta.) – आँखों पर ज़ोर, कमज़ोर और धुंधली दृष्टि, बहुत अधिक नज़दीक से और ज़्यादा श्रमपूर्ण कार्य आँखों द्वारा लेने की वजह से सीने में दर्द और हल्कापन, शरीर के अंग को कहीं पर टिकाने से हड्डी का अपने जोड़ से खिसक जाना और हड्डियों में दर्द, पीड़ादायक घाव, मोच– हाथों, टखनों, कलाई और कोहनी में।

---

१. आँखों की पलकों के अंदर और ऊपर दर्द एवं पीबयुक्त दाने निकलना।

३८) **सेपिआ ऑफिसिनॅलिस** (Sep.) – जीवन में बदलाहट आने से सुबह होनेवाली अस्वस्थता, रोक दी गई या देर से माहवारी आना, दर्दयुक्त माहवारी, कमरदर्द, मूत्राशय शोथ, कमज़ोरी, बाल झड़ना, गरमाहट लगना।

३९) **सिम्फायटम ऑफिसिनेल** (Symphytum off.) : हड्डियों का टूटना, संधिवात के लक्षण दिखना, जिससे हड्डियों को चोट लगना तथा टूटने जैसी परिस्थितियाँ निर्माण होना।

४०) **सिलिशिया टेरा** (Sil.) – ग्रंथियों में फोड़े, पीबवाली फुँसियाँ, दाँतों की जड़ों में सड़न, कब्ज पर प्रभावहीन दबाव, पेट बदबूदार वायु से फूलना, मसूड़ों में फोड़े, सिरदर्द के साथ सिर के पिछले भाग में दर्द, पुराना सिरदर्द, साइनस की तकलीफ, गले में सूजन व चुभने जैसा दर्द, जो त्वचा से बाहरी वस्तु को बाहर निकालने में मदद करता है। दाँतों में दर्द के साथ गले की ग्रंथियों और चेहरे पर सूजन।

दवाइयों का गर्मीसंबंधी व्यवहार

हमारे देश में हमें आहार की प्रकृति निर्देशित की जाती है। आहार या तो गर्म प्रकृति का होता है या ठंढा प्रकृति का। जैसे आलू की प्रकृति सूखी और गर्म है, वहीं लौकी (कद्दू) नमीवाले शीत प्रकृति की होती है। मूली में गर्म और ठंढी दोनों तासीर होती हैं। आहार की प्रकृति से अभिप्राय है कि जब हम इसे खाते हैं तब हमारे शरीर में यह गर्म या ठंढा असर करती है। उसी तरह दवाइयाँ भी जो कि जड़ी-बूटी, सब्जियों, पौधों, जानवरों, धातुओं आदि से बनती हैं, वे भी गर्म या ठंढी प्रकृति की होती हैं।

मनुष्य का शरीर एक जैसी प्रकृति का नहीं होता, वह अवशोषण (सोख लेने) की क्षमता के आधार पर शीत या गर्म प्रकृति का होता है। कुछ लोग बहुत ही शीत प्रकृति के होते हैं और कुछ लोगों को ज़्यादा गर्म कपड़ों की आवश्यकता नहीं होती। कुछ लोगों को बहुत ही ठंढे प्रभाव व ठंढी हवा की आवश्यकता होती है, उन्हें गर्मियों में बहुत अधिक पसीना आता है पर कुछ लोगों को अत्यधिक पसीना नहीं आता और वे ज़्यादा गर्मी महसूस नहीं करते। यदि दवाई को मनुष्य की प्रकृति के अनुसार दी जाए तो वह बेहतर असर करती है।

दवाइयों को तीन वर्गों में विभाजित किया गया है :

- शीत (ठंढ) दवाइयाँ
- उष्ण (गर्म) दवाइयाँ
- दोनों- ठंढ और गर्म दवाइयाँ

मैं अपनी प्रैक्टिस के दौरान सिर्फ पुरानी बीमारियों के अलावा किसी भी बीमारी में गर्म या ठंढी दवाओं के लिए ज़्यादा परेशान नहीं होता हूँ। आपको भी गर्म या ठंडी प्रकृति की दवाइयों के लिए परेशान होने की आवश्यकता नहीं है, खासकर तब जब बीमारी हाल ही में हुई हो। ऊपर दी हुई 40 में से 15 दवाइयाँ दोनों गर्म एवं सर्द प्रकृति की हैं- क्रं. 1, 2, 5, 6, 8, 9, 14, 15, 25, 26, 29, 30, 31, 32 और 35।

बाह्य उपयोग के लिए कुछ घरेलू मरहम

होमियोपैथी में बाह्य उपयोग के लिए कोई भी अच्छी तरह से साबित हुई (well proved) दवा नहीं है, न ही इसे होमियोपैथिक माना जाता है। कुछ दवाइयाँ यहाँ दी गई हैं, जो दुर्घटना के समय बाह्य तरीके से उपयोग की जा सकती हैं। बाह्य उपयोगी दवाइयाँ शक्तिकृत (प्रबल) न होकर पेड़-पौधों का अर्क हैं। बाज़ार में बाह्य उपयोगी दवाओं में होमियोपैथी के लोशन, मलहम, द्रव्य, क्रीम और तेल उपलब्ध हैं।

यहाँ कुछ मलहम/मदर टिंक्चर (द्रव्य) बताए जा रहे हैं, जिन्हें घर पर सामान्यतः उपयोग किया जा सकता है।

१. **अर्निका मलहम** : खरोंच, मांसपेशियों में दर्द, तनाव, लंबे समय तक मरीज़ का बिस्तर पर लेटे रहने से शरीर पर होनेवाला घाव और घट्टे (corns) आदि में बाह्य उपयोगी। इसे खुली हुई चोट और कटे-फटे घाव में उपयोग नहीं करना चाहिए।

२. **कॅलेन्डूला मलहम** : छोटे-मोटे घाव और चोटें, चकते, दाद, त्वचा में दरारें (शिशुओं को नैपी से होनेवाले जख्म) और त्वचा का धूप से झुलस जाना। सबसे पहले त्वचा को साफ कर लें, कहीं कोई धूल के कण न हों, इसके बाद धीरे से इसे लगाएँ।

३. **हेमॅमेलिस मलहम** : बवासीर, नसों का फूलना।

४. **एस्क्युलस मलहम** : यदि आप हेमॅमेलिस या एस्क्युलस को आंतरिक प्रयोग में ला रहे हैं तो उन्हीं का स्थानीय या बाहरी उपयोग भी करना चाहिए। अच्छा तो यही है कि किसी चिकित्सक की सलाह लेकर इनका उपयोग करें क्योंकि कुछ मलहम में दोनों का मिश्रण होता है, जो प्रसिद्ध स्थापित नाम से बाज़ार में मिलते हैं।

५. **हायपेरिकम मलहम** : दरार, चोट, ठंढ से संक्रमण (इन्फेक्शन), फुँसियाँ, कीड़े का काटना, धूप से त्वचा जलना।

६. **यूफ्रेशिया आई ड्रॉप्स** : आँखों का संक्रमण, आँखों से पानी आना और जलन होना।

७. **लेडम मलहम** : कीड़े के काटने से बहुत सूजन आना, खुला जख्म, खरोंच।

८. **रूटा मलहम** : खरोंच, तनाव, टेनिस एल्बो, घट्टे।

९. **कॅन्थैरिस मलहम** : जलन में।

१०. **रह्स टॉक्स मलहम** : जोड़ों में दर्द, तनाव और खिंचाव।

११. **अर्टिका मलहम** (Urt-u.) : त्वचा में अत्यधिक खुजली, पित्ती उछलना, दाने, त्वचा का जल जाना मगर फफोले न होना, द्रवदाह (तरल पदार्थ से जलन)।

१२. **फाइटोलक्का मदर टिंचर** : इसे गले में इन्फैक्शन (संक्रमण) व दर्द के लिए उपयोग किया जाता है। १०० मि.ली. हलके गर्म पानी में १० बूँद मदर टिंचर डालकर गरारे करें। टिंचर ३० मि.ली. खरीद लें।

टिप्पणी :

१) बहुत सी कंपनियाँ ऊपर दिए लोशन और मलहम बनाती हैं और उस पर प्रयोग कैसे करें यह भी लिखा होता है, फाइटोलक्का को छोड़कर।

२) 'केलियम' औषधि को 'काली' भी कहा जाता है।

Uses Of Common Remedies at a Glance

उपयोग में आनेवाली सामान्य औषधियाँ एक नज़र में

DIGESTION PROBLEMS

पाचन संबंधी समस्याएँ

नक्स वॉमिका, पल्सेटिला नाइग्रीकन्स, एंटिमोनियम क्रूडम, कार्बो वेजिटॅबिलिस, चाइना ऑफिसिनॅलिस, लाइकोपोडियम क्लॅवेटम, अर्जेंटम नाइट्रिकम, चामोमिला

BODY PAINS

शरीर दर्द

रह्स टॉक्सीकोडेन्ड्रॉन, ब्रायोनिआ एल्बा, काली बाइक्रोमिकम, रूटा ग्रॅवीओलेन्स, फाइटोलक्का डेकान्ड्रा, कॅल्केरिया कार्बोनिका, कॅल्केरिया फॉस्फोरिका, कोलोसिंथिस, बॅलाडोना, लेडम पालुस्त्रे

COLD, COUGH, CORYZA PROBLEMS

सर्दी-ज़ुकाम, खाँसी की समस्याएँ

एकोनाइटम नेपेलस, एलियम सेपा, जेल्सेमियम सेम्पेरविरेन्स, आर्सेनिकम एल्बम

GENERAL WEAKNESS

सामान्य कमज़ोरी

चाइना ऑफिसिनॅलिस, एलियम सेपा, काली फॉस्फोरिकम, कॅल्केरिया फॉस्फोरिका

INJURY, BONES, WOUNDS PROBLEMS
हड्डियों में चोट लगने या घाव की समस्याएँ

आर्निका मोन्टाना, कॅल्केरिया फॉस्फोरिका, कॅल्केरिया फ्लोरिका, सिम्फाइटम, रूटा ग्रॅवीओलेन्स, लेडम पालुस्त्रे, हाइपेरिकम परफोरेटम

DEPRESSION, GRIEF, WORRY PROBLEMS
मानसिक अवसाद, शोक, चिंता की समस्याएँ

इग्नेशिया अमारा, नेट्रम म्यूरिएँटिकम, पल्सेटिला नाइग्रीकन्स, काली फॉस्फोरिकम, सेपिआ ऑफिसिनॅलिस

BOILS, ABSCESSES
फोड़े और फुँसियाँ

हेपार सल्फर, बॅलाडोना, सिलिशिया टेरा, मर्क्यूरियस सोल्युबिलिस, अर्निका मोन्टाना

SORE THROAT
गले में खराश

बॅलाडोना, सिलिशिया टेरा, मर्क्यूरियस सोल्युबिलिस, फाइटोलक्का डेकान्ड्रा

FEVER [SIMPLE]
सामान्य बुखार

एकोनाइटम नेपेलस, बॅलाडोना, फेरम फॉस्फोरिका, जेल्सेमियम सेम्पेरविरेन्स चाइना ऑफिसिनॅलिस

नोट : उपरोक्त जानकारी केवल सामान्य ज्ञान के लिए है। औषधि का अंतिम चयन आगे दिए गए अध्यायों, बीमारियों के मुख्य लक्षण पार्ट II और पार्ट III द्वारा ही करें।

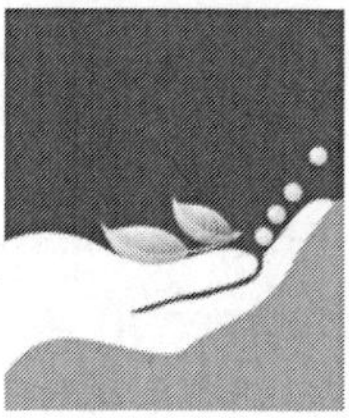

INJURY AND HOMOEOPATHY
चोट और होमियोपैथी

बच्चों को चोट लगना, खिलाड़ियों को मोच आना तथा चोट लगना, महिलाओं को रसाई में काम करते समय चाकू या छुरी से कट जाना या जलना तथा पुरुषों को शेविंग करते समय ब्लेड से कट जाना, यह एक आम बात है। इन चोटों की सूची बहुत ही लंबी है। हरेक को कभी न कभी चोट लगती ही है और वह डॉक्टर से मदद पाने के लिए दौड़ता है। यदि आप सीखने को महत्त्व देते हैं और घर पर होमियोपैथिक औषधियों को रखते हैं तो आप एक डॉक्टर की भूमिका निभाते हुए प्राथमिक चिकित्सा की सहायता दे सकते हैं, बशर्ते चोट ज़्यादा बड़ी या गहरी न हो या उसे शल्य चिकित्सा (ऑपरेशन) या टाँके लगाने की ज़रूरत न हो। यहाँ कुछ सामान्य नियम दिए गए हैं, जिन्हें अपनाकर आप दूसरों का इलाज़ करने का आनंद ले सकते हैं।

HANDLING MINOR CUTS
मामूली घावों की देख-भाल करना

शरीर के किसी हिस्से पर कटने से घाव हो तो पहले उसे हल्के गर्म पानी और साबुन से धोकर साफ कर लें। देखें कि कहीं उसमें धूल न रह गई हो, जो घाव के अंदर चली जाए। ये धूल घाव में संक्रमण (इनफेक्शन) पैदा कर सकती है। इसलिए उस पर एन्टीबायोटिक मलहम लगाएँ। यह घाव को सील (बंद) कर देती है, उसके ऊपर एक परत सी बना लेती है, जिससे घाव पर पट्टी बाँधने की आवश्यकता नहीं

पड़ती। जब कटा हुआ घाव बड़ा हो तब ही उस पर पट्टी बाँधने की ज़रूरत होती है।

HANDLING BLEEDING AND DEEP CUTS
कटने से घाव गहरा होना और खून बहना

घाव से निकले हुए खून को रोकने के लिए पहले घाव को उँगली से कुछ समय के लिए दबाएँ। ज़्यादा जोर से न दबाएँ, जिससे चोट लगे, इंसान को असुविधा महसूस न हो। जब रक्त स्राव कम हो जाए तब चोट पर से दबाव को हटा लें। चोटवाले भाग को ऊपर की तरफ रखें। उदाहरण के तौर पर यदि घाव टाँग पर है तो टाँगों के नीचे एक तकिया रख दें तथा सिर के नीचे से तकिया हटा लें ताकि टाँगें सिर के मुकाबले ऊँची उठी रहें। अब उस घाव पर रूई के फाहे (sterile gauze pads) रख दें, ये बहनेवाले रक्त को सोख लेंगे। जब रक्त बहना बंद हो जाए तब रूई के फाहे पर बैंडेज बाँधकर उस पर बर्फ रख दें। इससे खून की नलिकाओं में और संकुचन हो जाएगा।

यदि उपरोक्त विधि के बाद भी खून बहना बंद न हो तो तुरंत डॉक्टर के पास जाएँ। यदि बच्चे को चोट धड़ पर लगी हो तो घाव को जीवाणुरहित पट्टी से बाँधकर, उस पर निरंतर दबाव बनाए रखें और बच्चे को तुरंत डॉक्टर के पास ले जाएँ।

NON-BLEEDING INJURIES
अंदरूनी घाव

आर्निका मोन्टाना एक जानी-मानी होमियोपैथिक दवा है, जिसमें घाव को भरने के गुण मौजूद हैं। इसे वे लोग भी जानते हैं, जो होमियोपैथी से अनजान हैं। यह औषधि होमियोपैथिक क्षेत्र में विश्वविख्यात है, बिलकुल उस तरह जिस तरह **कॅल्केरिया फॉस्फोरिका** ने बच्चों में दाँत निकलने से संबंधित समस्याओं के लिए ख्याति प्राप्त की है। इसे एलोपैथिक डॉक्टर भी लेने की सलाह देते हैं।

अंदरूनी घाव जैसे रगड़, सूजन तथा त्वचा का लाल या नीला होना, ऐसे में **आर्निका मोन्टाना** ३० की दिन में चार खुराक लेने की ज़रूरत होती है। अगले दिन यदि दर्द और सूजन दिखाई दे तो **रहस टॉक्सीकोडेन्ड्रॉन** ३० की दो खुराक एक दिन में दें। तीसरे दिन यदि दर्द चला गया हो, पर कमज़ोरी महसूस हो रही हो तब

कॅल्केरिया कार्बोनिका ३० की एक खुराक चोट लगने के बाद की सारी असुविधाओं को मिटा देती है। यदि पहले दिन **आर्निका मोन्टाना** लेने के बाद दर्द और सूजन कम हो तो फिर **रहस टॉक्सीकोडेन्ड्रॉन** और **कॅल्केरिया कार्बोनिका** लेने की आवश्यकता नहीं रहती है।

DIFFERENT BLEEDING INJURIES
घाव के साथ रक्त स्राव

यदि घाव से खून बह रहा हो तो **लेडम पालुस्त्रे** ३० ही पहली औषधि है, जिसकी दो खुराक १५ मिनट के अंतराल पर दी जानी चाहिए। यह औषधि एक एंटी-टेटनस की सूई की तरह काम करती है। इस औषधि को लेने के एक घंटे बाद **हाइपेरिकम परफोरेटम** ३० की तीन खुराक हर दो घंटे के अंतराल पर दें। यह कहने की आवश्यकता नहीं है कि घाव को ताज़े पानी व एन्टी सेप्टिक सोल्यूशन से साफ करें। इसके साथ ही चोट से खून के बहाव को रोकने के लिए दबाव बनाकर रखें। यदि रक्त स्राव नहीं रुक रहा हो तो तुरंत डॉक्टर की सलाह लें। चाहे खून बंद हो या नहीं मगर दवा देते रहनी चाहिए।

DIFFERENT TYPES OF INJURIES AND DIFFERENT HOMOEOPATHIC MEDICINES
विभिन्न प्रकार की चोटें और विभिन्न होमियोपैथिक औषधियाँ

- आप दीवार पर कील ठोंक रहे हैं और *गलती से हथौड़ा आपकी उँगली पर लग गया*। उससे खून तो नहीं आ रहा पर दर्द बहुत है तो **लेडम पालुस्त्रे** ३०, दिन में तीन बार, एक दिन के लिए लें।

- चाकू से सब्ज़ियाँ काटते समय *उँगली का कट जाना और खून आना* उँगली को बहते पानी के नीचे रखें, जिससे खून बहना बंद हो जाए तब **हाइपेरिकम परफोरेटम** ३०, दिन में तीन बार, एक दिन के लिए लें।

- दरवाज़ा बंद करते समय *उँगली दरवाज़े में दब जाए* या कुर्सी से उठते समय घुटना टेबल से टकरा जाए या घर में चलते समय कोहनी (एल्बो) बेड या खिड़की से टकरा जाए, जब हड्डी पर चोट लगे और खून न आए तब इन

सब परिस्थितियों में **रूटा ग्रॅवीओलेन्स** ३०, दिन में तीन बार, एक दिन के लिए लें।

- सोते समय अगर *चूहा काट जाए* या कुत्ते-बिल्ली ने काटा हो तो **लेडम पालुस्त्रे** २०० की एक खुराक लें और डॉक्टर से संपर्क करें।
- यदि *बच्चा सीढ़ियों से नीचे गिर जाए* और उसकी पीठ पर फर्श से चोट लग जाए, चोट पीठ या रीढ़ की हड्डी पर लगी हो तब **हाइपेरिकम परफोरेटम** २०० की एक खुराक लें, चाहे चोट से खून निकल रहा हो या नहीं। उसके बाद डॉक्टर से संपर्क करें।
- यदि मशीन के ब्लेड से *शरीर का कोई हिस्सा कट जाए* या ऑपरेशन के बाद घाव न सूखे तब उसे **स्टैफीसॅग्रिया** २०० की एक खुराक लें।
- यदि बच्चे खेलते-खेलते गिर जाएँ और बिना रक्त बहे चोट लग जाए, ऐसे में उन्हें **आर्निका मोंटाना** देना काफी है। बच्चे हाथों के बल गिर जाएँ और उनकी *हथेलियों पर चोट लगकर वहाँ खरोंच आए और उसमें से हल्का सा खून निकल आए* ऐसी स्थिति में **हाइपेरिकम परफोरेटम** ३०, दिन में तीन बार, एक दिन के लिए लें।
- अगर पत्थर पर गिरने से या *पत्थर लगने से चोट लग जाए* और त्वचा फट जाए तब **कॅलेन्ड्यूला ऑफिसिनॅलिस** ३०, दिन में तीन बार, एक दिन के लिए लें।
- यदि *काँच का टुकड़ा हाथ या पैर की त्वचा में घुस जाए* तो तुरंत काँच का टुकड़ा निकाल दें और **हाइपेरिकम परफोरेटम** ३०, दिन में तीन बार, एक दिन के लिए लें। शेविंग करते समय चेहरे पर कटने पर भी यही औषधि दें।
- बच्चों की *आपस की धक्का-मुक्की* में चेहरे पर चोट आ जाए, आँखों के नीचे लाल या नीले निशान पड़ जाएँ तब **आर्निका मोंटाना** ३०, दिन में तीन बार, एक दिन के लिए लें।
- *खेलते समय खिलाड़ियों और बच्चों को ऐंठन या मोच* आने पर **आर्निका मोंटाना** ३०, दिन में चार बार, एक दिन के लिए लें। उसके दूसरे दिन **बेलिस पेरेनिस** ३०, दिन में तीन बार लें।

(मोच या ऐंठन और फ्रैक्चर- इलाज़ में मोच या ऐंठन दोनों समान हैं। मोच में लिगामेंट्स-ऊतकों (tissues) का समूह जो हड्डियों को जोड़ता है, वे टूटते हैं । ऐंठन यानी मांसपेशियाँ टूटती हैं। जबकि फ्रैक्चर हड्डियों का टूटना है। इन सभी मामलों में पूर्णतः आराम और दबाव डालकर रखने की आवश्यकता है। फ्रैक्चर की स्थिति में डॉक्टर की सलाह लें।)

- किसी दुर्घटना में *हड्डियों के टूटने पर* सबसे पहली औषधि **आर्निका मोंटाना** 1M की एक खुराक लें। इसकी और एक खुराक चार घंटे बाद लें। उसके बाद हड्डी विशेषज्ञ को अपना काम करने देना चाहिए। जब प्लास्टर चढ़ा दिया हो और हड्डी को जुड़ने की ज़रूरत है तब **सिम्फाइटम ऑफिसिनेल** २०० की दिन में दो खुराक, तीन दिन तक लें। चौथे दिन से **कॅल्केरिया फॉस्फोरिका** 6X लेना शुरू करें। इसे दिन में चार बार, दस दिन तक लें, इससे हड्डियाँ जल्दी और आसानी से जुड़ेंगी।

- जब बच्चों को *सिर पर चोट* लगे, रगड़ जाने या आघात की स्थिति हो तब पहली दवा **आर्निका मोंटाना** ३०, दिन में चार बार, दो दिन तक लें। सिर पर चोट लगने के बाद जब कमज़ोरी और थकान हो तब **काली फॉस्फोरिकम** 6X, दिन में तीन बार, सात दिन तक, **आर्निका मोंटाना** ३० के साथ लें। यदि सिर कुचला गया हो, सिर और गर्दन के पिछले भाग में दर्द हो तो चोट लगने के कुछ दिनों बाद **नेट्रम सल्फ्यूरिकम** ३०, दिन में तीन बार, सात दिन तक लें।

- यदि *आँखों पर चोट लगी हो और आस-पास खरोंचें या घाव* हों तो **आर्निका मोंटाना** ३०, साथ में **यूफ्रेशिया ऑफिसिनॅलिस** ३०, दिन में दो बार, तीन दिनों के लिए लें। यदि आँखें गर्म, जलनयुक्त और उनसे लगातार पानी आ रहा हो तो सिर्फ **यूफ्रेशिया ऑफिसिनॅलिस** ३०, दिन में तीन बार, तीन दिनों के लिए लें। वैसे स्थानीय स्तर पर बेहतर परिणामों के लिए **यूफ्रेशिया के आई ड्रॉप्स** का उपयोग कर सकते हैं। यदि गेंद लगने से गहरी चोट हो तब **सिम्फाइटम ऑफिसिनेल** २०० की दो खुराक एक-एक घंटे के अंतराल पर लें। यदि परिणाम न मिले तो डॉक्टर से संपर्क करें।

होमियोपैथी में कई बेहतरीन औषधियाँ हैं, जो शल्य चिकित्सा (सर्जिकल ऑपरेशन) के पहले और बाद में दी जाती हैं, जिनके चमत्कारिक परिणाम मिलते

हैं। मरीज़ घबराते नहीं तथा दर्द कम होता है, सूई लगने के बाद होनेवाले परिणाम (वैक्सीन लगाने के बाद सूजन या गाँठें) भी कम होते हैं। **बेलिस पेरेनिस, रह्स टॉक्सीकोडेन्ड्रॉन, स्टैफीसॅग्रिया** और **थूजा ऑक्सीडेंटॅलिस** ये औषधियाँ होमियोपैथ से सलाह लेकर लेनी चाहिए।

फ्रैक्चर या हड्डी टूटना कैसे पहचानें

कैसे पहचानें कि हड्डी टूटी है या नहीं? सामान्यतः फ्रैक्चर होने पर सूजन नहीं होती पर मोच आने या खिंचाव आने से सूजन आ जाती है। पैरों के टखने (ऐंकल) में मोच आई है या फ्रैक्चर है, यह जानने के लिए पिंडली (काफ) को चौड़े हिस्से से पकड़कर दोनों हाथों से ज़ोर से दबाएँ। यदि दर्द टखने में महसूस हो तो फ्रैक्चर हो सकता है। फिर भी फ्रैक्चर हुआ है यह जानने के लिए एक्स-रे निकालना उत्तम है।

सामान्य चोटों के लिए चार औषधि घर पर रखें

आपको अधिक खर्च करने की आवश्यकता नहीं है, चोट के लिए सिर्फ चार औषधि घर पर रखें (१) आर्निका मोंटाना ३० (२) लेडम पालुस्त्रे ३० (३) हाइपेरिकम परफोरेटम ३० और (४) रूटा ग्रॅवीओलेन्स ३० हर दवा की एक ड्राम बोतल ३० नं की गोलियों में बनाकर रखें। यदि एक दिन की खुराक से आराम आ जाए तो दवा की दूसरी खुराक देने की आवश्यकता नहीं। यदि एक दिन की खुराक से आराम न आए तो होमियोपैथिक चिकित्सक से संपर्क करें।

यह लेख उन लोगों के लिए है जो होमियोपैथी को शौकिया तौर पर अपनाते हैं और जो प्राथमिक चिकित्सा के बारे में सीखना चाहते हैं। वे यह पेज निकालकर या फाड़कर अपने पास रख सकते हैं। यदि आप इसे बार-बार पढ़ेंगे तो इन औषधियों के उपयोग आपको याद हो जाएँगे।

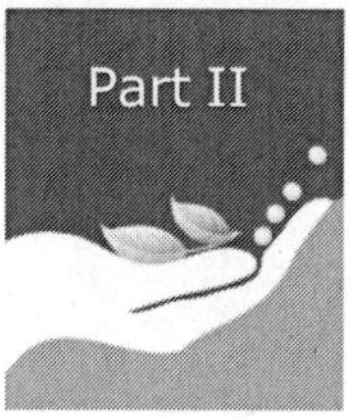

लक्षणों के साथ तीन मुख्य औषधियाँ

औषधि लेने के सामान्य नियम

- हर बीमारी के आगे उसकी प्राथमिकता के आधार पर औषधि दी गई है। यदि पहली औषधि काम न करे तो दूसरी लें और दूसरी भी काम न करे तो तीसरी दवा ले सकते हैं।
- सारी दवाइयाँ ३० की शक्ति (potency) में लें।
- ४ गोलियों की एक खुराक होती है।
- गोलियों की साइज ३० नं. रखी गई है।
- एक दिन में ४ खुराक ३ घंटे के अंतराल में लें।
- अत्यधिक दर्द में दवा हर १०-१० मिनट में ३ खुराक तक ले सकते हैं।
- यदि २४ घंटों में प्रथम औषधि की ८ खुराक लेने के बाद भी आराम न मिले तो दूसरी औषधि की ८ खुराक लें और फिर भी आराम न आए तो तीसरी औषधि लें।
- यदि तीनों औषधियाँ लेने के बाद भी आराम न मिले तो होमियोपैथिक चिकित्सक से संपर्क करें।
- यदि थोड़ा सा भी आराम मिलता है तो ३ से ४ दिन तक दवा लेते रहें।

- यदि दवा की ४ खुराक लेने के बाद तुरंत आराम महसूस हो तो अगले दिन दवा की ३ खुराक, उसके तीसरे दिन २, चौथे दिन १ खुराक लें। आखिर में पाँचवें दिन से दवा बंद करें।
- यदि पहली दवा से ही आराम मिल जाता है तो दूसरी या तीसरी दवा लेने की आवश्यकता नहीं है। औषधि की खुराक कम करने के लिए दी गई सूचना का अनुसरण करें, जैसे ऊपर के अनुच्छेद में बताया गया है।
- उसी प्रकार दूसरी या तीसरी दवा के बाद आराम मिल जाता है तब भी उपरोक्त विधि अपनाएँ।

अंग्रेजी वर्णमाला के अनुसार कुछ बीमारियाँ एवं उनकी औषधियाँ

अ

1. **Abdominal disorder - पेट की गड़बड़ी, अपचन**
   a) नक्स वॉमिका b) कार्बो वेज. c) चाइना ऑफि.

2. **Abscess - फोड़े-फुँसी,**
   a) बॅलाडोना b) हेपार सल्फर c) मर्क सॉल

3. **Abuse of drugs, alcohol, tobacco - शराब, तंबाकू का अधिक सेवन**
   a) नक्स वॉमिका b) टबॅकम c) सल्फ्यूरिक एसिड

4. **Aching - दर्द**
   a) अर्निका मोन्टाना b) रह्स टॉक्स c) चाइना ऑफि.

5. **Acidity - एसिडिटी (अम्लता)**
   a) कॅल्केरिया कार्ब b) नक्स वॉमिका c) सल्फ्यूरिक एसिड

6. **Acne - युवा अवस्था में चेहरे पर निकलनेवाले मुँहासे**
   a) एस्टरीयास रुबेन्स b) काली ब्रोम. c) कॅल्केरिया फॉस.

7. **Airsickness, vomiting - हवाई यात्रा में सिर में दर्द होना, जी मचलाना, उल्टी होना तथा चक्कर आना**
   a) बोरॅक्स (तीन खुराक १ दिन में हवाई यात्रा के पहले)

8. **Alopecia - बाल झड़ना**
   a) लाइकोपोडियम क्लॅवेटम b) एसिड फॉस. c) वाईजबेडन

9. **Anaemia - खून की कमी**
   a) कॅल्केरिया फॉस. b) चाइना ऑफिसिनॅलिस c) फेरम मेट.

10. **Anus itching, due to worms - गुदा (मलद्वार) में कृमि के कारण होनेवाली खुजली**
    a) सिना b) ट्यूक्रियम c) स्पायजेलिया एन्टी.

11. Anus itching, burning, crawling - गुदा में जलन, खुजली, ज़मीन पर रेंगना

a) सल्फर　b) रटनहिया　c) इग्नेशिया अमारा

12. Anxiety - चिंता

a) एकोनाईट नेपेलस　b) इग्नेशिया अमारा　c) नेट्रम मूर.

13. Ankles swelling - टखनों में सूजन

a) एपिस मेलिफिका　b) स्ट्रोंटियम कार्बोनिकम　c) लेडम पाल

14. Appetite loss of - भूख न लगना

a) चाइना ऑफिसिनॅलिस　b) नक्स वॉमिका　c) फेरम मेट.

15. Appetite increased or changed - भूख ज़्यादा लगना

a) सिना　b) कॅल्केरिया कार्ब　c) चाइना ऑफिसिनॅलिस

16. Aphthae(mouth ulcers or stomatitis) - मुँह में छाले आना

a) बोरॅक्स　b) मर्क सॉल　c) एसिड नाइट्रिकम

ब

1. Back Pain - पीठदर्द

a) रह्स टॉक्स.　b) ब्रायोनिया एल्बा　c) एंटिमोनियम टार्ट

2. Back pain, lifting from - वजन उठाने से पीठ दर्द

a) रह्स टॉक्स.　b) कॅल्केरिया कार्ब　c) ग्रॅफायटिस

3. Back pain with haemorrhoids - पीठ दर्द, बवासीर के मसों के साथ

a) एस्क्यूलस हिप.　b) नक्स वॉमिका

4. Back pain before menses - माहवारी के पहले पीठदर्द

a) काली कार्ब　b) पल्सेटिला　c) लॅकेसिस म्यूट.

5. Back pain during menses - माहवारी के दौरान पीठदर्द

a) कॉस्टिकम　b) काली कार्ब.　c) पल्सेटिला

6. **Back Pain lower - पीठ के निचले हिस्से में दर्द**

a) एस्क्यूलस हिप. b) सिमिसिफ्यूगा c) अर्निका मोन्टाना

7. **Bad or foul breath - मुँह की दुर्गंध**

a) मर्क सॉल. b) कार्बोलिकम एसिड

8. **Barber's itch - दाढ़ी में होनेवाला दाद, खाज–खुजली एवं जख्मयुक्त संक्रामक रोग**

a) रह्स टॉक्स. b) पेट्रोलियम c) टेल्यूरियम

9. **Bed sores - बहुत समय तक बिस्तर पर लेटे रहने से मरीज़ के शरीर पर होनेवाले फोड़े /जख्म**

a) अर्निका मोन्टाना b) कॅलेन्ड्यूला ऑफि. c) एसिड फ्लोर.

10. **Bed wetting - बिस्तर गीला करना**

a) सिना b) सेपिया ऑफि. c) क्रिओसोटम

11. **Bites - काटना**

a) एपिस (मधुमक्खी, कीड़ों द्वारा काटा जाना)

b) लाइसिनम (कुत्ते द्वारा काटा जाना)

c) कॅलेडियम (मच्छर द्वारा काटा जाना)

12. **Belching - डकारें आना**

a) एंटिमोनियम क्रूड. b) अर्जेन्टम नाइट्रिकम c) कार्बो वेज.

13. **Bleeding gums - मसूड़ों व दाँतों में से खून आना**

a) कार्बो वेज. b) मर्क सॉल. c) अर्निका मोन्टाना

14. **Bleeding piles - बवासीर के मसों में से खून आना**

a) एसिड नाइट्रिकम b) हेमॅमेलिस c) फेरम फॉस.

15. **Blood loss of (haemorrhage) - रक्त की कमी होना (रक्तस्राव)**

a) चाइना b) हेमॅमेलिस c) फॉस्फोरस

16. **Blood pressure high - रक्त चाप बढ़ना**

a) बराइटा मूर. b) ऑरम मॅटैलिकम c) लॅकेसिस म्यूट.

17. Blood pressure low - रक्त चाप कम होना

a) कैक्टस ग्रैंडी. b) चाइना ऑफि. c) कार्बो वेज.

18. Blisters - छाले

a) नेट्रम मूर. (होठों के आस–पास)

b) कॅन्थैरिस (अत्यधिक चलने पर पैरों में)

c) एपिस (कीड़ों द्वारा काटने पर)

19. Bone injury - हड्डियों में चोट लगना

a) सिम्फाइटम b) अर्निका मोन्टाना c) रूटा

20. Bone enlargement - हड्डियों का बढ़ना

a) कॅल्केरिया फ्लोर. b) एसिड फ्लोर. c) हेक्ला लावा

21. Bones pain - हड्डियों में दर्द

a) यूपॅटोरियम पर्फ. b) रूटा c) एसॅफोटिडा

22. Breathlessness - साँस फूलना

a) कॅल्केरिया कार्ब. b) आर्सेनिक एल्बम c) कार्बो वेज.

23. Burns - जलना

a) कॅन्थैरिस b) हेपार सल्फर c) काली बीच. (गहरे घावों में पीब बनना)

24. Burning of soles - तलवों में जलन

a) सल्फर b) सॅन्युइनेरिया केना. c) लाइकोपोडियम क्लॅवेटम

25. Burning of palms - हथेलियों में जलन

a) सल्फर b) पेट्रोलियम c) फॉस्फोरस

26. Burning of chest - सीने में जलन

a) कार्बो वेज. b) सल्फर

27. Burning of urine - पेशाब में जलन

a) कॅन्थैरिस b) सल्फर c) मर्क कॉर.

28. Burning of vagina - योनी की जलन

a) कार्बो एनामेलिस b) क्रिओसोटम c) सल्फर

ઈ

1. **Car sickness, Travel sickness - यात्रा के दौरान बीमार होना**
   a) कॉक्यूलस इंड.   b) इग्नेशिया अमारा   c) पेट्रोलियम

2. **Changing or shifting pains - शरीर में दर्द का स्थान बदलता रहता है**
   a) काली बीच.   b) पल्सेटिला   c) लॅक कॅन

ઈ- ઈવશહમ
बच्चों में सामान्य विकार और असामान्य व्यवहार

1. **Weak Mentally or physically - मानसिक एवं शारीरिक कमज़ोरी**
   a) बराइटा कार्ब.   b) कॅल्केरिया फॉस.   c) काली फॉस.

2. **Is afraid of downward motion - नीचे गिरने का डर**
   a) बोरॅक्स

3. **Irritable behaviour, quiet when carried - चिड़चिड़ापन, गोद में लेने से शांत रहना**

   a) चामोमिला

4. **Rachitic - शक्तिहीन महसूस होना**
   a) कॅल्केरिया कार्ब.

5. **Complaints of pains in legs at night - रात को पैरों में दर्द की शिकायत करना**
   a) कॅल्केरिया फॉस.

6. **Smells sour - शरीर से खट्टी बदबू आना**
   a) कॅल्केरिया कार्ब.   b) हेपार सल्फर   c) रिह्यूम

7. **Desires things but refuses when given - चीज़ों की चाहत होना मगर लेने से इनकार करना**
   a) चामोमिला   b) ब्रायोनिया

8. **Pulls own hair - खुद के बाल नोचना**
   a) बॅलाडोना

9. Very shy - बहुत संकोची

a) सिलिशिया टेरा

10. Keeps hands moving on objects of the table - टेबल पर पड़ी वस्तुओं को बार–बार छूना

a) काली मूर.

11. Shakes feet while sitting on chair - कुर्सी पर बैठकर पैरों को हिलाना

a) लाइकोपोडियम क्लॅवेटम

12. Tosses, kicks clothes off, restless sleep - करवटें बदलते रहना, लात मारकर कपड़े नीचे फेंक देना, नींद में बेचैनी

a) आर्सेनिक एल्बम

13. Eats excessive salt - अत्यधिक नमक खाना

a) नेट्रम मूर.

14. Eats excessive sweets - अत्यधिक मीठा खाना

a) अर्जेन्टम नाइट्रिकम

15. Chews cloth and raw food rice - कपड़े और कच्चे चावल चबाना

a) एल्युमिना

16. Eats earth, lime, clay, chalk - मिट्टी, चूना, कीचड़, चॉक खाना

a) कॅल्केरिया कार्ब. b) एल्युमिना c) एसिडम नाइट्रिकम

17. Crying before urinating - पेशाब करने के पहले रोना

a) लाइकोपोडियम क्लॅवेटम b) बोरॅक्स

18. Crying during teething - दाँत आते समय रोना

a) चामोमिला b) कॅल्केरिया फॉस.

19. Crying during teething, milk disagrees - दाँत आते समय रोना, दूध से अपचन

a) एथूजा साइनॅपियम

20. Crying spells-withholding breathing, when crying - रोने के दौरे पड़ना, रोते वक्त साँस रोक देना

a) फेरम मेट

21. Colic infantile - शिशु के पेट में दर्द

a) एलियम सेपा b) एलोस c) चामोमिला

22. Frightened in sleep - नींद में डर जाना

a) लाइकोपोडियम क्लॅवेटम

23. Late learning to talk - देरी से बोलना सीखना

a) नेट्रम मूर. (डॉक्टर से परामर्श लें)

24. Late learning to walk - देरी से चलना सीखना

a) कॅल्केरिया कार्ब. (डॉक्टर से परामर्श लें)

25. Constipation of infants - शिशुओं में कब्ज की समस्या

a) एल्युमिना b) ब्रायोनिया एल्बा. c) मॅग्नेशियम कार्ब.

26. Diarrhoea of Children - बच्चों में दस्त की समस्या

a) चामोमिला b) पोडोफाइलम c) कॅल्केरिया कार्ब

27. Diarrhoea of Children during dentition - दाँत निकलते समय बच्चों में दस्त

a) कॅल्केरिया कार्ब. b) पोडोफाइलम c) चामोमिला

28. Infants, nose blocked at night - शिशु की नाक रात में बंद होना

a) सॅम्ब्यूकस

29. Children pulling penis frequently at night - रात में बच्चों का बार-बार अपना लिंग खींचना

a) मर्क सॉल b) कॅन्थैरिस

ई

3. Coryza (discharge from nose, eyes common cold) - सर्दी-जुकाम, आँख से पानी आना और नाक बहना

a) एलियम सेपा b) आर्सेनिकम एल्बम c) नेट्रम मूर.

4. Coryza with irritating eyes - आँखों में जलन के साथ सर्दी–जुकाम

a) यूफ्रेशिया ऑफिसिनॅलिस

5. Cold, dry weather increases it - सर्दी, सूखे मौसम में बढ़ती है

a) एकोनाइटम नेपेलस b) कॅल्केरिया कार्ब. c) हेपार सल्फर

6. Cold, wet weather increases it - सर्दी, गीले मौसम में बढ़ती है

a) रह्स टॉक्स b) कॅल्केरिया कार्ब. c) डल्कामारा

7. Cold, nose running during the day and nose blocked at night - सर्दी, दिन में नाक बहना और रात में नाक बंद होना

a) नक्स वॉमिका

8. Calculus (stones) in kidneys - किडनी में पथरी

a) बरबेरिस वल्गैरिस – यदि फायदा न हो तो डॉक्टर से संपर्क करें

9. Caries of teeth - दाँतों की सड़न (गलना)

a) क्रिओसोटम b) मर्क सॉल c) प्लेनटेगा मेज.

10. Coccyx pain due to injury - चोट लगने के कारण गुदास्थि में दर्द

a) हाइपेरिकम पर्फ. b) ग्रॅफाइटिस

11. Cervical spondylosis - सर्वाइकल स्पोंडिलोसिस

a) रह्स टॉक्स. b) कोनियम मॅक. c) एसिड फॉस.

12. Constipation, general - कब्ज, सामान्य

a) नक्स वॉमिका b) एल्यूमिना c) ब्रायोनिया एल्बा

13. Constipation, ineffectual urging - कब्ज, निष्प्रभावी आग्रह

a) लाइकोपोडियम क्लॅवेटम b) नक्स वॉमिका c) सल्फर

14. Constipation, alternating with diarrhoea - बारी–बारी से कब्ज व दस्त होना

a) एंटिम क्रूड. b) नक्स वॉमिका c) चेलिडोनियम मेजस

15. Constipation, before and during menses - कब्ज, माहवारी के पहले और माहवारी के दौरान

a) नेट्रम मूर. b) सेपिआ ऑफि. c) सिलिशिया टेरा

16. Constipation during pregnancy - गर्भावस्था के दौरान कब्ज (डॉक्टर से परामर्श लें)

a) एल्यूमिना b) नक्स वॉमिका c) सेपिआ ऑफि.

17. Constipation, stool slips back - कब्ज, मल का वापस अंदर खिसक जाना

a) सिलिशिया टेरा b) थूजा ऑक्सी c) सेनिक्यूला एक्वा

18. Constipation of travelers - यात्रियों में कब्ज

a) प्लॅटिनम मेट. b) नक्स वॉमिका

19. Constipation, no desire for days - कब्ज, कई दिनों तक कोई इच्छा न होना

a) एल्युमिना b) ब्रायोनिया एल्बा c) हाइड्रॅसटिस

20. Corns - गोखरू

a) एंटिमोनियम क्रूडम b) थूजा ऑक्सी. c) एसिडम नाइट्रिकम

21. Cough dry - सूखी खाँसी

a) एकोनाइटम नेपेलस b) बॅलाडोना c) इपिकॅक

22. Cough, wet - बलगमयुक्त खाँसी

a) ब्रायोनिया एल्बा b) बॅलाडोना c) एंटिम टार्ट.

23. Cough, eating aggravates - खाँसी, खाने से बढ़ना

a) ब्रायोनिया एल्बा b) कॉकस कॅक्टाइ c) काली बाइ.

24. Cough of old people - वृद्ध लोगों में खाँसी

a) एल्यूमिना b) एंटिमोनियम टार्ट c) बराइटा कार्ब.

25. Cough, urine escapes with - खाँसते समय पेशाब का छूट जाना

a) कॉस्टिकम b) स्यूमैक्स c) पल्सेटिला

26. Cough, whooping - काली खाँसी

a) कार्बो वेज. b) इपिकॅक c) ड्रोसेरा रोट.

27. Cough, talking aggravate - खाँसी, बोलने से बढ़ती है

a) स्यूमैक्स क्रिस. b) फॉस्फोरस c) ड्रोसेरा रोट.

28. Cough with vomiting of food - खाँसी के साथ अन्न की उल्टी होना

a) इपिकॅक b) ड्रोसेरा रोट. c) फेरम फॉस

29. Coughing bring pain in head - खाँसी से सिरदर्द

a) बॅलाडोना b) ब्रायोनिया एल्बा c) कॅप्सिकम

30. Chest pain with flatulence - पेट फूलना, साथ में सीने में दर्द

a) कार्बो वेज.

31. Cramps, legs and calves - पैरों और पिंडलियों में ऐंठन (जकड़न)

a) एम्ब्रा ग्रिस. b) क्यूप्रम मेट. c) मॅग्नेशियम फॉस.

32. Cracked lips, finger tips - होंठ फटना, उँगलियों में दरारें

a) नेट्रम मूर b) ग्रॅफाइटिस

33. Cracking of joints - जोड़ों का चटकना

a) कॉस्टिकम b) काली बाई. c) पेट्रोलियम

34. Cramps - ऐंठन, मरोड़

a) कोलोसिंथिस b) क्यूप्रम मेट. c) मॅग्नेशियम फॉस.

ड

1. Dandruff - बालों में रूसी

a) कॅल्केरिया कार्ब. b) थूजा ऑक्सी. c) ग्रॅफाइटिस

2. Dentition (teething) - दाँत निकलते समय

a) कॅल्केरिया फॉस. b) फेरम फॉस.

3. Desire for salt - नमक खाने की इच्छा

a) कॉस्टिकम b) सेपिआ ऑफि. c) कोनियम मेक.

4. Diarrhoea - दस्त

a) एकोनाइटम नेप. b) एलोस c) चाइना ऑफि.

5. Diarrhoea, hot weather - दस्त, गर्म मौसम से

a) पोडोफाइलम पेल. b) एंटिमोनियम क्रूड. c) एलोस

6. Diarrhoea, early morning - दस्त, बहुत सवेरे

a) सल्फर b) पोडोफायलम पॅल c) नेट्रम सल्फ

7. Diarrhoea with flatus escaping - दस्त, साथ में गैस (वायु) छूटना

a) अर्जेन्टम नाइट्रिकम b) चाइना ऑफि. c) एलोस

8. Diarrhoea, offensive - बदबूदार दस्त

a) चामोमिला b) पोडोफाइलम पेल. c) आर्सेनिकम एल्बम

9. Diarrhoea with force like a shot - दस्त, गोली छूटने जैसा

a) पोडोफाइलम पेल. b) क्रोटॉन टिग.

10. Diarrhoea, sour stink - दस्त, खट्टी बदबू के साथ

a) कॅल्केरिया कार्ब. b) रिह्यूम c) हेपार सल्फर

11. Diarrhoea with Rumbling - दस्त गड़गड़ाहट के साथ

a) एलोस b) नेट्रम सल्फर c) एसिडम फॉस.

12. Diarrhoea with undigested particles - दस्त, बिना हज़म हुए अन्नकणों के साथ

a) कॅल्केरिया कार्ब. b) चाइना ऑफि. c) फेरम फॉस.

13. Drinks desired, very hot - बहुत गर्म पेय पीने की इच्छा

a) आर्सेनिकम एल्ब. b) चेलिडोनियम मेजस

14. Drinks desired, cold - ठंढा पेय पीने की इच्छा

a) पल्सेटिला b) सेलेनियम मेट.

15. Drinks desired, very cold - अति ठंढा पेय पीने की इच्छा

a) फॉस्फोरस

16. Drowsiness - सुस्ती (तंद्रा)

a) एसिडम फॉस. b) जेल्सेमियम सेम्पे

17. Dryness of mouth - मुँह का सूखापन (शुष्कता)

a) ब्रायोनिया एल्बा b) आर्सेनिकम एल्ब.

18. Dryness of mouth, no thirst - मुँह का सूखापन, प्यास न लगना

a) एपिस b) नक्स मोसचाटा c) पल्सेटिला

19. Dyspepsia (gastric symptoms) - अजीर्ण, अपचन (गैस्ट्रिक लक्षण)

a) कार्बो वेज. b) चाइना ऑफि. c) लाइकोपोडियम क्लॅवेटम

20. Dysentery - पेचिश (डिसेंट्री)

a) मर्क्यूरियस कॉर. b) इपिकॅक c) फेरम फॉस.

ए

1. Ear Pain - कान का दर्द

a) बॅलाडोना b) एकोनाइटम c) चामोमिला

2. Ear discharge - कान से रिसाव (बहाव) होना

a) पल्सेटिला b) मर्क सॉल c) हेपार सल्फर

- a) सिना b) आयोडियम c) सल्फर

4. Eats well but looses weight - अच्छी तरह से भोजन करने के बावजूद भी वजन घटना

a) एब्रोटॅनम b) आयोडियम c) नेट्रम मूर.

5. Ecchymosis (blueness of skin- 'neel') - त्वचा की रंगविकृति (त्वचा का नीला पड़ना)

a) अर्निका मोंटाना b) लेडम पाल c) एसिडम सल्फर

6. Emotional, easily excited - भावुक, आसानी से उत्तेजित

a) एकोनाइट नेप. b) आर्सेनिकम एल्बम c) कॉस्टिकम

7. Eczema (general) - खुजली (सामान्य) (अगले भाग में देखें)

a) आर्सेनिकम एल्बम b) मर्क्यूरियस विव.

8. Epistaxis (Nose bleeding) - नाक से खून आना/बहना

a) ब्रायोनिया एल्बा. b) मिलेफोलियम c) इपिकॅक

9. Eructations - डकारें आना

a) अर्जेन्टम नाइट्रिकम b) कार्बो वेज. c) सल्फर

10. Eruptions in winter - सर्दियों में फोड़े–फुँसी आना

a) एल्यूमिना b) पेट्रोलियम c) सोराइनम

11. Examination fear - परीक्षा का डर

a) एनाकॉर्डियम ऑक्सी. b) आर्जेन्टम नाइट्रिकम c) जेल्सेमियम सेम.

12. Exostosis (Bone enlargement) - हड्डियों का बढ़ना

a) कॅल्केरिया फ्लोर. b) एसिडम फ्लोर. c) हेक्ला लावा

13. Exposure to cold winds, all diseases - ठंढी हवा के संपर्क में रहने से होनेवाली बीमारियाँ

a) एकोनाइटम नेप. b) रह्स टॉक्स.

14. Expulsion of foriegn bodies - शरीर से विजातीय पदार्थों को बाहर निकालना

a) सिलिशिया टेरा

15. Extremities swollen - हाथ–पैरों में सूजन

a) एपिस b) मर्क्यूरियस सॉल c) नेट्रम मूर.

16. Excessive sexual desire - अति संभोग की इच्छा

a) स्टॅफिसैग्रिया b) फॉस्फोरस

17. Eyes burning, tear bland - आँखों में जलन, नरम आँसू

a) एलियम सेपा b) आर्सेनिकम एल्बम

18. Eyes Red - आँखें लाल होना

a) बॅलाडोना b) यूफ्रेशिया ऑफि.

19. Eyes overstraining - आँखों पर अत्यधिक तनाव/दबाव

a) रूटा b) नेट्रम मूर. c) सेनेगा

20. Eyes disorders, watering, red etc. - नेत्र विकार, आँखों से पानी आना, आँखें लाल होना आदि

a) यूफ्रेशिया ऑफि.

21. Eye lids glued together after sleep - नींद हो जाने के बाद पलकें आपस में चिपक जाना

a) बोरॅक्स　　b) पल्सेटिला　　c) अर्जेन्टम नाइट्रिकम

22. Eyes upper lids swelling - आँखों की ऊपरी पलकों में सूजन

a) काली कार्ब.

23. Eyes, swelling below - आँखों के नीचे सूजन

a) एपिस

24. Eyes dark rings around - आँखों के नीचे काले घेरे

a) चाइना ऑफि.　　b) नेट्रम कार्ब.　　c) फोस्फोरस

ऋ

1. Fever simple, exposure to cold - साधारण बुखार, ठंढी हवा में रहने से

a) एकोनाइटम नेप.　　b) ब्रायोनिया एल्ब.　　c) नक्स वॉमिका

2. Formication (creeping sensation) - शरीर पर किसी कीड़े के रेंगने का एहसास

a) एकोनाइट नेप.　　b) अगैरिकस मस.　　c) नेट्रम मूर.

3. Flatulence (gas) – पेट फूलना (गैस)

a) कार्बो वेज　　b) पल्सेटिला　　c) चाइना ऑफि.

4. Facial blemishes – चेहरे पर दाग–धब्बे

a) बरबेरिस एकि.　　b) सिमिसिफ्यूगा रेसी.　　c) सीपिआ ऑफ.

5. Face, upper lip swelling – चेहरा और ऊपरी होंठ पर सूजन

a) हेपार सल्फर　　b) एपिस　　c) नेट्रम मूर

6. Face, much oily, greasy – चेहरा तैलीय, चिपचिपा

a) नेट्रम मूर　　b) थूजा ऑक्सी.　　c) सोराइनम

7. Face pain - चेहरे में दर्द

a) एकोनाइटम नेप. (सामान्य) b) कालमिया लैटिफोलिया (दाईं तरफ)
c) स्पाइजेलिया एन्ट. (बाईं तरफ)

8. Facial pain (Right) - चेहरे के दाएँ हिस्से में दर्द

a) कॅलमिया लैटि. b) पल्सेटिला c) एकोनाइटम नेप.

9. Facial pain (Left) - चेहरे के बाएँ हिस्से में दर्द

a) स्पाइजेलिया एन्टी. b) कोलोसिंथिस

10. Falling out of hair - बाल झड़ना

a) एसिडम फॉस. b) लाइकोपोडियम क्लॅवेटम c) नेट्रम मूर

11. Fastidiousness - नकचढ़ापन, नाजुक–मिज़ाज

a) आर्सेनिकम एल्ब b) एनाकॉर्डियम c) नक्स वॉमिका

12. Feet, sweat offensive - पैरों में बदबूदार पसीना

a) सिलिशिया टेरा b) कॅल्केरिया कार्ब.

13. Feet burning - पैरों में जलन

a) सॅन्ग्यूइनेरिया केन. b) चामोमिला c) सल्फर

14. Feet numbness - पैर सुन्न होना

a) आर्सेनिकम एल्ब b) नेट्रम मूर. c) एसिडम फॉस.

15. Feet heaviness - पैरों में भारीपन

a) एल्यूमिना b) आर्सेनिकम एल्बम c) नेट्रम मूर.

16. Fidgety (uneasiness of nerves, muscles hand and feet) - हाथ और पैरों के नसों, मांसपेशियों में बेचैनी

a) काली ब्रोम. b) जिंकम मेट. c) फॉस्फोरस

17. Fissures and cracks - दरारें

a) ग्रॅफाइटिस b) सिलिशिया टेरा

18. Fingers, boring in nose by children - बच्चों द्वारा नाक में उँगली डालना

a) सिना b) सल्फर

19. Fingers, crack - उँगलियों में दरारें पड़ना

a) कॅल्केरिया कार्ब. b) नेट्रम मूर. c) पेट्रोलियम

20. Fistula - भगंदर

a) कॅल्केरिया कार्ब b) कॅल्केरिया फॉस c) सिलिशिया टेरा

21. Forgetfullness of old persons - वृद्धावस्था में भूलने की समस्या

a) लाइकोपोडियम क्लॅवेटम b) एसिडम फॉस. c) बराइटा कार्ब.

22. Fright, ailments from - डर, घबराहट से तकलीफ

a) एकोनाइट नेप. b) इग्नेशिया अमारा c) ओपियम

23. Fractures of bones - हड्डियों का टूटना

a) आर्निका मोंटाना b) सिंफाईटम ऑफि. c) रूटा

24. Fungus growth, corns, warts - फंगस लगना, घट्टे, मसा

a) थूजा ऑक्सी. b) कॉस्टिकम c) एसिडम नाइट्रिकम

25. Forehead eruptions - माथे पर दाने, फुंसियाँ

a) लेडम पाल b) नेट्रम मूर. c) सेपिआ ऑफि.

26. Forehead heaviness - सिर भारी होना

a) एकोनाइटम b) बॅलाडोना c) नेट्रम मूर.

ग

1. Gallstone pain - पित्ताशय में पथरी का दर्द

a) कॅल्केरिया कार्ब. b) बरबेरिस वल्गरिस c) चाइना ऑफि.

2. Gastric problems - पेट की समस्याएँ

a) कार्बो वेज. b) पल्सेटिला c) कॅल्केरिया कार्ब.

3. Genitals burning, hot - जननेंद्रियों (गुप्तांग) में अत्यधिक जलन

a) कॉफिआ क्रूडा b) टॅरेन्ट्यूला हिस्प.

4. Genitals, eruptions - जननेंद्रियों में फोड़े–फुँसियाँ

a) रहस टॉक्स. b) पेट्रोलियम c) सल्फर

5. Genitals, itching - जननेंद्रियों में खुजली

a) कॉफिआ क्रूडा. b) रेडियम ब्रोम. c) नेट्रम मूर.

6. Genitals, offensive odour - जननेंद्रियों में दुर्गंध

a) सारसापॅरिला b) सल्फर c) थूजा ऑक्सी.

7. Giddiness (Looking down) - नीचे देखने पर चक्कर आना

a) आर्जेन्टम नाइट्रिकम b) कोलोसिंथिस c) सिलिशिया टेरा

8. Giddiness (Looking up) - ऊपर देखने पर चक्कर आना

a) कॉस्टिकम b) पल्सेटिला c) काली फॉस.

9. Glands, stony hard - ग्रंथियों का कठोर हो जाना

a) ब्रोमियम b) कोनियम मॅक. c) कार्बो एन.

10. Glands swelling (general) - ग्रंथियों में सूजन (सामान्य)

a) रह्स टॉक्स. b) मर्क्यूरियस सॉल. c) ऑरम मेट.

11. Grinding of teeth (sleep) - नींद में दाँत किटकिटाना

a) सिना b) बॅलाडोना c) कॅल्केरिया कार्ब.

12. Grief, effects of - गहरे दुःख का प्रभाव

a) इग्नेशिया अमारा b) नेट्रम मूर. c) कॉस्टिकम

13. Gripe of children (Pain) - बच्चों में पेटदर्द होना

a) चामोमिला b) कोलोसिंथिस c) मॅग्नेशियम फॉस.

14. Goitre - गलसुआ (घेंघा) रोग

a) कॅल्केरिया कार्ब. b) आयोडियम c) स्पॉन्जिया टोस्टा

15. Gout, joints - जोड़ों में गठिया (संधिवात)

a) अर्टिका यूरेन्स- क्यू b) एसिडम बेन्झ. c) लेडम पाल

16. Greasy skin (oily) - तैलीय त्वचा

a) नेट्रम मूर. b) ब्रायोनिया एल्बा. c) कॉस्टिकम

17. Gums bleeding - मसूड़ों से खून बहना

a) कार्बो वेज. b) मर्क्यूरियस सॉल. c) एसिडम नाइट्रिकम

18. Gums, receding - मसूड़ों का घिसना

a) अमोनियम कार्ब. b) मर्क्यूरियस सॉल. c) कार्बो वेज.

19. **Gums, painful boil and swelling - मसूड़ों में दर्दनाक फोड़ा और सूजन**

a) बोरॅक्स b) बॅलाडोना c) मर्क्यूरियस सॉल.

ह

Haemorrhage - रक्तस्राव/बहाव

a) चाइना b) हेमॅमेलिस c) फॉस्फोरस

1. **Haemorrhage after tooth extraction - दाँत निकालने के बाद रक्तस्राव**

   a) अर्निका मोंटाना b) हेमॅमेलिस वर. c) बोविस्टा लाएको.

2. **Haemorrhage, from uterus - गर्भाशय से रक्तस्राव**

   a) सबाइना b) हेमॅमेलिस वर. c) चाइना ऑफि.

3. **Haemorrhoids (Piles), external - बाहरी बवासीर**

   a) एस्क्यूलस हिप. b) हेमॅमेलिस वर. c) एलोस

4. **Haemorrhoids, internal - आंतरिक बवासीर**

   a) नक्स वॉमिका b) आर्सेनिका एल्ब. c) सल्फर

5. **Haemorrhoids, blind - बिना रक्तस्राव का बवासीर**

   a) एस्क्यूलस हिप. b) नक्स वॉमिका c) सल्फर

6. **Haemorrhoids, bleeding - बवासीर में रक्तस्राव**

   a) एसिडम नाइट्रिकम b) हॅमॅमेलिस वर. c) हायपेरिकम पर.

7. **Haematuria (Blood in urine)* - पेशाब में खून आना (*डॉक्टर से संपर्क करें)**

   a) सारसापॅरिला b) हेपार सल्फर c) लाइकोपोडियम क्लॅवेटम

8. **Haemoglobin, to raise - हीमोग्लोबिन बढ़ाने के लिए**

   a) फेरम फॉस. 3X

9. **Hair loss of - बाल झड़ना**

   a) लाइकोपोडियम क्लॅवेटम b) एसिड फॉस. c) वाईजबेडन

10. Hair falling in bunches, handfuls - बाल गुच्छों में, मुट्ठी भरके गिरना

a) कार्बो वेज.   b) मेजेरियम   c) फॉस्फोरस

11. Hair falling after pregnancy and disease - गर्भावस्था और बीमारी के बाद बालों का झड़ना

a) नेट्रम मूर.   b) सेपिआ ऑफि.

12. Hair on face on lips/chin of women (*consult a doctor) - महिलाओं के चेहरे व होठों/ठोड़ी पर बाल आना (*कृपया डॉक्टर से संपर्क करें)

a) थूजा ऑक्सी.   b) ओलियम जेक. 3X

13. Hair falling after parturition - प्रसूति के बाद बाल झड़ना

a) कार्बो वेज.   b) सल्फर   c) लाइकोपोडियम क्लॅवेटम

14. Hair oily and Greasy - तैलीय और चिपचिपे बाल

a) ब्रायोनिया एल्बा   b) मर्क्यूरियस सॉल   c) एसिड फॉस.

15. Hair dry - शुष्क बाल

a) कॅल्केरिया कार्ब.   b) थूजा ऑक्सी.   c) सल्फर

16. Hard bed, lying on sensation - सोने पर बिस्तर कड़क लगना

a) अर्निका मोंटाना   b) बॅप्टिशिया टिंक्ट.   c) पायरोजेनियम

17. Headache, frontal - ललाट/माथा सिरदर्द

a) एकोनाइटम नॅप.   b) बॅलाडोना   c) ब्रायोनिआ एल्बा.

18. Headache, frontal extending to eyes, Nose or face - सिरदर्द जो माथे से आँख, नाक या चेहरे तक जाना

a) अगॅरिकस मस.   b) ब्रायोनिआ एल्बा.   c) एलोस

19. Headache, frontal extending to back of head, neck and spine - सिरदर्द जो माथे से सिर के पीछे की ओर, गरदन और रीढ़ की हड्डी तक जाना

a) ब्रायोनिआ एल्बा.   b) जेल्सेमियम सेम.   c) लॅक डिफ्लोरॅटम

20. Headache, back of head - सिर के पिछले भाग में दर्द

a) ब्रायोनिआ एल्बा. b) सिमिसिफ्यूगा रस. c) नक्स वॉमिका

21. Headache from back of head to Eyes and forehead - सिर के पिछले भाग से दर्द माथे और आँखों तक जाना

a) जेल्सेमियम सेम. b) सॅन्युइनेरिया कॅन. c) सिलिशिया टेरा

22. Headache, left-sided - सिर के बाएँ हिस्से में दर्द

a) स्पाइजेलिया एन्ट. b) कोलोसिंथिस c) लॅकॅसिस म्यूट.

23. Headache, right-sided - सिर के दाएँ हिस्से में दर्द

a) बॅलाडोना b) सॅन्गुइनेरिया कॅन. c) कॅल्केरिया कार्ब.

24. Headache of school-girls - विद्यालयीन लड़कियों में होनेवाला सिरदर्द

a) कॅल्केरिया फॉस. b) नेट्रम मूर.

25. Headache periodical - समय-समय पर होनेवाला सिरदर्द

a) सॅन्गुइनेरिया कॅन.

26. Headache goes from left to right - सिरदर्द बाएँ से दाईं ओर जाना

a) लॅकॅसिस म्यूट.

27. Headache goes from right to left - सिरदर्द दाएँ से बाईं तरफ जाना

a) बॅलाडोना

28. Head-lice* - सिर में जूँ होना

a) नेट्रम मूर. b) कार्बोलिकम एसिड c) सोराइनम

(*Externally, use lotion of Sabadilla at night and wash in the morning. Comb hair with lice-comb duly dipped in luke warm water after each combing-stroke. Repeated strokes can help. Special lice combs are available in the market)

(बालों में सबॅडिला लोशन रात में लगाकर सुबह बाल धो लें। फिर जुएँ निकालनेवाली कंघी को बालों में फेरकर हर बार गर्म पानी में डुबोकर बालों में फेरें। बार-बार यह

प्रक्रिया दोहराने से जुओं से निजात पाई जा सकती है। बाज़ार में जुएँ निकालनेवाली कंघियाँ उपलब्ध हैं।)

29. Head problems, late effects of injuries - सिर पर लगी चोटों का देरी से असर दिखना

a) अर्निका मोंटाना b) नेट्रम सल्फर c) नेट्रम मूर.

30. Healing is poor in ulcers, boils - फोड़े–फुँसियों का देर से ठीक होना

a) हेपार सल्फर b) मर्क्यूरियस सॉल. c) सिलिशिया टेरा

31. Heat, burning sensation - गर्मी, जलन की अनुभूति

a) आर्सेनिकम एल्ब. b) सॅन्गुइनेरिया कॅन. c) सल्फर

32. Heart burn - सीने में जलन

a) कार्बो वेज. b) पल्सेटिला c) कॅल्केरिया कार्ब.

33. Heaviness of stomach after eating - खाने के बाद पेट में भारीपन

a) चाइना ऑफि. b) नक्स वॉमिका c) पल्सेटिला

34. Heaviness of abdomen, load - पेट में भारीपन

a) लाइकोपोडियम क्लॅवेटम b) एलोस c) ग्रॅफाइटिस

35. Heaviness of bladder - मूत्राशय में भारीपन

a) लाइकोपोडियम क्लॅवेटम b) नेट्रम मूर. c) सेपिआ

36. Heaviness of uterus - गर्भाशय में भारीपन

a) चाइना ऑफि. b) सेपिआ

37. Heels pain - एड़ी में दर्द

a) पल्सेटिला b) कॉस्टिकम c) सायक्लॅमेन

38. Hernia - हर्निया

a) लाइकोपोडियम क्लॅवेटम* b) नक्स वॉमिका c) एसिडम नाइट्रिकम

(*कृपया डॉक्टर से संपर्क करें)

39. Hiccoughs - हिचकी आना

a) मॅग्नेशियम फॉस. 12x b) नक्स वॉमिका c) इग्नेशिया अमारा

40. Hips, painful - कूल्हों/ नितंबों में दर्द

a) अर्निका मोंटाना b) फाइटोलक्का डेक. c) रूटा

41. Hoarseness - गला बैठना

a) कॉस्टिकम b) ऑरम ट्राय. c) सल्फर

42. Home sickness - घर से बिछड़ने या दूर जाने का दुःख

a) इग्नेशिया अमारा b) ब्रायोनिआ एल्बा. c) एसिडम फॉस.

43. Hunger, more, with loss of flesh - ज़्यादा भूख लगना, मांस के नुकसान के साथ

a) आयोडम b) एब्रोटॅनम c) नेट्रम मूर.
d) सिना e) कॅल्केरिया कार्ब f) चाइना ऑफिसिनॅलिस

44. Hypertension and Hypotension -

Blood pressure high (Hypertension) - रक्त चाप बढ़ना

a) बराइटा मूर. b) ऑरम मॅटैलिकम c) लॅकेसिस म्यूट.

Blood pressure low (Hypotension) - रक्त चाप कम होना

a) कैक्टस ग्रैंडी. b) चाइना ऑफि. c) कार्बो वेज.

45. Hydrocele* - अंडकोष वृद्धि (*कृपया डॉक्टर से संपर्क करें)

a) रोडोडैन्ड्रोन b) ग्रॅफाइटिस c) पल्सेटिला

ई

1. Inability to think - सोचने में असमर्थ

a) नेट्रम सल्फर b) नेट्रम कार्ब. c) नक्स मॉस.

2. Inactive, lethargic - निष्क्रिय, सुस्त (आलसी)

a) नक्स मॉस. b) एसिडम फॉस. c) जेल्सेमियम सेम.

3. Incontinence of urine or stool - असंयमित मल या मूत्र

a) कॉस्टिकम b) एसिडम फॉस. c) क्रिओसोटम

4. Indifferent to others (apathy) - दूसरों के प्रति उदासीन

a) एसिडम फॉस. b) सेपिआ c) एम्ब्रा ग्रिस (सभी चीज़ों को)

5. Indigestion - अजीर्ण, अपचन

a) पल्सेटिला b) नक्स वॉमिका c) एथ्यूजा (जब ज़्यादा भोजन किया हो)

d) कार्बो वेज. e) चाइना ऑफि. f) लाइकोपोडियम क्लॅवेटम

6. Impotency - नपुंसकता (शक्तिहीनता)

a) एसिडम फॉस. b) सेलेनियम मेट. c) स्टैफिसॅग्रिया

7. Impotency due to masturbation - हस्तमैथुन के कारण नपुंसकता

a) स्टैफिसॅग्रिया b) एग्नस कास्टस c) लाइकोपोडियम क्लॅवेटम

8. Inflammation of eye lids - आँखों की पलकों में सूजन

a) ग्रॅफाइटिस b) मेजेरियम c) आर्जेन्टम नाइट्रिकम

9. Influenza - जुकाम

a) यूपॅटोरियम पर्फ. b) रह्स टॉक्स. c) जेल्सेमियम सेम.

10. Injury to eyes - आँखों में चोट

a) सिम्फाइटम ऑफि.

11. Injury to eye ball - आँखों की पुतली (नेत्रगोलक) में चोट

a) अर्निका मोंटाना b) लेडम पाल. c) सिम्फाइटम ऑफि.

12. Injury due to fracture - फ्रैक्चर के कारण चोट (हड्डी टूटना)

a) सिम्फाइटम b) अर्निका मोंटाना c) कॅल्केरिया फॉस.

13. Injury to head - सिर पर चोट

a) अर्निका मोंटाना b) नेट्रम सल्फर

14. Injury, sprains, strains - चोट, मोच, तनाव (ऐंठन)

a) रह्स टॉक्स b) कॅल्केरिया कार्ब. c) नक्स वॉमिका

15. Insects bite - कीड़ों द्वारा काटना

a) एपिस मेल b) लेडम पाल c) आर्सेनिकम एल्ब.

16. Insomnia, sleeplessness - नींद न आना

a) एकोनाइटम नेप. b) इग्नेशिया अमारा c) कॉफिआ क्रूडम

17. Insult, bad effects of - अपमान के दुष्प्रभाव

a) एनाकॉर्डियम ओरी b) इग्नेशिया अमारा c) कोलोसिंथिस

18. Involuntary sighing - बिना कारण लम्बी सांस लेना (आहें भरना)

a) इग्नेशिया अमारा b) कॅल्केरिया फॉस. c) लॅकॅसिस म्यूट

19. Involuntary stool in children - बच्चों में असंयमित मल त्याग (दस्त)

a) एलोस

20. Itching on undressing - कपड़े बदलने/निकालने पर शरीर पर खुजली होना

a) रह्यूमॅक्स क्रिस. b) नेट्रम सल्फर c) ओलिएन्डर

21. Itching, scratches till it bleeds - खुजली, खरोंच खून आने तक

a) मेजेरियम b) आर्सेनिकम एल्ब. c) सोराइनम

22. Itching without eruptions - खुजली बिना दाने (फोड़े-फुँसी) का

a) डॉलीकोस पूर b) आर्सेनिकम एल्ब. c) मेजेरियम

23. Itching, burning after - खुजली के बाद जलन

a) रह्स टॉक्स b) पेट्रोलियम c) सल्फर

24. Itching, anus - गुदा (मलद्वार) में खुजली

a) सिना b) एलोस c) सल्फर

ज

1. Jaundice - पीलिया

a) चेलिडोनियम मेजस b) लाइकोपोडियम क्लॅवेटम c) नक्स वॉमिका

2. Jaundice, liver painful - पीलिया, दर्दनाक यकृत

a) चाइना ऑफि. b) पोडोफाइलम पेल. c) सेपिआ ऑफि.

3. Jaws swelling - जबड़ों/मसूड़ों में सूजन

a) हेक्ला लावा b) क्रिओसोटम c) एसिडम नाइट्रिकम

4. Joints, cracking - जोड़ों का चटकना, उनमें दरारें पड़ना

a) कॉस्टिकम b) जिन्सेंग क्विन. c) एकोनाइटम नेप.

5. Joints pain - जोडों में दर्द

a) यूपॅटोरियम पर्फ. b) आर्जेन्टम मेट. c) सिम्फाइटम ऑफि.

6. Joy, excessive, - अत्यधिक खुशी के दुष्प्रभाव, नींद न आना ill effects,insomnia

a) कॉफिआ

ॵ

1. Keloids - चोट या ज़ख्म होने पर स्थायी रूप से गाँठदार फफोला तैयार होना

a) एसिडम फ्लोर b) सिलिशिया टेरा c) थूजा ऑक्सी.

2. Kidney disorders - गुर्दे के विकार

a) बरबेरिस वल्गैरिस b) एपिस मेल c) टेरेबिनथिना चिओस

3. Kidney stone* - गुर्दे की पथरी (*डॉक्टर से संपर्क करें)

a) बरबेरिस वल्गैरिस b) कॅल्केरिया कार्ब. c) ओसिमम कॅन.

4. Knees pain, simple - घुटनों में सरल दर्द

a) बरबेरिस वल्गैरिस b) डायोस्कोरिया विल. c) रहस टॉक्स

5. Knees pain, rheumatic - गठिया, वात रोग संबंधित घुटनों का दर्द

a) एसिडम बेन्झ. b) कॉस्टिकम c) फाइटोलक्का डेक.

6. Knees synovitis (Lack of bone lubricant) - घुटनों में पानी की कमी

a) एपिस मेल. b) सल्फर c) ब्रायोनिया एल्बा.

7. Knees swelling - घुटनों में सूजन

a) एपिस मेल. b) लेडम पाल. c) एसिडम नाइट्रिकम

ऽ

1. Lactation (Breast milk) late coming and suppressed later - प्रसूती के बाद स्तनपान का देर से उतरना और बाद में उसका रुक जाना

a) एकोनाइट नेप. b) एसाफोटिडा c) कॅल्केरिया कार्ब.

2. Lactation, Absence of milk - स्तनपान, दूध का अभाव

a) मिलिफोलियम

3. Lactation, for terminating - स्तनपान, बंद करने के लिए

a) लॅक कॅन. b) पल्सेटिला

4. Laryngitis - कण्ठशोथ (गले में जलन के कारण आवाज़ बैठ जाना, साँस लेने में तकलीफ तथा दर्दनाक खाँसी होना)

a) एकोनाइटम नेप. b) स्पॉन्जिआ टोस्टा c) काली बाइ.

5. Lassitude (weariness) - शिथिलता (थकावट)

a) सेपिआ ऑफि. b) एसिडम फॉस. c) फेरम फॉस.

6. Laughing causing more of disease - हँसने से तकलीफ बढ़ना

a) बोरॅक्स b) स्टॅन्नम मॅट. c) फॉस्फोरस

7. Laughing on matters (triffles) that are insignificant - मामूली बातों पर हँसना

a) कॅनॅबिस इंडि. b) हायोसाएमस नाइगर

8. Lethargic - सुस्त, आलसी

a) नक्स मॉस. b) जेल्सेमियम सेम.

9. Leucorrhoea - श्वेत प्रदर

a) कॅल्केरिया कार्ब. b) सेपिआ ऑफि. c) बोरॅक्स

10. Lentigo (Freckles) brown - भूरे धब्बे

a) कॅल्केरिया कार्ब. b) पल्सेटिला c) सल्फर

11. Lice in head - सिर में जूँ होना

a) नेट्रम मूर. b) कार्बोलिकम एसिड c) सोराइनम

(*Externally, use lotion of Sabadilla at night and wash in the morning. Comb hair with lice-comb duly dipped in luke warm water after each combing-stroke. Repeated strokes can help. Special lice combs are available in the market)
(बालों में सबॅडिला लोशन रात में लगाकर सुबह बाल धो लें। फिर जुएँ निकालनेवाली कंघी को बालों में फेरकर हर बार गर्म पानी में डुबोकर बालों में फेरें। बार–बार यह प्रक्रिया दोहराने से जुओं से निजात पाई जा सकती है। बाज़ार में जुएँ निकालनेवाली कंघियाँ उपलब्ध हैं।)

12. Lifting weight, causing pain, strains - वजन उठाने से दर्द, मोच

a) अर्निका मोंटाना b) रह्स टॉक्स.

13. Lips crack - होंठ फटना

a) नेट्रम मूर. b) सेपिआ ऑफि. c) सोराइनम

14. Liver disorders, general - लीवर की सामान्य तकलीफें

a) चेलीडोनियम मेजस b) लाइकोपोडियम क्लॅवेटम c) चाइना ऑफि.

15. Liver enlarged - यकृत का बढ़ना

a) नेट्रम सल्फर b) लाइकोपोडियम क्लॅवेटम

16. Loquacity (talking too much) - बड़ बोला, अधिक बोलना

a) लॅकॅसिस म्यूट. b) स्ट्रॅमोनियम c) हायोसाएमस नाइगर

17. Lumbar region pain - कमरदर्द

a) एस्क्यूलस हिप. b) सिमिसिफ्यूगा c) अर्निका मोंटाना

18. Lump feeling in throat - गले में गाँठ महसूस होना

a) एसाफोटिडा b) इग्नेशिया अमारा

19. Lying down frequently, desire - हमेशा सोने की इच्छा होना

a) जेल्सेमियम सेम. b) नक्स वॉमिका c) सिलिशिया टेरा

20. Lying down causes aggravation - लेटने से तकलीफ बढ़ना

a) रह्स टॉक्स. b)पल्सेटिला नाइग्रीकन्स c) नेट्रम सल्फर

21. Lying down causes amelioration - लेटने से तकलीफ में आराम

a) नक्स वॉमिका b) ब्रायोनिया एल्बा.

22. Lying right side cause aggravation - दाईं तरफ लेटने से तकलीफ बढ़ना

a) रहस टॉक्स b) मॅग्नेशियम मूर. c) स्टॅन्नम मेट.

23. Lying left side cause aggravation - बाईं तरफ सोने से तकलीफ बढ़ना

a) पल्सेटिला नाइग्रीकन्स b) स्पाइजेलिया एन्ट. c) काली कार्ब.

24. Lying right side cause amelioration - दाईं तरफ सोने से आराम

a) नेट्रम मूर. b) सल्फर

25. Lying left side cause amelioration - बाईं तरफ सोने से आराम

a) इग्नेशिया अमारा b) स्टॅन्नम मेट.

26. Lying painful side cause amelioration - दर्दवाली दिशा की तरफ सोने से आराम

a) ब्रायोनिआ एल्बा. b) पल्सेटिला नाइग्रीकन्स c) कॅल्केरिया कार्ब.

ખ

1. **Masturbation habit, ill effects - हस्तमैथुन से होनेवाले दुष्परिणाम**

   a) एसिडम फॉस. b) स्टॅफिसैग्रिया

2. **Measles - चेचक (खसरा)**

   a) पल्सेटिला नाइग्रीकन्स b) आर्सेनिक एल्ब. c) यूफ्रेशिया ऑफि.

3. **Menopause - मासिक धर्म बंद होना/रजोनिवृत्ति**

   a) लॅकॅसिस म्यूट.

4. **Menstruation disturbances, general*** (* see next chapter for detailed symptoms) - मासिक अनियमितता, सामान्य (विस्तृत जानकारी अगले भाग में देखें) अनियमित माहवारी, अनियमित डिंबोत्सर्जन (ovulation) के कारण होती है और यह सामान्यत: प्रथम मासिक धर्म के

कुछ सालों तक होता है। मासिक धर्म बंद होने पर यह फिर से अनियमित होता है।

a) पल्सेटिला नाइग्रीकन्स b) सेपिआ ऑफि.

5. **Menses, complaints before & after - माहवारी के पहले तथा बाद में होनेवाली तकलीफ**

a) नेट्रम मूर.

6. **Menses, complaints after - माहवारी के बाद होनेवाली तकलीफ**

a) बोरॅक्स b) ग्रॅफाइटिस

7. **Menses, complaints during - माहवारी के दौरान तकलीफ**

a) पल्सेटिला नाइग्रीकन्स b) ग्रॅफाइटिस

8. **Menses complaints before - माहवारी के पहले तकलीफ**

a) पल्सेटिला नाइग्रीकन्स b) कॅल्केरिया कार्ब c) सल्फर

9. **Menses, complaints when lying down - मासिक धर्म में लेटने पर तकलीफ**

a) क्रिओसोटम b) मॅग्नेशियम कार्ब.

10. **Mental tiredness - मानसिक थकान**

a) काली फॉस. b) नक्स वॉमिका c) जेल्सेमियम सेम.

11. **Mental development slow* (*Consult a doctor, a long process of healing) - मानसिक विकास धीमा (डॉक्टर से संपर्क करें, इसमें अधिक समय लगता है)**

a) बराइटा कार्ब. b) नेट्रम मूर c) कॅल्केरिया कार्ब.

12. **Milk intolerance by children (not digested) - बच्चों के लिए दूध असहनीय (दूध का अपचन)**

a) एथ्यूज़ा साइनेपियम. b) मॅग्नेशियम कार्ब. c) नेट्रम कार्ब.

13. **Mouth, offensive odour, sleeping - सोते समय मुँह से दुर्गंध**

a) मर्क्यूरियस सॉल. b) एथ्यूज़ा साइनेपियम. c) कार्बो वेज.

14. **Mouth ulcers, general - मुँह के छाले, सामान्य**

a) बोरॅक्स b) एसिडम नाइट्रिकम c) मर्क्यूरियस सॉल.

15. Mouth bitter, bad taste - मुँह में कड़वा, बुरा स्वाद लगना

a) पल्सेटिला नाइग्रीकन्स b) मर्क्यूरियस सॉल.

16. Mouth blisters, corners - मुँह के कोनों में छाले, फफोले

a) नेट्रम मूर b) पल्सेटिला नाइग्रीकन्स c) मर्क्यूरियस सॉल.

17. Mouth dryness but with thirst - प्यास के साथ मुँह में सूखापन (शुष्कता)

a) ब्रायोनिआ एल्बा.

18. Mumps - गलसुआ

a) बॅलाडोना b) मर्क्यूरियस आयोड. c) फाइटोलक्का डेक.

19. Muscles sprain, strain - मांसपेशियों में मोच, तनाव

a) अर्निका मोंटाना b) रह्स टॉक्स c) कॉस्टिकम

न

1. Nails, ingrowing - नाखूनों का अंदर की ओर बढ़ना

a) सिलिशिया टेरा b) ग्रॅफाइटिस c) मॅग्नेशियम फॉस.

2. Nails cracked - नाखून टूटना/फटना

a) नेट्रम मूर. b) एंटिमोनियम क्रूड. c) सिलिशिया टेरा

3. Nails, grow quickly - नाखूनों का जल्दी बढ़ना

a) एसिडम फ्लोर.

4. Nails, do not grow - नाखूनों का न बढ़ना

a) एंटिमोनियम क्रूड.

5. Nails, white spots - नाखूनों पर सफेद धब्बे

a) सिलिशिया टेरा

6. Nails biting - नाखून चबाना/खाना

a) नेट्रम मूर. b) ऑरम ट्राय.

7. Nausea - वमन/मतली

a) इपिकॅक b) आर्सेनिकम एल्ब. c) नक्स वॉमिका

8. Nausea in pregnancy - गर्भावस्था में वमन/मतली

a) सेपिआ ऑफि.

9. Navel bleeding, infants - शिशुओं के नाभि से रक्तस्राव

a) एब्रोटॅनम b) नक्स मॉस.

10. Neck pain - गरदन में दर्द

a) सिमिसिफ्यूगा रेस. b) रहस टॉक्स. c) ब्रायोनिआ एल्बा.

11. Neck stiff - गरदन में अकड़न

a) एकोनाइटम नेप. b) बॅलाडोना c) कॉस्टिकम

12. Neuralgia (Pain) of face, left - चेहरे के बाँए हिस्से की नसों में दर्द

a) स्पाइजेलिया एन्ट

13. Neuralgia, face right side - चेहरे के दाँए हिस्से की नसों में दर्द

a) एकोनाइटम नेप. b) पल्सेटिला नाइग्रीकन्स c) कालमिया लॅट.

14. Neuralgia anywhere with numbness - शरीर का कोई भी हिस्सा, नसों में दर्द के साथ सुन्न हो जाना

a) चामोमिला

15. Nerves painful - नसों में दर्द

a) एकोनाइटम नेप. b) बॅलाडोना c) मॅग्नेशियम फॉस.

16. Nose bleeding,not knowing cause - बिना कारण नाक से खून बहना

a) बॅलाडोना b) फेरम फॉस.

18. Nose bleeding in the morning - सुबह नाक से रक्तस्राव

a) एम्ब्रा ग्रिस.

17. Nose bleeding when washing face - चेहरा धोते समय नाक से खून बहना

a) अमोनियम कार्ब.

19. Nose blocking on sleeping - सोते समय नाक बंद होना

a) सॅम्ब्यूकस नाइग्रा b) लाइकोपोडियम क्लॅवेटम

20. Nose blocking when going out - बाहर जाने पर नाक बंद होना

a) हेपार सल्फर

21. Nose boring by children till it bleeds - बच्चों का नाक में उँगली डालकर कुरेदते रहना, जब तक खून नहीं निकल आता

a) ऑरम ट्राय.

22. Nose boring by children,frequent - बच्चों का लगातार नाक में उँगली डालना

a) सिना

23. Nose, polypi - नाक की ग्रंथि का फूलना

a) लेम्ना माइनर

24. Nose Running - नाक बहना

a) एलियम सेपा b) आर्सेनिकम एल्ब. c) यूफ्रेशिआ ऑफि.

25. Numbness, general - संज्ञाशून्य, सुन्न हो जाना, सामान्य

a) नेट्रम मूर. b) एकोनाइटम नेप. c) रह्स टॉक्स.

26. Numbness of feet, hand or soles - हाथ, पैर या तलवे सुन्न पड़ जाना

a) एल्यूमिना

27. Numbness of head - मस्तिष्क सुन्न होना

a) एसॅफोटिडा b) काली फॉस.

28. Numbnes, lying on limbs - हाथों–पैरों पर लेटने से सुन्न होना

a) कार्बो वेज. b) पल्सेटिला नाइग्रीकन्स c) रह्स टॉक्स.

ध

1. Obesity - मोटापा

a) फ्यूकस वेस.Q b) कॅल्केरिया कार्ब. c) फाइटोलक्का बेरी

2. Odour, offensive from body - शरीर से दुर्गंध

a) मर्क्यूरियस सॉल. b) सोराइनम

3. Odour, intolerance for strong odours - तीव्र गंध असहनीय होना

a) नक्स वॉमिका

4. **Odour, offensive feet sweats - पैरों से बदबूदार पसीना**
   a) कॅल्केरिया कार्ब. b) सिलिशिया टेरा

5. **Oedema, below eyes - आँखों के नीचे सूजन**
   a) एपिस मेल.

6. **Oedema, upper lids, eyes - आँखों के ऊपरी पलकों में सूजन**
   a) काली कार्ब.

7. **Oedema, general - सामान्य सूजन**
   a) एपिस मेल. b) आर्सेनिकम एल्ब. c) कोलचिकम

8. **Offended easily - तुरंत नाराज़ होना**
   a) स्टैफिसॅग्रिया b) इग्नेशिया अमारा c) नक्स वॉमिका

9. **Old age disorders, general (Senility, sexual excesses, trembling, weakness etc.) - वृद्धजनों की सामान्य समस्याएँ (बुढ़ापा, यौन ज्यादतियों, कंपन, कमजोरी आदि)**
   a) एम्ब्रा ग्रिस. b) बराइटा कार्ब. c) लाइकोपोडियम क्लॅवेटम

10. **Operation, after effects - ऑपरेशन के बाद होनेवाले प्रभाव**
    a) रह्स टॉक्स b) हाइपेरिकम पर. c) सिमिसिफ्यूगा रेस.

11. **Orchitis, inflammation of testicles - अंडकोष पर सूजन**
    a) क्लेमॅटिस इरेक्टा b) स्पॉन्जिआ टोस्टा c) मर्क्यूरियस कॉर.

12. **Otorrhoea, discharge from ears - कान से रिसाव (बहाव) होना**
    a) पल्सेटिला नाइग्रीकन्स b) हेपार सल्फर c) मरक्यूरियस सॉल.

13. **Ovary pain - अंडाशय में दर्द**
    a) कोलोसिंथिस b) पोडोफाइलम पेल. c) लॅकॅसिस म्यूट.

14. **Over lifting, pains thereof - ज़्यादा वज़न उठाने से दर्द**
    a) रह्स टॉक्स

15. **Ozeana, offensive nasal discharge - नाक से बदबूदार रिसाव**
    a) एसॅफोटिडा b) मर्क्यूरियस कॉर. c) कॅल्केरिया कार्ब.

S

1. Pains, body Worse during rest - आराम के समय शरीर में दर्द तीव्र हो जाना

a) रह्स टॉक्स b) काली कार्ब. c) मॅग्नेशियम फॉस.

2. Pains deep in bones - हड्डियों में गहरा दर्द

a) ऑरम मेट. b) एसॅफोटिडा c) यूपॅटोरियम पर्फ.

3. Pains in long bones - लंबी हड्डियों में दर्द

a) यूपॅटोरियम पर्फ. b) स्टैफिसॅग्रिया c) मेजेरियम

4. Pains in damp weather - नम मौसम में दर्द

a) रह्स टॉक्स b) डल्कामारा c) मर्क्यूरियस सॉल.

5. Pains, dull type - सूस्त/हल्का दर्द

a) चाइना ऑफि. b) नक्स वॉमिका c) इग्नेशिया अमारा

6. Pains, burning type - जलनयुक्त दर्द

a) एपिस मेल. b) आर्सेनिकम एल्ब. c) सल्फर

7. Pains bursting type - फटने जैसा दर्द

a) एकोनाईटम नेप. b) ब्रायोनिआ c) कॅप्सिकम एन.

8. Pains squeezing type - चीखने–चिल्लाने जैसा दर्द

a) कॅक्टस ग्रॅन. b) एसिडम नाइट्रिकम c) सल्फर

9. Pains stitching type - सूई चुभने जैसा दर्द

a) ब्रायोनिआ एल्बा. b) नेट्रम सल्फर c) काली कार्ब.

10. Pains in scapulae (shoulders) - कंधों में दर्द

a) चेलिडोनियम मेजस b) सॅन्युइनेरिया केन. c) फेरम मेट.

11. Pains, cramps type - ऐंठन जैसा दर्द

a) क्यूप्रम मेट. b) कोलोसिंथिस c) पल्सेटिला नाइग्रीकन्स

12. Pains during night only - सिर्फ रात में दर्द

a) ऑरम मेट. b) एसॅफोटिडा c) मर्क्यूरियस सॉल.

13. Pains with periodicity (Definite time interval) - निश्चित समय अंतराल पर दर्द

a) सॅन्युइनेरिया केन.   b) आर्सेनिकम एल्ब.   c) चाइना ऑफि.

14. Pains wandering - अस्थिर दर्द

a) पल्सेटिला नाइग्रीकन्स   b) काली बाई.   c) कालमिया लॅट.

15. Pains suddenly come,suddenly go - दर्द अचानक से आता है और अचानक चला जाता है

a) बॅलाडोना   b) काली बाई.   c) काली कार्ब.

16. Palpitation at night - रात में धड़कन (घबराहट) बढ़ना

a) कॅल्केरिया कार्ब.   b) कैनाबिस इंडिका   c) लॅकॅसिस म्यूट.

17. Perspiration, excessive - अत्यधिक पसीना आना

a) एसिडम फॉस.   b) रह्स ग्लॅब्रा   c) थूजा ऑक्सी.

18. Pharyngitis - ग्रसनी शोथ (अन्न नलिका का रोग), गले में सुजन

a) बॅलाडोना   b) काली बाई.   c) मर्क्यूरियस सॉल

19. Piles - बवासीर

Haemorrhoids (Piles), external - बाहरी बवासीर

a) एस्क्यूलस हिप.   b) हेमॅमेलिस वर.   c) एलोस

Haemorrhoids, internal - आंतरिक बवासीर

a) नक्स वॉमिका   b) आर्सेनिका एल्ब.   c) सल्फर

Haemorrhoids, blind - बिना रक्तस्राव का बवासीर

a) एस्क्यूलस हिप.   b) नक्स वॉमिका   c) सल्फर

Haemorrhoids, bleeding - बवासीर में रक्तस्राव

a) एसिडम नाइट्रिकम   b) हॅमॅमेलिस वर.   c) हायपेरिकम पर.

20. Pimples, general - फुँसियाँ (मुहाँसे), सामान्य

a) बॅलाडोना   b) कार्बो वेज.   c) काली ब्रोम.

d) एस्टरीयास रुबेन्स   e) कॅल्केरिया फॉस.

21. Plugging of nails sensation - नाखूनों का उँगलियों के अंदर बढ़ने जैसा महसूस होना

a) इग्नेशिया अमारा b) थूजा ऑक्सी. c) एनाकार्डियम ओरी.

22. Polyp, nasal - नाक की ग्रंथि में सूजन

a) सॅन्युइनेरिया नाइट्रीका b) कॅल्केरिया कार्ब. c) ट्यूक्रियम मॅरम

23. Polyuria - अत्यधिक पेशाब होना (बहुमूत्रता)

a) आर्जेनटम नाइट्रिकम b) कॅल्केरिया फ्लोर. c) एसिड. फॉस.

24. Prolapse of rectum - मलाशय का नीचे सरकना

a) सेपिआ ऑफि. b) रूटा ग्रा. c) पोडोफाइलम पेल.

25. Prolapse of uterus - गर्भाशय का नीचे की ओर सरक जाना

a) सेपिआ ऑफि. b) नेट्रम मूर. c) बॅलाडोना

26. Prostatiis* - प्रोस्टेट (पुरुष ग्रंथी) में सूजन (*डॉक्टर से संपर्क करें)

a) सबाल सेरूलाटा Q b) कोनियम मेक. c) फेरम पिक्रीकम

27. Ptyalism (excessive saliva) - मुँह में अत्यधिक लार बनना

a) मर्क्यूरियस सॉल. b) काली मूर. c) सिफिलिनम २०० की एक खुराक

28. Puffiness of face -चेहरे की सूजन

a) एपिस मेल. b) आर्सेनिकम एल्ब. c) कॅल्केरिया कार्ब

29. Pus forming, boils - फोड़े-फुँसियों में पीब तैयार होना

a) मर्क्यूरियस सॉल. (जब फोड़े बन रहे हों)

b) हेपार सल्फर (जब फोड़े बन चुके हों)

c) हेपार सल्फर २०० की एक खुराक (फोड़े मिटाने के लिए)

30. Pruritis (itching) - खुजली

a) रह्स टॉक्स b) र्स्यूमॅक्स क्रिस. c) सल्फर

31. Pyrrhoea, bad smell from mouth - मसूड़ों में सड़न और मुँह से बदबू

a) मर्क. कॉर. b) काली कार्ब.

c) कार्बो वेज. (जब मसूड़ों/दाँतों से खून बह रहा हो)

ऋ

1. **Rash, mosquito bite - मच्छर के काटने से लाल चकत्ते जैसे होना**
   a) डल्कामारा
2. **Rash, children - बच्चों में लाल चकत्ते होना**
   a) एकोनाइटम नेप. b) ब्रायोनिआ एल्बा.
3. **Restlessness - बेचैनी**
   a) एकोनाइटम नेप. b) आर्सेनिकम एल्ब. c) रहस टॉक्स.
4. **Ringworm - दाद, खाज़**
   a) सेपिआ ऑफि. b) आर्सेनिकम एल्ब. c) बॅसिलिनम-1M (एक खुराक)
5. **Rectum, fullness - मलाशय (गुदा) में भारीपन**
   a) एस्क्यूलस हिप. b) एसिडम नाइट्रिकम c) सल्फर
6. **Rectum, burning - मलाशय (गुदा) में जलन**
   a) आर्सेनिकम एल्ब. b) कॅप्सिकम एॅन. c) सल्फर
7. **Rectum, continuous pain - गुदा में लगातार दर्द**
   a) एसिडम नाइट्रिकम b) एस्क्यूलस हिप. c) फाइटोलक्का डेक.
8. **Rhinitis, first stage - नासिका प्रदाह, नाक में सूजन**
   a) एकोनाइटम नेप. b) आर्सेनिकम एल्ब. c) जेल्सेमियम सेम.
9. **Ribs pain - पसलियों में दर्द**
   a) एकोनाइटम नेप. b) वायथिया हेल. c) अर्जेन्टम नाइट्रिकम

ष

1. **Sad, feeling of - दुःखी/उदास**
   a) इग्नेशिया अमारा b) नेट्रम मूर. c) ऑरम मेट.
2. **Saliva, more - ज़्यादा लार**
   a) मर्क्यूरियस सॉल. b) एलियम सटाइवा c) अमोनियम कार्ब.

3. **Sciatica, general - कमर के स्नायुओं में होनेवाला दर्द**

a) कोलोसिंथिस   b) रह्स टॉक्स   c) ग्रॅफॅलियम पॉली.

4. **Scabies - खाज–खुजली**

a) कॅल्केरिया सल्फर (शुष्क और नम) b) ग्रॅफाइटिस वेट. (नम)

c) हेपार सल्फर

5. **Seasickness - समुद्री यात्रा में तकलीफ**

a) नक्स वॉमिका   b) कॉक्यूलस इंडि.   c) पेट्रोलियम

6. ***Sexual desire, lost or diminished - संभोग की इच्छा कम या खत्म**

a) लाइकोपोडियम क्लॅवेटम   b) स्टैफिसॅग्रिया

7. ***Sexual desire excessive (*Males better consult a doctor) - संभोग की अति इच्छा होना – (*पुरूष, डॉक्टर से संपर्क करें)**

a) कॅन्थैरिस वेस.   b) एसिडम फ्लोर   c) एसिडम फॉस

8. **Skin affections, eczema wet - त्वचा में संक्रमण, नमीयुक्त दाद–खुजली**

a) ग्रॅफाइटिस

9. **Skin affections, itching and burning - त्वचा रोग, खुजली और जलन**

a) सल्फर

10. **Skin sensitive to touch & cold - छूने और ठंढ से त्वचा संवेदनशील**

a) हेपार सल्फर

11. **Sensation of fullness (Stomach) - पेट में भारीपन**

a) लाइकोपोडियम क्लॅवेटम   b) एस्क्यूलस हिप. c) चाइना ऑफि.

12. **Sensation of emptiness (stomach) - पेट में खालीपन**

a) सेपिआ ऑफि.   b) कोकस कॅक.

13. **Sinusitis - साइनस में सूजन**

a) काली बीच.   b) सिलिशिया टेरा   c) सॅन्युइनेरिया केन.

14. Sleepiness - सुस्ती (तंद्रा)

a) साइमॅक्स लेक b) साइक्लॅमिन यूरो.

15. Smell of food intolerable - खाने की गंध असहनीय

a) कोल्चीकम b) सेपिआ ऑफि. c) आर्सेनिकम एल्ब.

16. Sneezing, persistent - लगातार छींके आना

a) सबाडिला b) सेन्युइनेरिया केन. c) सायक्लॅमेन

17. Sneezing without coryza (common cold) - बिना जुकाम के छीकें

a) कॅल्केरिया कार्ब. b) मर्क्यूरियस सॉल. c) एसिडम नाइट्रिकम

18. Sneezing morning - सुबह छींके आना

a) काली बाई. b) एलियम सेपा c) अमोनियम कार्ब.

19. Sneezing violent - ज़ोर की छींके आना

a) अगैरिकस मस. b) साइक्लामेन यूरो.

20. Snoring - खर्राटे

a) लेम्ना माइनर b) हिप्पोजेनिनम c) सेन्युइनेरिया नाइट्रीका

21. Sore thoat - गले में खराश

a) बॅलाडोना b) मर्क्यूरियस सॉल. c) हेपार सल्फर

22. Soreness – पीड़ा/वेदना

a) रह्स टॉक्स b) अर्निका मोंटाना c) रूटा ग्रेव

23. Sourness - खट्टापन

a) कॅल्केरिया कार्ब.

24. Spondilytis,left sided - बाईं तरफ कशेरुका (रीढ़ की हड्डियों के जोड़ों) में दर्द

a) फेरम फॉस. b) रह्स टॉक्स c) कॉस्टिकम

25. Spondilytis,right side - दाईं तरफ कशेरुका (रीढ़ की हड्डियों के जोड़ों) में दर्द

a) चेलिडोनियम मेजस b) नेट्रम मूर. c) कार्बो ऍनीमॅलिस
d) रह्स टॉक्स e) कोनियम मॅक. f) एसिड फॉस.

26. Spots, pain in small spots - शरीर पर छोटे-छोटे धब्बे और उनमें दर्द

a) काली बाई. b) लॅकॅसिस म्यूट.

27. Spots, yellow and brown on face - चेहरे पर पीले या भूरे रंग के धब्बे/दाग

a) सेपिआ ऑफि. b) सल्फर

28. Stammering - तुतलाना/तोतलापन

a) बोविस्टा लायको. b) स्ट्रॅमोनियम

29. Standing uncomfortable - असहजता से खड़े होना

a) सल्फर

30. Sticky discharges, cough, stool etc - चिपचिपा रिसाव (बलगम), खाँसी, मल आदि

a) काली बाई. b) ग्रॅफाइटिस

31. Stiffness of body parts - शरीर के भागों में अकड़न

a) रह्स टॉक्स b) ब्रायोनिआ एल्बा

32. Stinging sensation - चुभने, डसने जैसा लगना

a) सिलिशिया टेरा b) एपिस मेल.

33. Stomach disorders, indigestion - पेट की तकलीफ, अपचन

a) नक्स वॉमिका b) कार्बो वेज c) लाइकोपोडियम क्लॅवेटम

34. Stomach burning - पेट में जलन

a) आर्सेनिकम एल्ब. b) सेपिआ ऑफि. c) सल्फर

35. Stomach heaviness after eating (also see sensation above) - भोजन के बाद पेट में भारीपन

a) लाइकोपोडियम क्लॅवेटम b) काली बीच. c) हेपार सल्फर

36. Stomatitis - मुँह में छाले

a) बोरॅक्स b) एसिडम नाइट्रिकम c) मर्क्यूरियस सॉल.

37. Stool, frequent, desire ineffectual - बिना प्रभाव बार-बार मल त्याग की इच्छा

a) नक्स वॉमिका b) सेपिआ ऑफि. c) एलोस

38. Stool, dry, hard, burnt - सूखा, सख्त व जलनयुक्त मल

a) ब्रायोनिआ एल्बा.

39. Stool, slips back - मल वापस फिसल जाना

a) सिलिशिया टेरा b) थूजा ऑक्सी. c) सॅनिक्यूला एक्वा

40. Stool with mucus, knotty, large - मल गठान युक्त, गाढ़ा, आँव (श्लेष्म) के साथ

a) ग्रॅफाइटिस

41. Stool, no desire for days - कई दिनों तक मल त्याग की इच्छा न होना

a) एल्यूमिना b) ब्रायोनिआ एल्बा. c) हाइड्रेसटिस Q

42. Stool passes only when standing - खड़े होकर ही मल त्याग हो पाना

a) कॉस्टिकम

43. Styes, eyes - आँखों में होनेवाली गुहेरी, बिलनी (फुँसी)

a) स्टैफिसॅग्रिया b) थूजा ऑक्सी. c) सिलिशिया टेरा

44. Sun-stroke - लू लगना

a) ग्लोनाइनम b) नेट्रम कार्ब. c) नेट्रम मूर.

45. Sweating, head - सिर पर पसीना आना

a) कॅल्केरिया कार्ब.

46. Sweating on uncovered parts - शरीर के बिना ढके हुए भागों में पसीना आना

a) थूजा ऑक्सी.

47. Sweat offensive, foot or axilla - पैर या बगल में बदबूदार पसीना

a) रहस टॉक्स b) सल्फर c) सिलिशिया टेरा

48. Sweat, missing- no sweating - पसीना न आना

a) एल्यूमिना

49. Swelling - सूजन

a) एपिस मेल.　　b) आर्सेनिकम एल्ब.　　c) कोलचिकम

50. Swelling with pain - दर्द के साथ सूजन

a) एपिस मेल　　b) पल्सेटिला नाइग्रीकन्स　　c) एसिडम नाइट्रिकम

51. Synovitis (inflammation of joints having lubricating fluid) – जोड़ों में सूजन व दर्द

a) ब्रायोनिआ एल्बा.　　b) कॅल्केरिया फ्लोर.　　c) एपिस मेल.

ऊ

1. Taste bitter - कड़वा स्वाद

a) नेट्रम मूर.　　b) पल्सेटिला नाइग्रीकन्स

2. Taste, everything salty - हर स्वाद नमकीन

a) बॅलाडोना

3. Tasteless, tongue coated white - स्वादहीन, जीभ पर सफेद परत

a) एंटिमोनियम क्रूडम　　b) नेट्रम मूर.　　c) मॅग्नेशियम कार्ब.

4. Taste sour - खट्टा स्वाद

a) नक्स वॉमिका　　b) कॅल्केरिया कार्ब.　　c) लाइकोपोडियम क्लॅवेटम

5. Teeth bleeding after extraction - दाँत निकालने के बाद खून बहना

a) अर्निका मोंटाना　　b) स्टैफिसॅग्रिया　　c) फॉस्फोरस

6. Teeth grinding - दाँत कटकटाना/किटकिटाना

a) सिना　　b) बॅलाडोना

7. Teething troubles, children - बच्चों में दाँत निकलते वक्त तकलीफ

a) कॅल्केरिया फॉस

8. Thirst less, dry mouth - प्यास न लगना, मुँह सूखना

a) पल्सेटिला नाइग्रीकन्स　　b) एथूजा सायन. (पूर्ण अभाव)　　c) एपिस मेल

9. **Thirst more but of little quantity - कम मात्रा में अधिक प्यास**

a) आर्सेनिकम एल्ब.

10. **Thirst unquenchable - न बुझनेवाली प्यास**

a) नेट्रम मूर. b) ब्रायोनिआ एल्बा.

11. **Throat sore - गले में खराश**

a) बॅलाडोना b) मर्क्यूरियस सॉल. c) हेपार सल्फर

12. **Thumb sucking - अँगूठा चूसना (कृपया डॉक्टर से संपर्क करें)**

a) कॅल्केरिया फॉस. b) नेट्रम मूर. c) सिलिशिया टेरा

13. **Tongue mapped & cracked - जीभ कटी–फटी**

a) नेट्रम मूर. b) ऑरम ट्राय. c) रह्स वेन.

14. **Tongue swelling with bad odour - जीभ पर सूजन, बदबू के साथ**

a) मर्क्यूरियस सॉल.

15. **Tonsils red and inflamed - टॉन्सिल्स (गलसुए) लाल और सूजे हुए**

a) बॅलाडोना b) मर्क्यूरियस सॉल. c) हेपार सल्फर

16. **Tonsils, enlarged - टॉन्सिल्स (गलसुए) बढ़े हुए**

a) बराइटा कार्ब b) कॅल्केरिया फ्लोर. c) मर्क्यूरियस आयोड.रूब.

17. **Toothache - दाँतदर्द**

a) मर्क्यूरियस सॉल. b) आर्सेनिकम एल्ब. c) चामोमिला

18. **Twitching - फड़कना**

a) अगैरिकस मस. b) इग्नेशिया अमारा c) जिंकम मेट.

अ

1. **Ulcers with itching - खुजली के साथ घाव/फोड़े**

a) सल्फर

2. **Ulcers not healing quickly - जल्दी न ठीक होनेवाले फोड़े/घाव**
   a) सिलिशिया टेरा

3. **Unrefreshing sleep - नींद से जागने पर भी सुस्त रहना**
   a) नक्स वॉमिका

4. **Urination while, child cries - मूत्र त्याग के समय बच्चे का रोना**
   a) बोरॅक्स

5. **Urine escapes involuntary - अनिच्छा से पेशाब निकल जाना**
   a) कॉस्टिकम b) नेट्रम मूर.

6. **Urine milky in children - बच्चों में सफेद पेशाब होना**
   a) सिना b) एसिडम फॉस.

7. **Urine retention in children - बच्चों में मूत्र अवरोध**
   a) एकोनाइटम नेप.

8. **Urine urge more in newly weds - नव विवाहितों में पेशाब की बार– बार इच्छा**
   a) स्टैफिसॅग्रिया

9. **Urticarica - पित्ती उछलना**
   a) एपिस मेल. b) अर्टिका यूरेन्स Q c) रह्स टॉक्स.

ट

1. **Vaccination, ill effects - टीकाकरण से बीमार होना**
   a) थूजा ऑक्सी. b) सिलिशिया टेरा

2. **Varicose veins, legs - पैरों की नसों में सूजन**
   a) ऍस्क्यूलस हीप. b) पल्सेटिला नाइग्रीकन्स c) एसिडम फ्लोर.

3. **Vertigo - सिर चकराना (चक्कर आना)**
   a) कॉक्यूलस b) कोनियम c) बॅलाडोना

4. **Voice loss, sudden of singers, speakers - गायक, वक्ताओं की अचानक से आवाज़ चली जाना**

a) ऑरम ट्राय. b) रह्स टॉक्स. c) फॉस्फोरस

d) कॉस्टिकम e) सल्फर

5. **Vomiting - उल्टी/वमन**

a) इपिकॅक (सामान्य) b) एथ्यूजा सायन. (शिशुओं में दूध पीने के बाद)

c) मर्क्यूरियस सॉल.

6. **Vomiting in pregnancy - गर्भावस्था में वमन**

a) सेपिआ ऑफि.

6

1. **Wakes up, frightened, suffocated - डर के मारे या दम घुटने जैसा लगने पर जागना/उठना**

a) स्पॉन्जिया टोस्टा b) सॅम्ब्यूकस नाइग्रा

2. **Wandering pains - अस्थिर दर्द**

a) पल्सेटिला नाइग्रीकन्स b) काली बीच. c) लॅक कॅन.

3. **Warts - मसे**

a) थूजा ऑक्सी. b) एसिडम नाइट्रिकम c) कॉस्टिकम

4. **Wasp bite - कीड़े (ततैया) का काटना**

a) कॅन्थैरिस वेस.

5. **Watering from eyes - आँखों से पानी आना**

a) यूफ्रेशिया ऑफि.

6. **Weakness feeling, general - सामान्य कमज़ोरी महसूस होना**

a) चाइना ऑफि. b) फेरम फॉस. c) एसिडम फॉस.

7. **Weakness of old age - बुढ़ापे की कमज़ोरी**

a) एम्ब्रा ग्रिस.

8. Weak memory - कमज़ोर याददाश्त

a) ऐनाकार्डियम ओरी. b) काली फॉस.

9. Weak digestion after fever - बुखार के बाद पाचन क्रिया कमज़ोर

a) कार्बो वेज. b) सेपिआ ऑफि.

10. Weeps more - ज़्यादा रोना

a) इग्नेशिया अमारा b) नेट्रम मूर. c) पल्सेटिला नाइग्रीकन्स

11. Weight loss though eats well - भरपेट खाने पर भी वज़न कम होना

a) आयोडम b) नेट्रम मूर. c) एब्रोटॅनम

12. Worms - पेट में कीड़े/कृमि

a) सिना b) ट्यूक्रियम मरुम

13. Wrists cramps - कलाई में ऐंठन या मरोड़

a) एक्टीआ स्पाइकाटा b) रोडोडेन्ड्रान

14. Writer's cramps - लेखक के हाथ में ऐंठन (हाथों और उँगलियों के स्नायुओं में कंपन और दर्द)

a) जेल्सेमियम सेम. b) अर्जेन्टम मेट. c) मॅग्नेशियम फॉस.

ढ़

15. Yawning frequent - बार–बार उबासी आना

a) एकोनाइटम नेप. (लेटने के बाद ज़्यादा)

b) नक्स वॉमिका (अधिक खाने के बाद)

c) इग्नेशिया अमारा

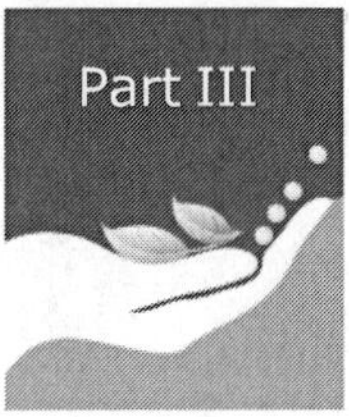

लक्षणों के आधार पर एकल दवा (single remedy) देने की पद्धति

सिर्फ दाँतदर्द या फोड़ें फुँसियों के २ या ३ मामलों में औषधियाँ बदलकर दी गईं हैं ताकि तुरंत राहत मिल सके।

औषधि लेने के नियम

- जो दवा की शक्ति (पोटेंसी) और खुराक बताई गई है, उसी अनुसार लें।
- यदि कोई शक्ति (पोटेंसी) नहीं बताई गई है तो ३० शक्ति (पोटेंसी) मानकर ही चलें।
- यदि दवा की खुराक न बताई गई हो तो ४ गोलियों की एक खुराक सुबह खाली पेट लेनी चाहिए।
- ४ साल के ऊपर की उम्र के बच्चों के लिए एक खुराक ४ गोलियों की होनी चाहिए।
- २ से ४ साल के बच्चों के लिए एक खुराक ३ गोलियों की होनी चाहिए।
- २ साल से कम उम्र के शिशुओं लिए एक खुराक १ गोली की होनी चाहिए।
- औषधि के साथ यदि कोई टिप्पणी न दी गई हो तो परिणाम आने के लिए ३ दिन तक इंतज़ार करें।
- यदि थोड़ा भी आराम है तो एक दिन की खुराक कम कर दें और अगले ३ दिन तक इंतज़ार करें।
- यदि पूरा आराम मिले तो तीन दिन के बाद दवा लेने की आवश्यकता नहीं है।
- यदि एक सप्ताह में आराम न आए तो डॉक्टर से संपर्क करें।

ACNE

मुँहासों के बारे में जानें

ऍक्ने यानी मुँहासे जो चेहरे, गले, कंधों या पीठ पर निकलते हैं। त्वचा में मौजूद तैलिय (सिबॅशियस) ग्रथिंयाँ जब ज़्यादा सक्रीय होती हैं तब पीबयुक्त, दानेदार मुँहासे निकलने लगते हैं। मुँहासे निकलने का कारण है, युवा अवस्था की शुरुआती दौर में सेक्स हॉर्मोन्स का सामान्य रूप से अधिक सक्रीय होना। किशोरावस्था में यह समस्या लड़कियों से ज़्यादा लड़कों में देखी जाती है। मुँहासों की वजह से युवाओं में हीन भावना पैदा होने लगती है। परंतु इसका स्वास्थ्य संबंधित कोई गंभीर नुकसान नहीं होता है।

उपचार - प्रथम चरण

- खाने के साथ बहुत सारा सलाद, अधिक दूध-दही और मक्खन मुँहासे ठीक करने में मदद करते हैं।
- बाहर से घर लौटने के बाद तैलीयरहित साबुन से चेहरे को धोएँ।
- ज़्यादा मिर्चवाला खाना, जंक फूड और शीतल पेयों से बचें क्योंकि इनकी वजह से ज़्यादा पसीना निकलता है।
- ऐसा आहार लें, जिसमें विटामिन ए अधिक मात्रा में हो। (दूध, मक्खन, अंडा आदि का सेवन करें मगर अत्यधिक नहीं।)

नोट : दवा एक दिन में तीन खुराक, सात दिन तक लें। यदि दवा के साथ और कोई तरीका या सुझाव न दिया गया हो।

औषधियाँ

- यौवन अवस्था में मुँहासों के साथ खुजली - **एस्टेरियस रूबेन्स**
- अगर मुँहासों में पीब भरा हुआ हो और **एस्टेरियस रूबेन्स** काम न करे - **काली ब्रोमॅटम**
- कब्ज़ के साथ फुँसियाँ, नहाने से फुँसियाँ बढ़ जाती हैं - **मॅग्नेशियम म्यूरिऍटीकम**
- नाक पर मुँहासे - **कॉस्टिकम**
- माथे पर मुँहासे - **लेडम पालुस्त्रे**
- सख्त मुँहासे/फुँसी - **अगॅरिकस मस्कॅरियस**

- नमीयुक्त फुँसियाँ, पाचन शक्ति मंद, गैस – **कार्बो वेजिटॅबिलिस**
- गुलाबी फुँसियाँ, चेहरा फीका व पीला पड़ना और ठंढ महसूस होना – **सिलिशिया टेरा**
- माहवारी के समय मुँहासों का बढ़ जाना। मीठा, चरबी/वसा युक्त खाना, मांस, भारी भोजन, चाय और कॉफी लेने से मुँहासों की समस्या अत्यधिक बढ़ना – **सोराइनम** २०० की एक खुराक सप्ताह में एक बार
- लड़कियों में माहवारी की समस्याएँ और कमज़ोरी – **कॅल्केरिया फॉस्फोरिका**

ABDOMEN PAINS
पेटदर्द के बारे में जानें

पेटदर्द, पाचन तंत्र से संबंधित है, इसके कई कारण हैं, जैसे संक्रमण (इन्फेक्शन), घाव (ulcers), अपेंडिक्स में सूजन, कब्ज़, पित्ताशय में पथरी आदि। पाचन तंत्र के अलावा, मूत्र नली में संक्रमण, किडनी में तकलीफ, मांसपेशियों का तनाव या हर्निया इत्यादि कारण भी हो सकते हैं। यदि पेटदर्द लगातार लंबे समय से या बार-बार हो रहा है, साथ में बुखार, दस्त, उल्टी और पेशाब में तकलीफ हो तो होमियोपैथिक चिकित्सक से संपर्क करें। यदि पाचन संबंधित तकलीफें हैं तो निम्नलिखित दवाओं का लाभ ले सकते हैं। पाचन संबंधी दर्द में हल्का, सुपाच्य और रेशेदार भोजन करें। वसायुक्त, तैलिय तथा मिर्च-मसालेयुक्त भोजन से दूर रहें। कब्ज़ से बचने के लिए उपाय करें। अधिक पानी पीएँ एवं सोते समय एक गिलास दूध लें। शांत, तनावयुक्त रहने की कोशिश करें।

उपचार - प्रथम चरण

- सरसों (राई) का तेल हथेली पर लेकर हलके हाथ से धीरे-धीरे पेट पर गोलाकार दिशा में मालिश करें, जब तक मरीज़ को आरामदायक महसूस हो।
- गरम पानी की थैली से दर्दवाले स्थान पर गर्म सेक दें।
- बॅलाडोना २०० की २ बूँदें आधे कप पानी में डालकर हर पाँच मिनट के बाद मरीज़ को दें, जब तक दर्द समाप्त नहीं हो जाता।

नोट : यदि दवा के साथ कोई निर्देश न दिया गया हो, तब दवाई की रोज तीन खुराक, तीन दिन तक दें। यदि दवा के साथ उसकी शक्ति (पोटेंसी) न बताई गई हो तो ३० शक्ति (पोटेंसी) का उपयोग करें।

औषधियाँ

- जलनयुक्त दर्द में गरम प्रयोगों से आराम मिलना, बासी– खराब भोजन करने से, मांसाहारी भोजन, मदिरा, तंबाकू आदि के सेवन से पाचन क्रिया में तकलीफ, बेचैनी के साथ दर्द और कम मात्रा में पानी की प्यास, ठंढापन का एहसास होना – **आर्सेनिक एल्बम** पाँच दिन के लिए लें।
- खाली पेट दर्द होना – **एनाकार्डियम ऑक्सिडेंटल**
- खाना खाने के बाद दर्द होना – **एबिस नाइग्रा**
- दर्द के साथ मल त्याग की अप्रभावी इच्छा लेकिन बैठने पर कम मात्रा में मल त्याग, भोजन लेने के २ घंटे बाद फैलावट – **नक्स वॉमिका** पाँच दिनों के लिए लें।
- तीक्ष्ण (घातक) दर्द। झुकने एवं सख्त दबाव से आराम – **कोलोसिंथिस**
- सूई चुभने जैसा दर्द, शरीर के हिलने–डुलने पर अधिक, विशेषत: अगर यह मासिक धर्म के पहले हो – **काली कार्बोनिका** सिर्फ एक दिन के लिए लें।
- वसायुक्त भारी भोजन के बाद दर्द अधिक, उसमें आंत्रवायु (गैस) का पास होना – **पल्सेटिला नाइग्रीकन्स**, पाँच दिन के लिए लें।
- पेटदर्द शरीर के अन्य भाग में फैलता है और जिद्दी कब्ज़ – **प्लम्बम मेटॅलिकम**
- पेट के ऊपरी हिस्से में दर्द, मल सख्त एवं कब्ज़ सहित – **ग्रॅफाइटिस**
- पेटदर्द आगे के हिस्से में अधिक, जीभ साफ रहती है पर उल्टी या मतली जैसा महसूस होना – **इपिकाक्वान्हा**
- दर्द पेट से शरीर के दूर के हिस्सों में फैलना, जैसे हाथ की या पैरों की उँगलियों तक जाना, पीछे की ओर मुड़ने से और शरीर को तनाव देने से दर्द में आराम – **डाइयोस्कोरिया**
- पेट के ऑपरेशन (शल्य चिकित्सा) के बाद दर्द – **स्टैफिसॅग्रिया** पाँच दिन के लिए लें।
- ज़्यादा खाने की वजह से, ज़्यादा शराब पीने से और सुस्त जीवन शैली की वजह से पेटदर्द – **नक्स वॉमिका** पाँच दिन के लिए लें।

- पेटदर्द अम्लता और जलन के साथ। ताज़ी हवा और पंखें के पास रहने की तीव्र इच्छा – **कार्बो वेजिटॅबिलिस** पाँच दिन के लिए लें।
- अगर कीड़ों की वजह से पेटदर्द है, रोगी का नाक में उँगली डालना, नींद में दाँत कटकटाना, गुदा में खुजली और अधिक लार आना – **सिना** छ: दिन के लिए लें।
- गर्भवती महिला को पेटदर्द, क्रोध करने के बाद दर्द बढ़ जाना – **चामोमिला**

ALLERGIC TO AND FOOD AGGRAVATIONS
एलर्जी व खाने की चीज़ों का अतिरेक के बारे में जानिए

एलर्जी का अर्थ – कुछ खाने की वस्तु, पेय, मौसम और दवाइयों आदि के प्रति संवेदनशील होना। एलर्जी तब होती है जब एलर्जी उत्पन्न करनेवाली किसी वस्तु या स्थिति से संपर्क होता है। सबसे अच्छा तरीका है कि इन पदार्थों या स्थिति से अपना बचाव करना लेकिन यह तब संभव है, जब हमें एलर्जी का असली कारण पता हो। लोग प्रदूषणभरे शहरों में रहते हुए रोज़मर्रा के जीवन से धूल और प्रदूषण से नहीं बच पाते। इसलिए एक ही पर्याय बचता है–अपनी रोग प्रतिरोधक क्षमता (immunity power) को बढ़ाना ताकि हमारा शरीर बीमारियों से लड़ने के लिए सक्षम हो जाए। होमियोपैथी ऐसा करने में समर्थ है।

उपचार – प्रथम चरण

- यदि धूल से एलर्जी है तो मुँह और नाक पर कपड़ा बाँधकर उससे बच सकते हैं। एलर्जी की तीव्रता कम होगी।
- एलर्जी के कारण पता न हों तो उससे बचने के कोई उपाय भी नहीं है। यदि किसी को प्याज़ खाने से जुकाम होता है तो उसे प्याज़ खाना बंद कर देना चाहिए और होमियोपैथिक दवा लेनी चाहिए, जिससे वह फिर से प्याज़ खा सके।

औषधियाँ

निम्नलिखित खाद्यपदार्थों, चीज़ों व वातावरण से एलर्जी हो तो नीचे दी गई दवाइयाँ लें।

- ब्रेड, अम्लीय भोजन – **नेट्रम म्यूरीएॅटीकम** २००, सप्ताह में एक बार, एक खुराक, सुबह खाली पेट, तीन सप्ताह तक लें।

- मक्खन – **पल्सेटिला नाइग्रीकन्स** २००, सप्ताह में एक बार, एक खुराक, सुबह खाली पेट, तीन सप्ताह तक लें।
- बीयर – **काली बाइक्रोमिकम** २०० सप्ताह में एक बार, एक खुराक, सुबह खाली पेट, तीन सप्ताह तक लें।
- दूध के कारण – **मॅग्नेशिया कार्बोनिका** ३०, दिन में तीन बार, सात दिन तक लें।
- ठंढा दूध – **काली आयोडॅटम** २००, सप्ताह में एक बार, एक खुराक, सुबह खाली पेट, तीन सप्ताह तक लें।
- नमकवाला मक्खन, एस्प्रिन (टॅबलेट), खराब अंडे, खराब मदिरा और पोल्ट्री आयटम – **कार्बो वेजीटॅबिलिस** २००, सप्ताह में एक बार, एक खुराक, सुबह खाली पेट, तीन सप्ताह तक लें।
- एंटीबायोटिक दवाइयाँ – **सल्फर** २०० की एक खुराक, सप्ताह में एक बार, सुबह खाली पेट, तीन सप्ताह तक लें।
- कॉफी – **नक्स वॉमिका** २०० की एक खुराक, सप्ताह में एक बार, सुबह खाली पेट, तीन सप्ताह तक लें।
- गर्मी – **एपिस** ३०, दिन में दो बार सात दिन तक लें।
- बर्फ – **आर्सेनिकम एल्बम** २०० की एक खुराक सोते समय सप्ताह में एक बार, कुल तीन खुराक तीन सप्ताह लें।
- शीतल पेय, फल, ज़्यादा पके या खराब फल और भोजन – **आर्सेनिकम एल्बम** २०० की एक खुराक सोते समय सप्ताह में एक बार, कुल तीन खुराक तीन सप्ताह लें।
- ठंढा खाना – **आर्सेनिकम एल्बम** २०० की एक खुराक सोते समय सप्ताह में एक बार, कुल तीन खुराक तीन सप्ताह लें।
- गर्म खाना – **ब्रायोनिया एल्बा** २०० की एक खुराक सोते समय सप्ताह में एक बार, कुल तीन खुराक तीन सप्ताह लें।
- नमी/आर्द्रता (गीलापन) – **डल्कामारा** ३०, दिन में तीन बार, सात दिन के लिए लें।

- शक्कर/मीठा – **अर्जेंटम नाइट्रिकम** २००, सप्ताह में एक बार सोते समय, तीन खुराक, तीन सप्ताह के लिए लें।
- चावल – **टेल्यूरियम** २००, सप्ताह में एक बार सोते समय, तीन खुराक, तीन सप्ताह के लिए लें।
- गोभी – **पेट्रोलियम** २००, सप्ताह में एक बार सोते समय, तीन खुराक, तीन सप्ताह के लिए लें।
- सड़ी–गली सब्ज़ियाँ – **कार्बो ऍनीमॅलिस** २००, सप्ताह में एक बार सोते समय, तीन खुराक, तीन सप्ताह के लिए लें।
- पेस्ट्री, आईसक्रीम, विभिन्न प्रकार का भोजन – **पल्सेटिला नाइग्रीकन्स** २००, सप्ताह में एक बार सोते समय, तीन खुराक, तीन सप्ताह के लिए लें।
- नींबू – **सेलेनियम मेटॅलिकम** २००, सप्ताह में एक बार सोते समय, तीन खुराक, तीन सप्ताह के लिए लें।
- तरबूज – **जिंजिबर ऑफिसिनेल** ३०, दो खुराक, एक दिन में सात दिन तक लें।
- अचार, खट्टा खाना, एसिड्स (अम्लीय भोजन) – **लॅकॅसिस म्यूटस** २००, सप्ताह में एक खुराक, तीन सप्ताह तक लें।
- स्ट्रॉबेरीज – **ऑक्सॅलिकम एसिडम** २००, सप्ताह में एक खुराक, तीन सप्ताह तक लें।
- प्याज़ – **थूजा ऑक्सिडेंटॅलिस** २००, सप्ताह में एक खुराक, तीन सप्ताह तक लें।
- आलू – **एल्यूमिना** २००, सप्ताह में एक खुराक, तीन सप्ताह तक लें।
- मांस – **आर्सेनिकम एल्बम** २००, सप्ताह में एक खुराक, तीन सप्ताह तक लें।
- आभूषण/जेवर – **अर्जेंटम नाइट्रिकम** २००, सप्ताह में एक खुराक, तीन सप्ताह तक लें।
- बालों को डाई करना – **सल्फर** २००, खाली पेट सप्ताह में एक खुराक, तीन सप्ताह तक लें।
- गेहूँ का आटा, नया या पुराना – **सोराइनम** २००, सप्ताह में एक खुराक, तीन सप्ताह तक लें।

APPETITE, LOSS OF OR (ANOREXIA)

भूख न लगने के बारे में जानिए

कभी-कभार हमारी शारीरिक प्रणाली सही तरह से काम नहीं करती, ऐसे में कुछ भी खाने का हमारा मन नहीं होता। हालाँकि खाने का आनंद अपने आपमें लाज़वाब होता है। बुखार, अपचन, अत्यधिक शराब का सेवन, गर्भावस्था, बीमारी या चिंता आदि भूख न लगने के कारण हो सकते हैं। कारण चाहे कोई भी हो पर यह अस्थायी स्थिति होती है। जैसे ही भोजन शैली (food style), चिंता व बीमारी दूर हुई कि भूख भी सामान्य हो जाती है। इससे शरीर को कोई नुकसान नहीं होता मगर लंबे समय तक भूख न लगने पर यह समस्या गंभीर हो सकती है। यह कैंसर, हॅपेटाइटिस, हाई ब्लड प्रेशर (उच्च रक्त चाप), संक्रमण व गठिया संबंधी रोग हो सकते हैं। लगातार भूख न लगने पर और सामान्य दवाइओं का असर न होने पर डॉक्टर से संपर्क करना चाहिए।

उपचार - प्रथम चरण

- आप अत्यधिक मात्रा में चाय-कॉफी लेते हैं तो उनकी मात्रा कम कर दीजिए।
- रोज़ व्यायाम या लंबी दूरी तक चलने की कोशिश करें।
- यदि आप धूम्रपान करते हैं या तंबाकू चबाते हैं तो उसे शीघ्र ही बंद कर दें या इसकी मात्रा कम कर दें।
- अगर आपको अपने व्यापार और परिवार संबंधी अत्यधिक चिंता है तो शीघ्र ही इसका उपाय ढूँढ़ लें। अपनी परेशानी अपने करीबी मित्रों तथा अपने परिवार के सदस्यों को बताएँ। वे कुछ हद तक आपकी चिंता को दूर कर देंगे।
- अगर आप शराब का सेवन करते हैं तो इसकी मात्रा कम कर दें।
- यदि आप एक बार के खाने में तीन रोटियाँ खाते हैं और आप सोचते हैं कि तीन रोटियों से कम खाना मतलब आपकी भूख गायब हो गई है तो आप गलत हैं। सिर्फ एक रोटी भी पर्याप्त है मगर हम बार-बार खाएँ, एक समय में थोड़ा, अपने मौजूदा भूख के अनुसार खाएँ। थोड़ा खाएँ पर नियमित समय पर खाएँ।
- भोजन के पहले खट्टा या थोड़ा कड़वा व्यंज़न जैसे अचार, टमाटर की करी, सब्ज़ियों का सूप, रसम या तली हुई अदरक खाएँ, इससे आपकी भूख बढ़ेगी।

औषधियाँ

- बिना इच्छा के भूख लगना – **चाइना ऑफिसिनॅलिस** २०० की एक खुराक हर सप्ताह, दो सप्ताह के लिए लें।
- बिना रुचि के भूख लगना और खाने के बाद उल्टी होना – **फेरम मेटॅलिकम** ३०, दिन में तीन बार, सात दिन तक लें।
- खाने की इच्छा न होना मगर हर खाने के साथ नमक खाने की इच्छा – **नेट्रम म्यूरिएॅटीकम** २००, सप्ताह में एक खुराक, तीन सप्ताह तक (कुल तीन खुराक) लें।
- लीवर के क्षेत्र में दर्द और भूख न लगना – **चेलिडोनियम मेजस** २००, सप्ताह में एक खुराक, तीन सप्ताह तक (कुल तीन खुराक) लें।
- सुबह भूख न लगना पर दोपहर और रात में खाने की इच्छा – **एबीस नाइग्रा** २००, सप्ताह में एक खुराक, तीन सप्ताह तक (कुल तीन खुराक) लें।
- अपचन के कारण खाने में अरुचि, मुँह में कड़वा स्वाद, जीभ पर परत जमा होना – **नक्स वॉमिका** २०० की एक खुराक सोते समय, तीन खुराक तीन सप्ताह में लें।
- थोड़ा सा खाने पर पेट भरा-भरा व भारी लगना – **लाइकोपोडियम क्लॅवेटम** २००, सुबह सिर्फ एक खुराक, एक सप्ताह तक इंतज़ार करें। यदि तकलीफ अभी भी है तब दूसरी खुराक लें। इसे और न दोहराएँ।
- अम्लीय और अपाचित (indigestible) भोजन की इच्छा होना पर सामान्य भोजन की इच्छा न होना – **इग्नेशिया अमारा** २०० की एक खुराक सोते समय सप्ताह में एक बार, दो सप्ताह लें।
- जब भूख न लगने का कोई भी खास कारण पता न हो तब मुख्य औषधि और सामान्य टॉनिक – **अल्फा अल्फा-Q** की १० बूँदे आधे कप पानी में, दिन में दो बार, खाने के पहले दस दिन तक लें।

ARTHRITIS, GOUT, RHEUMATISM, JOINT PAINS

आमवात, गठिया, संधिवात, जोड़ों का दर्द के बारे में जानिए

कई तरह के रोग हैं, जैसे अस्थिसंधि शोथ, संधिशोथ या आमवात, गठिया वात

आदि। एक आम आदमी के लिए इन रोगों के कुछ आम लक्षण हैं, जैसे जोड़ों में दर्द, ऐंठन और सीमित गतिविधि। आमवात बहुत दीर्घकालिक अवधि का रोग है मगर यहाँ उसका संक्षिप्त में विवरण दिया गया है ताकि रोगी को प्राथमिक चिकित्सा दी जा सके। रोगी को उसके शारीरिक लक्षणों के अनुसार औषधि देने से कुछ हद तक दर्द में आराम मिलेगा परंतु रोगी के सही उपचार के लिए होमियोपैथिक चिकित्सक से ही संपर्क करें।

उपचार - प्रथम चरण : कुछ नहीं
औषधियाँ

- उँगलियाँ, हाथ और पैरों के जोड़ों में दर्द, माहवारी के समय या मासिक धर्म बंद होने के समय (menopause) अधिक दर्द – **कोलोफाइलम थालिक्ट्रॉइड्स Q** की १० बूँदे आधे कप पानी में, दिन में तीन बार, सात दिन तक लें।

- आराम करते समय और ठंढ के प्रभाव में तकलीफ अधिक एवं गतिविधि (चलने-फिरने) से आराम – **रह्स टॉक्स** २०० की एक खुराक सुबह खाली पेट लें और तीन दिन तक इंतज़ार करें।

  यदि दर्द में आराम है तो इसी औषधि की एक खुराक चार दिन के बाद लें। उसके बाद हर सप्ताह एक खुराक चार सप्ताह तक लें।

  यदि तीन दिन दवा लेने के बाद भी कोई आराम नहीं आता है तो होमियोपैथिक चिकित्सक से संपर्क करें या यदि निम्नलिखित बताई गई दवा के लक्षण मिलते हैं तो उस दवा का प्रयोग करें।

- यदि रह्स टॉक्सीकोडेन्ड्रॉन काम न करे और ठंढ से तकलीफ बढ़े तथा गतिविधि से तकलीफ कम हो – **कॅल्केरिया कार्बोनिका** २०० की एक खुराक सुबह खाली पेट लें और तीन दिन तक इंतज़ार करें और इसे उपरोक्त विधि अनुसार लें।

- जोड़ों में सूजन के साथ दर्द और गतिविधि से दर्द में बढ़ोतरी – **ब्रायोनिया एल्बा** २०० की एक खुराक सुबह खाली पेट लें और तीन दिन तक इंतज़ार करें।

  यदि दर्द में आराम है तो इसी औषधि की एक खुराक चार दिन के बाद लें। उसके बाद हर सप्ताह एक खुराक चार सप्ताह तक लें।

  यदि तीन दिन दवा लेने के बाद भी कोई आराम नहीं मिलता है तो होमियोपैथिक चिकित्सक से संपर्क करें या यदि निम्नलिखित बताई गई दवा के लक्षण मिलते हैं तो उस दवा का प्रयोग करें।

- लंबी हड्डियों में दर्द – **कॉस्टिकम** २०० की एक खुराक सुबह खाली पेट लें और तीन दिन तक इंतज़ार करें और इसे उपरोक्त विधि अनुसार लें।
- चोट लगने के कारण लंबी हड्डियों में दर्द या आँख में दर्द के लक्षण – **रूटा ग्रॅवियोलेंस** दिन में तीन बार सात दिन तक लें।
- लंबी हड्डियों में दर्द, कूल्हे के जोड़ में दर्द, गतिविधि से दर्द में आराम –**एसिडम फॉस्फोरिकम** २०० की खुराक सुबह खाली पेट लें और तीन दिन तक इंतज़ार करें।

  यदि दर्द में आराम है तो इसी औषधि की एक खुराक चार दिन के बाद लें। उसके बाद हर सप्ताह एक खुराक चार सप्ताह तक लें।

  यदि तीन दिन दवा लेने के बाद भी कोई आराम नहीं आता है तो होमियोपैथिक चिकित्सक से संपर्क करें या यदि निम्नलिखित बताई गई दवा के लक्षण मिलते हैं तो उस दवा का प्रयोग करें।
- चौड़ी मांसपेशियों में दर्द, रात में और नम मौसम में दर्द ज़्यादा – **सिमिसिफ्यूगा रेसीमोस** २००, दिन में दो बार, तीन दिन तक लें।
- दर्द नीचे की ओर जाकर, हाथ–पैरों के बड़े भाग पर असर करता है – **कॅलमिया लॅटीफोलिया** २००, दिन में दो बार, तीन दिन तक लें।
- पैर के अँगूठे में दर्द और जोड़ों में सूजन, दर्दयुक्त जख्म, गरमाहट में दबाव से और गतिविधियों से दर्द ज़्यादा और दर्द ऊपर की ओर जाता है – **लेडम पालुस्त्रे** २००, दिन में दो बार, तीन दिन तक लें।
- दर्द रात के समय, आराम करते समय और गर्मी में बढ़ता है और ठंढ से, खुली हवा में, गतिविधियाँ करने से दर्द में आराम – **पल्सेटिला नाइग्रीकन्स** २००, दिन में दो बार, तीन दिन तक लें।
- चोट तथा मोच के कारण होनेवाला दर्द, जिसमें उसे छूना भी बरदाश्त नहीं होता –**अर्निका मोंटाना** २००, दिन में दो बार, तीन दिन तक लें।
- जोड़ों में दर्द और सूजनयुक्त गाँठें – **ग्वायाकम ऑफिसिनेल** २००, दिन में दो बार, तीन दिन तक लें।
- गठिया के दर्द के साथ दुर्गंधयुक्त पेशाब – **एसिडम बेंजोइकम** ३०, दिन में ३ बार, सात दिन तक लें।

- गठिया की तकलीफ के साथ लाल रंग का पेशाब – **लाइकोपोडियम** २००, हर तीसरे दिन एक खुराक, कुल तीन खुराक लें।
- जोड़ों की हड्डियों का बढ़ना, आराम करने और आँधी आने से दर्द बढ़ना – **रोडोडेन्ड्रॉन चरीसंथम** २००, दिन में दो बार, तीन दिन तक लें।
- गठिया के दर्द के साथ यूरिक एसिड और यूरेट्स बढ़ा हुआ – **अर्टिका यूरेन्स** Q, दस बूँद आधे कप पानी में, तीन बार, सात दिन तक लें।
- आमवात/गठिया वात से जोड़ों का विकृत (टेढ़ा) होना, खास तौर पर उँगलियाँ – **पिक्रीकम एसिडम** २०० की एक खुराक सप्ताह में एक बार, तीन सप्ताह तक लें।
- जोड़ों या मांसपेशियों में दर्द, संवेदनहीनता (numbness) के साथ – **चामोमिला** २००, दिन में दो बार, तीन दिन तक लें।
- शरीर में दर्द तिरछा होता है, दायाँ हाथ और बायाँ पैर, संवेदनहीनता और ठंढ महसूस होना – **अगॅरिकस मस्कॅरियस** २००, दिन में दो बार, तीन दिन तक लें।
- बिजली के करंट जैसा दर्द, नम मौसम में अधिक, गरमाहट से दर्द में आराम – **फाइटोलक्का डेकान्ड्रा** २००, दिन में दो बार, तीन दिन तक लें।
- जोड़ों का दर्द, आमवात, कपड़े धोने के बाद अधिक – **सेपिया ऑफिसिनॅलिस** २००, दिन में दो बार, तीन दिन तक लें।
- दर्द छूने से बढ़ता है और जब शरीर से अत्यावश्यक द्रव (तरल पदार्थ) कम हो जाते हैं – **चाइना ऑफिसिनॅलिस** ३०, दिन में ३ बार, सात दिन तक लें।
- एड़ियों में दर्द, उन पर अधिक वजन रखने से आराम – **बरबेरिस वल्गेरिस** २००, दिन में दो बार, तीन दिन तक लें।
- दर्द एड़ियों और पैरों के उँगलियों में सूजन, ठंढ, अकड़न, बुखार जैसा लगना – **कोल्चिकम ऑटमनेल** २००, दिन में दो बार, तीन दिन तक लें।
- कोहनी से हाथ तक दर्द, गरमाहट से आराम, पीठ में दर्द – **एस्क्यूलस हिप्पोकॅस्टॅनम** २००, दिन में दो बार, तीन दिन तक लें।
- बाहों से उँगली तक दर्द – **चेलीडोनियम मेजस** २००, दिन में दो बार, तीन दिन तक लें।

- दर्द बाँह से कोहनी तक या अँगूठे से कोहनी तक – **कॅल्केरिया सल्फ्यूरिका** २००, दिन में दो बार, तीन दिन तक लें।
- बाईं कोहनी में दर्द – **जेल्सेमियम सेम्पेरवायरेन्स** २००, दिन में दो बार, तीन दिन तक लें।
- दाईं कोहनी में दर्द – **ऑक्सॅलिकम ऍसिडम** २००, दिन में दो बार, तीन दिन तक लें।
- दर्द कूल्हों (कमर) से दाईं तरफ की घुटनों तक सूजन के साथ – **काली कार्बोनिका** २०० की मात्र एक खुराक लें, तीन दिन तक रुकें।
- छाती व पसलियों में दर्द – **ब्रायोनिआ एल्बा** २००, दिन में दो बार, तीन दिन तक लें।
- दर्द अपनी जगह बदलता रहता है – **पल्सेटिला नाइग्रीकन्स** २००, दिन में दो बार, तीन दिन तक लें।
- जिस करवट लेटते हैं, उस हिस्से में दर्द – **फाइटोलक्का डेकान्ड्रा** २००, दिन में दो बार, तीन दिन तक लें।
- जाँघों में दर्द – **रह्स टॉक्सीकोडेन्ड्रॉन** २००, दिन में दो बार, तीन दिन तक लें।
- जाँघों के नीचे दर्द – **फाइटोलक्का डेकान्ड्रा** २००दिन में दो बार, तीन दिन तक लें।
- दर्द अचानक से आता है और एकदम से चला जाता है – **बॅलाडोना**, दिन में तीन बार, तीन दिन तक लें।
- दर्द धीरे–धीरे बढ़ता है और धीरे–धीरे ही कम होता है – **स्टॅन्नम मेटॅलिकम** दिन में तीन बार, तीन दिन तक लें।
- पिंडलियों में दर्द – **लॅकॅसिस म्यूटस** २००, दिन में तीन बार, तीन दिन तक लें।
- दाईं तरफ की पसलियों में दर्द – **बोरॅक्स वेनेटा** २०० दिन में तीन बार, तीन दिन तक लें।
- हाथ–पैरों में दर्द, लंबे समय तक बैठने या खड़े रहने से लड़खड़ा जाना (उदा. पूजा, कीर्तन में बैठने से) – **स्टॅन्नम मेटॅलिकम** २०० की एक खुराक, एक दिन छोड़कर कुल तीन खुराक लें।

AVERSIONS

नापसंद, घृणा (विमुखता) के बारे में जानिए

हर किसी की अपनी-अपनी पसंद-नापसंद इच्छाएँ और कुछ बातों के प्रति घृणा होती है। कोई इंसान हर रोज़ सेब खाना पसंद करता है तो किसी को सेब की खुशबू भी सहन नहीं होती। एक बच्चा जीभ से मक्खन चाटता है, इसका मतलब मक्खन खाने की इच्छा उसके शरीर के लिए आवश्यक है। परंतु कोई दूसरा बच्चा मक्खन को देखना भी पसंद नहीं करता, इसके खाने के बारे में बात भी नहीं करना चाहता है। इसे किसी चीज़ के प्रति घृणा या विमुखता कहा गया है। होमियोपैथी मरीज़ की पसंद, नापसंद जानकर, उसके तौर-तरीकों को जाँच-परखकर, उसकी बीमारी के लक्षणों के अनुसार योग्य औषधि सुनिश्चित करती है। जब तक यह नहीं होता तब तक रोगी पूरी तरह से स्वस्थ हो पाएगा या नहीं, (विशेषता: पुरानी बीमारियों में) इस तरह की शंका बनी रहती है। कहने का अर्थ दो मरीजों को एक जैसी बीमारी के लक्षण होने के बावजूद, दोनों की औषधि अलग-अलग हो सकती है। उदा. यदि किसी को पेट दर्द है, उसके लक्षण इस प्रकार हैं- पेट की जलन में गरम सेक से आराम, सड़ा हुआ खाना खाने से, मांसाहारी भोजन से व मदिरा, तंबाकू चबाने से पाचन क्रिया में तकलीफ होना, दर्द के साथ बैचेनी, कम मात्रा में प्यास लगना और अत्यधिक ठंढ का एहसास होना। तब उसे **आर्सेनिक एल्बम** दवा देनी चाहिए। यदि उपरोक्त पेट के लक्षणों के अतिरिक्त मरीज़ ठंढा पानी पीना पसंद न करे तो उसे **आर्सेनिक एल्बम** दवा देना पक्का है।

उपचार -प्रथम चरण : कुछ नहीं

विशेष टिप्पणी : सभी दवा २०० शक्ति एवं एकल खुराक (single dose) में लें। यदि असर कारगर है तो १५ दिन बाद फिर से यही खुराक लें अन्यथा डॉक्टर से संपर्क करें।

औषधियाँ

निम्नलिखित खाद्यपदार्थों से घृणा हो तो नीचे दी गई दवाइयाँ लें।

- आलू - **एल्यूमिना**
- चीज - **आर्जेन्टम नाइट्रिकम**
- मछली, नमक, शक्कर - **ग्रॅफाइटिस**
- बीयर - **नक्स वॉमिका**

- आइसक्रीम - **रेडियम ब्रोमॅटम**
- दूध, शहद - **नेट्रम कार्बोनिकम**
- गरम दूध, प्याज़, संतरे, मसाले, पेस्ट्री - **फॉस्फोरस**
- सेब - **एंटिमोनियम टारटॅरिकम**
- अंडे - **फेरम मेटॅलिकम**
- अचार - **एबिस नाइग्रा**
- कॉफी - **सोराइनम**
- केला और आलू बुखारा - **बराइटा कार्बोनिका**
- फल - **बराइटा कार्बोनिका**
- सूप - **रहस टॉक्सीकोडेन्ड्रॉन**
- गोभी, ब्रॅन्डी - **कार्बो वेजिटॅबिलिस**
- ब्रेड, मक्खन और गरम खाना - **नेट्रम म्यूरिएॅटीकम**
- ठंढ बर्फीले पेय - **आर्सेनिकम एल्बम**
- ठंढा पानी, लहसून, प्याज़, वाईन - **सबाडिला**
- सब्ज़ियाँ - **मॅग्नेशियम कार्बोनिकम**

AWKWARD BEHAVIOR (MIND)

अजीब व्यवहार (मन) के बारे में जानिए

जीवन क्या है? जीवन को तीन आयामों में पहचाना जा सकता है- मन, शरीर और प्राण शक्ति। इन तीनों के बिना शरीर की एकरूपता को परिभाषित नहीं किया जा सकता। कोई भी दो व्यक्ति एक जैसे नहीं होते। उनका शरीर, मन और शक्ति अलग-अलग होती है। हरेक का विशेष व्यक्तित्व होने के साथ-साथ, उसकी मनोशारीरिक संरचना भी खास होती है। यह सब उसके वंशानुगत प्रवृत्तियाँ, सामाजिक रहन-सहन, जीवन शैली व बीमारियाँ, जो इंसान पर हमला करती हैं, उससे तय किया जाता है। इस तरह का अनुचित व्यवहार बच्चों में आसानी से पहचाना जा सकता है और वयस्कों में भी देखा जाता है। ऐसे व्यवहार का बीमारियों से निश्चित रूप से संबंध होता है। होमियोपैथी

जब किसी रोगी की बीमारी के बारे में पता करती है तब उस व्यक्ति की विशेष आदतें, व्यवहार, पसंद, नापसंद आदि सभी बातों को समझती है।

यदि आपने जो दवा चुनी है वह दाईं तरफ की तकलीफों के लिए है और दूसरे लक्षण **लाइकोपोडियम** से मिलते हैं तो मरीज़ के व्यवहार से पता करें। यदि वह कुर्सी पर बैठे-बैठे लगातार पैर हिलाए जा रहा है तो लाइकोपोडियम उसके लिए निश्चित औषधि है। वहीं दूसरी ओर पहले रोगी जैसे लक्षणों से मेल खानेवाला दूसरा मरीज भी कुर्सी पर बैठकर पैर हिला रहा है तो उसकी औषधि भी लाइकोपोडियम हो सकती है। मगर उसकी अन्य आदतें, व्यवहार और जिस तकलीफ को लेकर वह आपके पास आया है, उसकी अधिक जानकारी प्राप्त करें। निम्न विवरण आपको औषधि सुनिश्चित करने में सहायक होगा।

उपचार - प्रथम चरण : कुछ नहीं

विशेष टिप्पणी : सभी दवाइयाँ २०० शक्ति की एकल खुराक (single dose) में लें। यदि आपके हित में परिणाम आए तो १५ दिन बाद फिर से एक खुराक लें अन्यथा डॉक्टर से संपर्क करें।

औषधियाँ

- कुर्सी पर बैठकर पैर हिलाना - **लाइकोपोडियम क्लॅवेटम**
- भ्रमित (परेशान), दवा लेने का तरीका बार-बार पूछता है- **लॅकॅसिस म्यूटस**
- लंबे समय तक खड़े नहीं रह सकता, कुर्सी ढूँढ़ता है - **सल्फर**
- पेशाब करते समय अपने पैरों को दूर-दूर रखता है - **चिमाफिला अम्बॅलाटा**
- टेबल पर रखे सामान पर हाथ फेरता रहता है, अपनी उँगलियों से खेलता है- **काली म्यूरिएटिकम**
- कुर्सी पर लेट जाता है, सिर और पीठ कुर्सी के पिछले भाग को छुना चाहिए - **मेग्निशियम फॉस्फोरिकम**
- चलने के बदले दौड़ने लगता है - **नेट्रम म्यूरिऍटीकम**
- सिर के नीचे दो तकिया रखता है - **नेट्रम म्यूरिऍटीकम**
- हमेशा जल्दी में रहता है - **नेट्रम फॉस्फोरिकम**
- बहुत धार्मिक - **नेट्रम सल्फ्यूरिकम**

- बहुत संकोची - **सिलिशिया टेरा**
- बार-बार जीभ बाहर निकालता है - **लॅकॅसिस म्यूटस**
- एक विषय से दूसरे विषय पर जल्दी से जाना - **लॅकॅसिस म्यूटस**
- हमेशा कहता है कि 'उसके साथ कोई समस्या नहीं है'- **अर्निका मोंटाना**
- परिवार के सदस्यों से दूर रहता है - **सेपिआ ऑफिसिनॅलिस**
- चलते समय लड़खड़ाना - **अगॅरिकस मस्कॅरियस**
- हाथ से चीज़ें (सामान) छूट जाना - **एपिस मेल**
- छूने पर क्रोधित होना - **टेरेन्ट्यूला हिस्पॅनिका**
- जानी-मानी सड़कों का रास्ता भूल जाना - **ग्लोनॉइनम**
- बार-बार पलके झपकाना - **बॅलाडोना**
- सिर या पेट पर हाथ रखकर सोना - **पल्सेटिला नाइग्रीकन्स**
- खुद के बाल नोचना - **बॅलाडोना**
- सवाल पूछने पर चिड़चिड़ा होना- **नक्स वॉमिका**
- डॉक्टर को वापस भेज देता है, यह कहकर कि 'वह बीमार नहीं है' - **अर्निका मोंटाना**

BACKACHE

कमरदर्द/पीठदर्द के बारे में जानिए

कमर दर्द को कटिवात (लूम्बेगो) भी कहा जाता है। जैसे नाम सूचित करता है यह कमरदर्द, जो अकसर पीठ के निचले हिस्से में पाया जाता है। कई बार मरीज़ बता नहीं पाता कि पीठ पर निश्चित किस स्थान पर दर्द हो रहा है। मगर फिर भी उसे दर्द का एहसास तो हो ही रहा है। पीठ दर्द तब-तब आपके कार्यों के बीच आता है, जब-जब आप वजन उठाते हैं, अपने आहार और पाचन शक्ति को सँभालते हैं, संभोग की अधिकता या अपने तनाव और चिंता को दूर करने के लिए आप अन्य तरीके अपनाते हैं। यह कमरदर्द संपन्न तथा मध्यमवर्गीय, दोनों ही श्रेणियों में सामान्य है और हर कोई इसका अनुभव करता है। महिलाओं में इसका कारण असामान्य मासिक धर्म और फर्श की साफ-सफाई करते समय शरीर का आसन गलत होना हो सकता है। कमरदर्द के कई सारे कारण हैं,

इसलिए उतनी औषधियाँ भी हैं।

उपचार - प्रथम चरण

- यदि आप कंप्यूटर के सामने बैठे हैं तो आपके घुटनों का कोण ९० अंश होना चाहिए और कमर कुर्सी के पिछले हिस्से के सहारे टिकी होनी चाहिए।
- यदि आप लंबी दूरी की यात्रा कार से कर रहे हैं तो देखें कि आपकी कमर को सहारा मिले।
- यदि आपके अमाशय और पेट की मांसपेशियाँ मज़बूत हैं तो आपको कमरदर्द की परेशानी कम होगी। पेट की मांसपेशियों को मज़बूत करने के लिए रोज़ हलका व्यायाम करें।
- अगर आपको अधिक देर तक आराम करने की आदत है तो बेहतर है आप प्राथमिक उपचार के लिए योगा का अभ्यास करें।
- हलके हाथ से सरसों के तेल से रीढ़ की हड्डी (स्पाईन) के दोनों तरफ मालिश करें, इससे दर्द में आराम आएगा।
- यदि आपको अचानक से बहुत तेज़ दर्द हो, आपको संवेदनहीन (नमनेस) लगे और पीठ में कोई संवेदना महसूस न हो तो तुरंत डॉक्टर से संपर्क करें।

औषधियाँ

- अचानक ठंढी और शुष्क हवा के प्रभाव से होनेवाला कमरदर्द - **एकोनाइटम नेपेलस** ३०, दिन में चार बार तीन दिन तक लें।
- ठंढ के संपर्क से, अधिक परिश्रम से, शुरू की गतिविधि में दर्द बढ़ता है, लगातार सक्रिय रहने से दर्द में आराम और आराम करने से तकलीफ बढ़ती है – **रहस टॉक्सीकोडेन्ड्रॉन** २००, दिन में २ बार, तीन दिन तक लें।
- अकड़न, ठंढ और सक्रियता के साथ अत्यधिक दर्द और स्थिर अवस्था में दर्द कम - **ब्रायोनिया एल्बा** २००, दिन में दो बार, तीन दिन तक लें।
- चोट लगने पर – **अर्निका मोंटाना** २००, दिन में दो बार, तीन दिन तक लें।
- अगर नसों पर चोट लगी हो तो - **हाइपेरिकम परफोरेटम** ३०, दिन में ३ बार, तीन दिन तक लें।

- चुभनेवाला दर्द, कमज़ोरी और पसीना, सुबह तीन बजे से चार बजे के बीच दर्द का बढ़ना – **काली कार्बोनिकम** २०० की सिर्फ १ खुराक लें, तीन दिन तक इंतजार करें।
- बहुत मोटे लोगों में कमरदर्द, नहाने और ठंढ से दर्द अत्यधिक – **कॅल्केरिया कार्बोनिका** २००, दिन में दो बार, तीन दिन तक लें।
- कमरदर्द, आराम करने और सोने से राहत, खुली हवा और ठंढक की इच्छा **पल्सेटिला नाइग्रीकन्स** २००, दिन में दो बार, तीन दिन तक लें।
- कमरदर्द में डकारें लेने से आराम, ठंढ का एहसास – **सेपिया ऑफिसिनॅलिस** ३०, दिन में चार बार, तीन दिन तक लें।
- अत्यधिक ठंढ लगना, कब्जवाले लोग, ठंढ से दर्द अधिक बढ़ जाना, मल त्याग की इच्छा, करवट बदलने के लिए उठकर बैठना पड़ता है – **नक्स वॉमिका** २००, दिन में दो बार, तीन दिन तक लें।
- कब्ज और बवासीर के कारण कमर में दर्द, सिर्फ खड़े रहने से आराम – **एस्क्यूलस हिप्पोकॅस्टॅनम** २००, दिन में दो बार, तीन दिन तक लें।
- लंबे समय तक झुके रहना और ठंढी जगहों के कारण अत्यधिक दर्द बढ़ना – **डल्कामारा** २००, दिन में दो बार, तीन दिन तक लें।
- कमर के निचले भाग में दर्द और कॉक्सीक्स (गुदास्थि, रीढ़ की हड्डी या मेरूदंड के अंत में लगी तिकोने आकार की हड्डी) में दर्द, सीधे नहीं चल पाना, ठंढी और नमीयुक्त स्थानों पर दर्द में राहत परंतु रात में दर्द अधिक, तलवों में जलन – **सल्फर** २००, सुबह एक खुराक, तीन दिन तक लें।
- दर्द पीठ में, गरदन में, कमर और उसके पिछले भागों में, जाँघों की ओर जाता है। अकड़न और सिकुड़न, रीढ़ की हड्डी संवेदनशील तथा कंधे की हड्डी में और दाएँ कंधे में दर्द – **सिमिसिफ्यूगा रेसेमोसा** २००, दिन में दो बार, तीन दिन तक लें।
- बैठने पर दर्द अधिक, चलने फिरने पर आराग, गैरों तथा उसके अंगूठों में खुजलाहट और जमने जैसा आभास – **चेलिडोनियम मेजस** २००, दिन में दो बार, तीन दिन तक लें।

- कमर के कुछ भाग में दर्द जो जाँघों के ऊपरी हिस्से व कूल्हों (नितंबों) पर स्थिर हो जाता है। मरीज़ लंगड़ाने लगता है, अंत में दर्द इतना अधिक बढ़ जाता है कि चलना तो दूर, वह खड़े भी नहीं रह पाता, दबाने से दर्द में आराम – **कोलोसिंथिस** २००, दिन में दो बार, तीन दिन तक लें।
- दर्द सामान्यत: तूफानी (stormy) मौसम में आता है – **रोडोडेन्ड्रॉन क्रिसॅन्थम** २००, दिन में दो बार, तीन दिन तक लें।
- कमरदर्द अत्यधिक संभोग के बाद, सुबह उठने के पहले अधिक दर्द – **स्टॅफिसैग्रिया** २००, दिन में दो बार, तीन दिन तक लें।
- दर्द कमर/पीठ के ऊपरी हिस्से में तीव्र और फिर कमर/पीठ के निचले हिस्से में उतरना – **कॅलमिया लॅटिफोलिया** २००, दिन में दो बार, तीन दिन तक लें।

BAD OR OFFENSIVE BREATH (HALITOSIS)

साँस में दुर्गंध के बारे में जानिए

यदि लगातार साँस में बदबू है तो इसका कारण मुँह की सफाई में कमी। आपकी साँस में बदबू होने से कोई भी आपके करीब खड़े रहना नहीं चाहेगा। साँस में दुर्गंध का कारण पाचन तंत्र की अनियमितता, दाँत/मसूड़ें सड़ना (पायरिया), मसूड़ों से खून आना, तीखी गंधवाले खाद्य पदार्थ जैसे लहसून, प्याज खाना, धूम्रपान करना, तंबाकू चबाना या निम्न स्तर की शराब पीना। मुँह को साफ रखना सबसे पहली प्राथमिकता है।

उपचार -प्रथम चरण

- यदि दाँतों में सड़न, मुँह में छाले या मसूड़ों से खून आने जैसी तकलीफें हैं तो डॉक्टर की सलाह से सही इलाज़ करें।
- मांसाहारी भोजन न करें और हर भारी भोजन के बाद टूथ पिक से मुँह को साफ करें। हर भोजन के बाद दाँतों को ब्रश करें। खाने के बाद सौंफ, छोटी इलायची और लौंग (लवंग) चबाएँ या जब लोगों के बीच हों तब इनमें से एक मुँह में रखें।
- हरी पत्तेदार सब्ज़ियाँ अधिक खानी चाहिए। इनमें क्लोरोफिल होता है, जो साँस की दुर्गंध को कम करता है।
- उपरोक्त उपाय अपनाने के बाद भी यदि दुर्गंध लंबे समय तक है तो डॉक्टर से सलाह लें।

औषधियाँ

- मुँह से दुर्गंध के साथ-साथ अत्यधिक लार आना, मुँह के कोनों का कटना-फटना और तालू में घाव महसूस होना - **ऑरम ट्रिफाइलम** ३०, दिन में ३ बार, सात दिन तक लें।
- मसूड़ों में सूजन, साँस में दुर्गंध, जीभ और मुँह नम पड़ना, फिर भी अधिक प्यास लगना - **मर्क्यूरियस सॉल्युबिलिस** ३०, दिन में ३ बार, सात दिन तक लें। तीसरी खुराक सूर्य ढलने के पहले लें।
- दाँत सड़ने की वजह से दुर्गंध, मसूड़े गहरे लाल, खून आना तथा बदबूदार लार आना - **बॅप्टिशिया टिंक्टोरिया,** दिन में दो बार, सात दिन तक लें।
- साँस में दुर्गंध, दाँत में सड़न एवं दर्द, मसूड़ों में छाले तथा रक्त स्राव - **क्रिओसोटम**, दिन में तीन बार, सात दिन तक लें।
- मसूड़ें ठंढे पानी से संवेदनशील, मुँह से दुर्गंध, मसूड़ों पर फोड़े, दाँतों का क्षय व पायरिया (मसूड़ों में पीब पड़ने का रोग) - **सिलिशिया टेरा,** दिन में दो बार, पाँच दिन तक लें।
- पायरिया, मुँह से दुर्गंध, मसूड़ों में सूजन, मसूड़ें मुलायम (स्पाँजी) व बैंगनी, गहरे नीले रंग के, लार आना, मुँह में नमकीन या कड़वा स्वाद - **मर्क्यूरियस कोरोसिवस**, दिन में तीन बार, सात दिन तक लें।
- दाँत काले और कमज़ोर होकर गिरना, लार आना, मसूड़ों से आसानी से खून आना, साँस में दुर्गंध - **स्टॅफिसैग्रिया**, दिन में तीन बार, सात दिन तक लें।

BLOATING OF STOMACH

पेट फूलने के बारे में जानिए

दिन की एक सामान्य समस्या है- भोजन के बाद पेट फूलना या पेट की फैलावट या पेट पर सूजन। यह या तो ज़्यादा वायु इकट्ठा होने से या पेट में द्रव्य जमा (fluid retention) होने से होता है। हमारी खान-पान संबंधी आदतों में परिवर्तन ही इस समस्या के लिए ज़िम्मेदार है। वृद्धों में यह आम बात है क्योंकि वे अपनी क्षमता से अधिक भोजन खाते हैं और अपनी बढ़ती उम्र के साथ खाने की मात्रा कम नहीं करते हैं। कई हद तक युवा भी इस समस्या से ग्रासित हैं क्योंकि वे जंक फूड, फास्ट फूड, तला हुआ, मिर्च-

मसालेवाला भोजन लेते हैं और पानी के स्थान पर शीत पेय (कोल्ड्रिंक) पीते हैं। व्यावसायिक अधिकारी और नौकरी पेशा लोग हमेशा कार्यरत और जल्दबाजी में रहते हैं इसलिए वे अकसर भोजन बिना चबाए ही खाते हैं।

पेट फूलने की समस्या उन स्त्रियों में भी देखी जाती हैं, जिनकी माहवारी का समय निकट हो। कभी-कभी हार्मोन्स के बदलाव आने पर भी पेट में द्रव्य का जमा होना, पेट फूलने का कारण बनता है। कब्ज, विभिन्न खाद्य पदार्थों के प्रति संवेदनशीलता, विशेषत: दूध, आँतों की आंतरिक सतह पर घाव और कीटाणू भी पेट फूलने का कारण है।

उपचार प्रथम चरण

- निगलने से पहले भोजन को अच्छे से चबाएँ। कभी भी जल्दबाज़ी में न खाएँ। भोजन को पर्याप्त समय दें और आराम से खाएँ। भोजन करते समय टी.वी. देखने से बचें।
- अत्यधिक नमक, मांसाहारी भोजन, तला हुआ खाना, डिब्बाबंद या फ्रीज में जमी हुई सब्ज़ियाँ, सॉस (चटनी) और अचार खाने से बचें।
- एक बार में ज़्यादा खाने के बजाय थोड़ा-थोड़ा भोजन बार-बार लें।
- खाना खाते समय पानी पीने से बचें। भोजन के आधे घंटे पहले या बाद में पानी पीएँ।
- अत्यधिक कार्बोनेटेड शीतल पेय और आइसक्रीम खाने से दूर रहें।
- स्टार्चवाले भोजन जैसे आलू से दूर रहें।
- सप्ताह में एक दिन उपवास ज़रूर रखें।
- यदि आपके पेट में दूध पीने से गैस बनती है तो आप इसे न पीएँ।
- अत्यधिक चाय या कॉफी का सेवन न करें।
- धूम्रपान और तंबाकू चबाने से दूर रहें।
- यदि बहुत ज़्यादा पेट फूल रहा हो तो अदरक, लौंग, इलायची और काली मिर्चवाली बिना दूध की चाय पीएँ।

औषधियाँ

- पेट फूलना और भारीपन महसूस होना, जैसे कि वहाँ पर पत्थर रख दिया हो - **नक्स वॉमिका** २००, सप्ताह में एक खुराक, तीन सप्ताह तक लें।
- भोजन के बाद कपड़े ढीले करने की चाहत होना - **पल्सेटिला नाइग्रीकन्स**

२००, सप्ताह में एक खुराक, दो सप्ताह तक लें।

- पेट की गैस ऊपर की तरफ जाने की प्रवृत्ति बनना, सीने में तकलीफ होना- **कार्बो वेजिटॅबिलिस** २००, सप्ताह में एक खुराक, तीन सप्ताह तक लें।
- पेट की गैस नीचे की ओर जाना - **लाइकोपोडियम क्लॅवेटम** ३०, दिन में तीन बार, दो दिन तक लें। दिन की आखिरी खुराक शाम सात बजे के पहले लें। १० दिन के बाद **लाइकोपोडियम क्लॅवेटम** २०० की एक खुराक लें।
- पेट में गैस इकट्ठा होना, न ऊपर की ओर और न ही नीचे की ओर जाना - **चाइना ऑफिसिनॅलिस** ३०, दिन में तीन बार, दो दिन तक लें। दस दिन के बाद **चाइना ऑफिसिनॅलिस** २०० की एक खुराक लें।

BURNS
जलने के बारे में जानिए

त्वचा का जलना सामान्यत: गर्मी के संपर्क में, बिजली के तार या कोई केमिकल के संपर्क में आने से होता है। अधिकतर जलने की घटनाएँ रसोई घर में या दिवाली के दिन पटाखों की वजह से कुछ नुकसान पहुँचने पर होता है। यदि तुरंत घर पर प्राथमिक उपचार कर दिया जाए तो जलने की तीव्रता को कम किया जा सकता है, साथ ही अस्पताल में डॉक्टर को इलाज़ करने में आसानी होगी। यदि जलने के घाव अधिक गहरे नहीं हैं तो वे होमियोपैथी से और नीचे दिए हुए उपाय अपनाकर ठीक हो सकते हैं।

उपचार - प्रथम चरण

- जले घाव के लिए तत्काल ध्यान देने की आवश्यकता है। यदि जलने के घाव बिजली के शार्ट सर्किट या रसायनों से हुए हैं तो वे बहुत गहरे घाव हो सकते हैं। ऐसे में मरीज़ को तुरंत डॉक्टर के पास लेकर जाएँ।
- यदि किसी इंसान के कपड़ों ने आग पकड़ ली हो तो उसे ज़मीन पर लिटा दें क्योंकि आग की लपटें हमेशा ऊपर की ओर जाती हैं। अब उस पर कंबल, टेबल क्लॉथ, चादर या कोट, जो भी पास में उपलब्ध हो उसे आग पर डालकर, दबाकर लपेट लें, जिससे आग की लपटें बुझ जाएँ। इससे कई भयंकर आग से होनेवाली हानि से बचा जा सकता है।
- जैसे ही आग से शरीर का कोई भाग जलता है तो उस जले भाग को ५ से १० मिनट तक बहते हुए ठंढे पानी के नीचे रखें।

- जले हुए भाग पर यदि कोई जेवर, अँगुठियाँ या कपड़े हों तो उन्हें तुरंत हटा दें।
- यदि जले हुए भाग पर छाले आ जाएँ तो उन्हें फोड़े नहीं।
- यदि जला हुआ भाग ७ से.मी. से ज़्यादा हो, त्वचा की ऊपरी सतह से गहरा है, यदि चेहरा, मुँह, आँखों के आस-पास या गले पर जला हो तो मरीज़ को तुरंत डॉक्टर के पास ले जाएँ।

औषधियाँ

- यदि जलने से त्वचा पर छाले नहीं आए हैं यानी जला हुआ भाग चमड़ी तक ही सीमित है तो – उस पर **अर्टिका लेप** (Ointment) लगाएँ और **कैन्थॅरिस** की एक दिन में तीन खुराक, पाँच दिन तक लें।
- यदि जले भाग पर छाले उभर आए हों तो **– कैन्थॅरिस वेसिकॅटोरिया,** दिन में तीन बार, पाँच दिन तक लें।
- जलने के बाद घाव हो जाए तो – **कैलेन्ड्यूला लेप** लगाएँ और **कैन्थॅरिस वेसिकॅटोरिया** की दिन में तीन खुराक, पाँच दिन तक लें।
- यदि मरीज़ जलने की वजह से सदमें में आ गया हो या बहुत अधिक डर गया हो तो – **एकोनाइटम नेपेलस** की दो खुराक, १५-१५ मिनट के अंतराल पर मरिज़ को दें। उसके बाद **कैन्थॅरिस वेसिकॅटोरिया** की दो खुराक उसी दिन पर दें। **कैन्थॅरिस वेसिकॅटोरिया** दिन में तीन बार, छह दिन तक लेते रहें।
- यदि जला हुआ घाव बहुत गहरा है और जलने से त्वचा बहुत नष्ट हो गई हो तो **– काली बाइक्रोमिकम,** दिन में चार बार, एक दिन दें और मरीज़ को डॉक्टर के पास लेकर जाएँ।

जले हुए घाव की देख-भाल हेतु राय

कुछ लोगों का मानना है कि जले घाव पर बर्फ रखनी चाहिए या घी अथवा मक्खन लगाने से घाव जल्दी ठीक होता है। कुछ विशेषज्ञ इस उपाय को अलग नज़रिए से देखते हैं। उनके मतानुसार घी और मक्खन घाव की जलन को त्वचा में ही रोक देते हैं और बर्फ लगाने से मांसतंतु (टिशुज) को अधिक नुकसान पहुँच सकता है। सबसे अच्छा यह है कि घाव पर से चिपका हुआ कपड़ा आदि हटाएँ और उसे कुछ मिनटों के लिए बहते ठंढे पानी के नीचे रखें। २०-३० मिनट घाव को पानी में भिगोने से दर्द में राहत पहुँचेगी।

BOILS

फोड़ों के बारे में जानिए

फोड़े त्वचा के ऊपर ऊभर आए दाने होते हैं, जो दर्दभरे गहरे लाल रंग के, छूने पर संवेनशील होते हैं और अंत में पीबयुक्त बन जाते हैं। इसका कारण खून में खराबी, सूक्ष्म जीवाणुओं (बैक्टेरीया) का संक्रमण (इन्फेक्शन), अपचनीय भोजन या अत्यधिक व्याकुलता है। यदि बार–बार फोड़े हो रहे हों तो यह रोग प्रतिरोधक क्षमता (इम्यूनिटी पॉवर) की कमज़ोरी की वजह से हो सकता है। यह त्वचा पर रोम छिद्र के आस–पास ही होते हैं। फोड़े ज़्यादातर चेहरे, गले, बगलों और जाँघों के बीच के भाग पर होते हैं। फोड़े त्वचा पर दिखते हैं और अगर ये त्वचा के अंदर होते हैं तो वे सूजन के रूप में ऊपर दिखते हैं, उसे फुँसी कहते हैं। फुँसी और फोड़ों का मुँह होता है, जिसमें पीब (पस) भरा होता है और पीब निकल जाने के बाद दब जाते हैं।

उपचार - प्रथम चरण

- फोड़ों का साल में एक बार त्वचा पर निकलना या मौसम बदलने पर आना यह शरीर की प्रणाली की रोग प्रतिरोधक क्षमता को बढ़ाने की प्रक्रिया है। इसे गंभीरता से लेने और इससे परेशान होने की भी ज़रूरत नहीं है। इसे सहजता से लें।
- जब आप देखें कि फोड़ों में पीब आने लगा है तो उस पर तेल (ज़्यादातर सरसों के तेल) में भिगोए कपड़े (poultice) से बाँध दें। यह लेप गरम होना चाहिए, इसे कुछ समय उपरांत दोबारा लगाएँ या तब तक, जब तक फोड़ों से पीब बाहर नहीं आ जाता। यह लेप सरसों का तेल, गरम प्याज़ या हल्दी का भी हो सकता है।
- आप स्वयं फोड़ें को तोड़ने के लिए न दबाएँ, इससे संक्रमण फैल सकता है।
- लहसुन की एक कली रोज़ सुबह खाएँ।

औषधियाँ

- लाल रंग के और दर्दयुक्त फ़ोड़े होने पर प्रथम औषधि – **बॅलाडोना**, दिन में तीन बार, चार दिन तक लें।
- जब फोड़ों में पीब बनने लगे – **हेपार सल्फर**, दिन में तीन खुराक, एक दिन के लिए लें, इससे पीब और जल्दी बनेगा। यदि **हेपार सल्फर** २०० की एक खुराक लें तो मीब बनना रुक जाएगा।
- जब फोड़ा ठीक न हो और पीब बन रहा हो, फिर भी फोड़ा पक नहीं रहा हो तब

– **सिलिशिया टेरा**, दिन में तीन बार, दो दिन तक लें।

- गहरे लाल रंग के फोड़े, त्वचा गरम, चमकीली तथा दाहयुक्त और बुखार भी हो तो – **एकोनाइटम नेपेलस**, दिन में तीन बार, तीन दिन तक लें।
- बहुत सारे छोटे-छोटे फोड़े पूरे शरीर पर फैले हुए (गर्मी के फोड़े) हो तो – **अर्निका मोन्टाना** २०० की एक खुराक हर दिन, तीन दिन तक लें।
- जब कोई बड़ा सा फोड़ा बहुत समय से निकला हो और पीब से भरा हुआ हो तब उस पीब को सोख लेने के लिए – **मर्क्यूरियस सोल्यूबिलिस** २०० की एक खुराक, हर तीसरे दिन सुबह में, कुल तीन दिन तक लें एवं **गन पाऊडर ३**x, दिन में चार बार, बारह दिन तक लें।

CERVICAL SPONDYLOSIS

सर्वाइकल स्पॉन्डिलोसिस- गरदन की कशेरुकाओं एवं उनसे संबंधित ऊतकों का संधि शोथ के बारे में जानिए

गरदन में दर्द व अकड़न लोगों की आम परेशानी है। इस स्थिति में गरदन के आस-पास की मांसपेशियों में दर्द, सुबह-सुबह गरदन की मांसपेशियाँ अकड़ जाती हैं।

सर्वाइकल स्पॉन्डिलोसिस एक ऐसी स्थिति है, जिसमें इंटरवर्टिब्रल डिस्क यानी वर्टीब्रा के बीच जो गोल चक्र होते हैं, वे क्षतिग्रस्त (damage) हो जाते हैं। ज़्यादातर गरदन का दर्द सर्वाइकल स्पॉन्डिलोसिस की वजह से होता है। मगर यह सिर्फ एक कारण से नहीं बल्कि अनेक कारणों से होता है। जैसे- तेज रफ्तार की ज़िंदगी, यांत्रिक दिनचर्या, व्यायाम न करना, गलत आसन में बैठना या सोना, चोट या घाव के कारण चिंता होना, ठंढी हवा के संपर्क में आना, ऊँचे तकिए या नरम गद्दे पर सोना, अपर्याप्त पोषण, ऐंठन, थकान, तनाव, घबराहट, बेचैनी, निराशा, उदासी आदि इसके कारण हो सकते हैं।

गरदन में चोट लगने के कारण भी गरदन की मांसपेशियों में दर्द होता है। सर्वाइकल स्पॉन्डिलोसिस एक ऐसी स्थिति है, जिसमें दो वर्टीकल के बीच की डिस्क का क्षय (degeneration) होता है। जब वर्टीब्रा या वर्टीब्रा के बीच का गोल चक्र क्षतिग्रस्त होता है, उसी वक्त बाहर के बाजू से कुछ वर्टीब्रे में से हड्डियाँ बढ़ती हैं, उसे ऑस्टियोफाइटस कहते हैं। इससे न्यूरल कॅनल की बाहरी सतह पर अस्थित निर्मित हो जाती है, जिसकी वजह से बाहर आई हुई नसें क्षतिग्रस्त हो जाती हैं इसलिए गरदन में दर्द होता है।

गरदन की तकलीफ को पहचानने के पाँच तरीके

- पहला लक्षण- गरदन की अस्थिरता, जिससे पता चलता है कि गरदन में कुछ तकलीफ है।
- दूसरा लक्षण- गरदन व गरदन से जुड़े भाग में दर्द।
- तीसरा लक्षण- गरदन से लेकर मेरूदंड तक लगातार अकड़न व दर्द।
- चौथा लक्षण- तीव्र गरदन का दर्द कंधों, हाथों व ऊपरी पीठ तक फैलता है।
- पाँचवाँ लक्षण- गरदन के दर्द पर ध्यान नहीं दिया जाए तो वह बढ़ सकता है।

उपचार- प्रथम चरण

- बैठने, खड़े रहने, लिखने, पढ़ने या कंप्यूटर के सामने काम करने के लिए गलत तरीके या मुद्रा में न रहें।
- मानसिक चिंता व तनाव से बचें।
- अधिक ऊँचे तकिए पर सोने से बचें।
- मांसपेशियों की थकान से बचें, अधिक लंबी दूरी तक कार या स्कूटर न चलाएँ।
- सिर व गरदन को एक विशेष स्थिति में लंबे समय तक रखने से बचें, जैसे सिनेमा देखते समय या कार चलाते समय।
- दर्द में पर्याप्त आराम करें, आराम मतलब दर्दवाले भाग को पूर्ण रूप से स्थिर रखें, जब तक गरदन के दर्द में आराम न आ जाए, अत्यधिक आराम की आवश्यकता नहीं है।
- सोते समय सिर के नीचे से तकिया हटा लें और सख्त बिस्तर पर सोएँ।
- गर्म सेंक सामान्यत: गरदन का दर्द दूर करने के लिए उपयुक्त होता है। इसके लिए बिजली के गर्म पॅड, गर्म पानी की बोतल या मुलायम कपड़े में लपेटे हुए गर्म पॅक इत्यादि का इस्तेमाल कर सकते हैं।
- गरदन को नियमित व्यायाम की आवश्यकता है। गरदन को आगे-पीछे, दाएँ-बाएँ, गोल, घड़ी की दिशा में व घड़ी की विपरीत दिशा में घुमाएँ, जब गरदन में कोई दर्द न हो तब यह लाभकारी होगा।
- योगासन भी गरदन के दर्द के लिए उपयोगी है, यह किसी विशेषज्ञ के मार्गदर्शन में करना चाहिए।
- सरसों के तेल से हथेलियों द्वारा गरदन की मालिश से भी दर्द चला जाता है।

औषधियाँ

- अधिक देर तक कार चलाने व सिनेमा देखने के कारण गरदन में अकड़न, दर्द हल्की गतिविधि से कम व लेटने पर अधिक – **रहस टॉक्सीकोडेन्ड्रॉन** ३०, दिन में चार बार, तीन दिन तक लें।

- शुष्क ठंढी हवा के संपर्क में आने से गरदन में अकड़न और दर्द होना, गरदन की गतिविधि होने पर दर्द अधिक बढ़ना, दर्द के साथ प्यास भी अधिक लगना– **ब्रायोनिया एल्बा** ३०, दिन में चार बार, तीन दिन तक लें।

- अधिक व्यायाम, गिरने, चोट लगने, अति सख्त बिस्तर, बहुत ऊँचे तकिए पर सिर रखकर सोने से गरदन में दर्द। गरदन को हिलाने पर दर्द अधिक होना– **अर्निका मोन्टाना** ३०, दिन में चार बार, तीन दिन तक लें।

- शुष्क ठंढी हवा में जाने से अचानक गरदन में दर्द होना, रात में और ज़्यादा गतिविधि पर दर्द बढ़ना, बेचैनी व प्यास का अधिक लगना– **एकोनाइटम नेपेलस** ३०, दिन में चार बार, दो दिन तक और दिन में तीन बार, एक दिन के लिए लें।

- दर्द सिर्फ गरदन तक ही सीमित नहीं रहता, जब बैठते हैं तब वह उँगली, कलाई, हाथ, निचली स्पाइन तक चले जाना। ठंढी हवा से दर्द अधिक होना– **काली बाइक्रोमिकम** ३०, दिन में चार बार, तीन दिन तक लें।

- स्पाइनल नसें व सर्वाइकल, धड़ (ट्रंक) की मांसपेशियों में दर्द होना। महिलाओं के लिए अनुकूल जिन्हें गर्भाशय व ओवरी से संबंधित तकलीफ है। बिजली के झटके जैसा दर्द अचानक आना, तीक्ष्ण दर्द, ऐंठन और त्याग की भावना के साथ असह्य पीड़ा होना, दर्द गरदन के चारों ओर, अधिकतर बाईं तरफ होना, दर्द रात में, गति में, ठंढ से और मासिक धर्म के समय अधिक होना– **सिमिसिफ्यूगा रेसीमोसा** ३०, दिन में चार बार, तीन दिन तक लें। माहवारी के समय कोई औषधि न लें , होमियोपैथिक चिकित्सक से सलाह लें।

- गरदन का दर्द एक तरफ से दूसरी ओर परिवर्तित होना व मरीज़ को चक्कर आना। बहुत अधिक दर्द ज़्यादातर गरदन की दाईं तरफ होकर, वह भाग असंवेदनशील भी होना। दर्द नीचे की ओर परिवर्तित होकर, स्थानांतरण तेजी से होना। दर्द– गतिविधि, श्रम व खुली हवा में, नीचे की ओर देखने व आगे झुकने से अधिक होना– **काल्मिया लॅटीफोलिआ** ३०, दिन में चार बार, तीन दिन तक लें।

CHILDREN DISORDERS

बच्चों के रोग

BED WETTING

बिस्तर गीला करना/नींद में पेशाब करने के बारे में जानिए

बिस्तर गीला करना यह बच्चों में एक विकार है, जिसमें वे नींद में पेशाब करते हैं। यह पेट में कृमि, ज़्यादा मात्रा में द्रव पदार्थ (लिक्विड), अनुचित भोजन व पेय लेने से पेशाब में जलन होती है और यह कमज़ोरी की वजह से होता है। इसका कारण ढूँढ़ना कठिन है और ज़्यादातर इसे अनुभवी उपचार की आवश्यकता है। इस समस्या के पीछे शारीरिक एवं मानसिक कारण भी हो सकते हैं। यह समस्या कुछ मामलों में मूत्राशय की कमज़ोरी की वजह से होती है और कुछ मामलों में चिंता या भय के कारण हो सकता है। यदि तीन से सांढ़े तीन साल तक के बच्चे नींद में बिस्तर गीला करते हैं तो उन्हें कोई औषधि नहीं दी जानी चाहिए। इस उम्र में मूत्राशय का आकार छोटा और क्षमता कम होती है। इसलिए मस्तिष्क को पेशाब की इच्छा का संदेश बहुत धीरे मिलता है और बच्चे गहरी नींद में सोते हैं इसलिए पेशाब छूट जाता है। चार और उसके ऊपर के उम्र के बच्चों में अगर यह समस्या/आदत जारी रहती है तो जाँच और औषधि की आवश्यकता है।

उपचार - प्रथम चरण

- सबसे पहले बच्चे का मनोवैज्ञानिक तरीके से इलाज करें। बच्चे की इस आदत के बारे में रिश्तेदार या उसके दोस्तों के सामने चर्चा न करें।
- बच्चों को इस बात के लिए बुरा-भला न कहें, न ही डाँटें क्योंकि वे जान-बूझकर यह नहीं करते, इसमें उनका कोई दोष नहीं है।
- बच्चों के माता-पिता उनके सामने लड़ते-झगड़ते तो नहीं हैं, इस बात का पता लगाएँ।
- बिस्तर गीला करने पर बच्चों को कोई सज़ा न दें।
- बच्चों के कमरे में कैलेंडर टाँग दें तथा लाल पेन से निशान लगाएँ कि कब-कब बच्चे ने बिस्तर गीला किया। यह बच्चों के सामने किया जाना चाहिए। इससे आपको जिस दिन बच्चे ने बिस्तर गीला किया, उन दिनों का पता चलेगा और यह बच्चे को अच्छी तरह से जागरूक करेगा।

- सोने से पहले बच्चों को दूध पीने न दें। दूध शाम को दिया करें, उसमें सुखे खजूर उबालकर दें।
- शाम ८ बजे के बाद पेय पदार्थ कम कर दें, विशेषतः गरम पेय, कम से कम सोने के दो घंटे पहले दें।

औषधियाँ

- यदि बच्चा बार-बार नाक में उँगली डालता है, गुदा को बार-बार खुजलाता है, चेहरे पर सफेद चकते ऊभर आए हैं, नींद में दाँत किटकिटाता है तो समझें कि बच्चे के पेट में कृमि हैं। नींद में बिस्तर गीला करने की वजह पेट में कृमि भी हो सकते हैं - **सिना** ३०, दिन में तीन बार, छह दिन के लिए दें।
- नींद के पहले घंटे में ही बिस्तर गीला करना - **कॉस्टिकम** २०० की खुराक सप्ताह में एक बार, तीन सप्ताह तक दें।
- बिस्तर में सोते ही पेशाब कर देना - **सेपिआ ऑफिसिनॅलिस** २०० की खुराक सप्ताह में एक बार, तीन सप्ताह तक दें।
- शारीरिक या मानसिक कारण - **इक्विसेटम हायमेल** ३०, दिन में तीन बार, सात दिन तक दें।
- बिस्तर गीला करना और पेशाब में जलन की शिकायत - **वरबसकम थॅप्सस** ३०, दिन में तीन बार, सात दिन तक दें।
- बच्चा सपने में देखता है कि वह पेशाब कर रहा है और कर देता है - **क्रिओसोटम** ३०, दिन में तीन बार, सात दिन तक दें।
- बच्चा मिट्टी, चॉक, चूना खाता है और बिस्तर भी गीला करता है - **कॅल्केरिया कार्बोनिका** २०० की खुराक सप्ताह में एक बार, तीन सप्ताह तक दें।

नोट : यदि एक सप्ताह के बाद भी सुधार न हुआ हो तो होमियोपैथ के तहत इलाज़ करना बेहतर है। डॉक्टर को आपने दी हुई दवा ज़रूर बताएँ।

STAMMERING
हकलाना / तुतलाना

तोतलेपन के लक्षणों के लिए निम्न औषधियों में से एक खुराक देने के बाद

उपचार हेतु डॉक्टर से परामर्श लें।

तोतलेपन के लिए घर पर यह प्रयोग करें –

बच्चों की जीभ पर एक चुटकी सैंधा नमक गाय के घी में मिलाकर रोज़ १५ दिन तक रखें और परिणाम देखें। जीभ अगर मोटी हो तो यह नुस्खा कई बार काम करता है।

उपचार-प्रथम चरण : कुछ नहीं

औषधियाँ

- बच्चा बोलने के लिए ज़ोर लगाता है – **स्ट्रॅमोनियम** २०० की एक खुराक सप्ताह में एक बार, तीन सप्ताह तक दें।
- जब स्ट्रॅमोनियम काम न करें तब – **हायोसायामस नाइगर** २०० की एक खुराक सप्ताह में एक बार, तीन सप्ताह तक दें।
- विशेषत: तोतलेपन के लिए – **बोविस्टा लाइकोपरडॉन** २०० की एक खुराक सप्ताह में एक बार, तीन सप्ताह तक दें।
- उत्तेजना में हकलाना – **कॉस्टिकम** २०० की एक खुराक सप्ताह में एक बार, तीन सप्ताह तक दें।
- बच्चा मोटी जीभ के कारण तुतलाता है – **नेट्रम कार्ब.** ३०, दिन में तीन बार, दस दिन तक दें।
- बच्चा कुछ शब्दों को तुतलाकर बोलता है, जैसे X, S, V, T, A और P – **लॅकॅसिस** २०० की खुराक सप्ताह में एक बार, तीन सप्ताह तक दें।

ANOREXIA (NO APPETITE)

भूख न लगना

उपचार - प्रथम चरण : कुछ नहीं

औषधियाँ

- भूख है पर खाने की इच्छा नहीं है – **चाइना आफिसिनॅलिस** २०० की खुराक सप्ताह में एक बार, दो सप्ताह तक दें।
- बिना इच्छा के भूख लगना और खाने के बाद वमन (उल्टी) होना – **फेरम मेटॅलिकम** ३०, दिन में ३ बार, एक सप्ताह के लिए दें।

- भूख नहीं है लेकिन अत्यधिक नमक खाना पसंद करता है – **नेट्रम म्यूरिएँटीकम** २०० की एक खुराक सप्ताह में एक बार, दो सप्ताह तक दें।
- भूख न लगना, बच्चा पेट में दाईं तरफ दर्द की शिकायत करता है– **चेलिडोनियम मेजस** २०० की एक खुराक सप्ताह में एक बार, दो सप्ताह तक दें।

VOMITING
उल्टी / वमन

नोट : निम्नलिखित औषधियों में से रोगी के लक्षणों के आधार पर वमन के बाद औषधि की एक खुराक देने से बेहतर परिणाम मिलेंगे।

उपचार - प्रथम चरण : कुछ नहीं
औषधियाँ

- उल्टी होना लेकिन जीभ साफ रहना – **इपिकॅक** ३०, दिन में तीन बार, दो दिन तक दें।
- उल्टी होना लेकिन जीभ पर सफेद परत आना – **एंटिमोनियम क्रूडम** ३०, दिन में तीन बार, दो दिन तक दें।
- खाने के बाद वमन – **एथूजा साइनॉपियम** ३०, दिन में तीन बार, दो दिन तक दें।
- भोजन के बाद वमन के साथ अत्यधिक कमज़ोरी महसूस होना – **फेरम मेटॅलिकम** ३०, दिन में तीन बार, दो दिन तक दें।
- यात्रा के दौरान घबराहट, उल्टी होना – **कॉक्यूलस इंडिका** ३०, दिन में तीन बार, एक दिन के लिए दें जब यात्रा करनी हो।
- वमन के साथ पेट में दर्द – **नक्स वॉमिका** ३०, दिन में तीन बार, दो दिन तक दें।

CONSTIPATION
कब्ज़

उपचार - प्रथम चरण : कुछ नहीं

औषधियाँ

- पहले मल सख्त, बाद में पतला – **कॅल्केरिया कार्बोनिका** २०० की एक खुराक सुबह दें।

- कम मात्रा में मल – **नक्स वॉमिका** २०० की एक खुराक सोते समय दें।
- सख्त, गाँठदार मल, मलद्वार लाल होना, पेट में दर्द, बार–बार मल त्याग की इच्छा – **सल्फर** २०० की एक खुराक सुबह दें।
- सूखा मल, अत्यधिक प्यास – **ब्रायोनिआ एल्बा** २०० की एक खुराक रात में दें।
- सूखा, टुकड़ों में मल – **नेट्रम म्यूरिएँटीकम** २०० की एक खुराक रात में दें।
- कई दिनों तक मल त्याग की इच्छा न होना – **एल्यूमिना** २०० की एक खुराक सुबह दें।

नोट : सिर्फ एक खुराक लें और चार दिनों तक परिणाम देखें। थोड़ा सुधार दिखने पर पहली खुराक के एक सप्ताह के बाद दूसरी खुराक दें। यदि दो खुराक के बाद भी सुधार न दिखे तो डॉक्टर से सलाह लें।

FEVER SIMPLE

सामान्य बुखार

प्रबंध (इंतज़ाम) की विधि :

बच्चे को दिन में चार बार औषधि दें। यदि बुखार १०२°F से अधिक हो तो ठंढे पानी की पट्टियाँ सिर और माथे पर रखें। इसके साथ ही बच्चे की गरदन, कलाइयों पर ठंढा पानी हलके हाथों से मलें। ऐसा चार से पाँच बार करें। उसी तरह चार से पाँच बार माथे पर गीली पट्टियाँ रखने के बाद तापमान देखें यदि तापमान आधी डिग्री भी कम होता है तो गीली पट्टियाँ रखना और गरदन पर गीले हाथ से मलना बंद कर दें। तापमान अपने आप नीचे आ जाएगा। बच्चे को नहलाएँ नहीं, ऐसा करने से तापमान एकदम से कम हो जाएगा, जिसकी ज़रूरत नहीं है। यदि ठंढी पट्टी रखने से भी बुखार कम न हो तो बच्चे को क्रोसिन या निमुलिड (गोली या लिक्विड रूप में दवा) दी जा सकती है। तापमान का कम होना प्रथम उद्देश्य है। इस समय होमियोपैथिक या ऍलोपैथिक दवा के बारे में भूल जाएँ। बच्चे को अधिक मात्रा में पानी पिलाएँ, जिससे उसे बार–बार पसीना और पेशाब आए। बच्चे को हलका खाना खिलाएँ, जैसे दूध के साथ ब्रेड, खिचड़ी, दलिया या बिना घी की रोटी, मूँग दाल के साथ दें।

औषधियाँ

- बुखार के शुरुआती दौर में ठंढ या गर्मी के संपर्क में आने से ठंढ लगना और अधिक प्यास लगना – **एकोनाइटम नेपेलस** ३०, दिन में चार बार, तीन दिन तक दें। उसके अगले २ दिन तक दिन में तीन खुराक दें। फिर अगले २ दिन तक दिन में दो खुराक और आखिरी में एक खुराक, एक दिन में दें।
- मौसम बदलने की वजह से बुखार – **आर्सेनिकम एल्बम** ३०, उपरोक्त विधि अनुसार दें।
- तेज बुखार बिना प्यास के, सिर गरम, पैर ठंढे – **बॅलाडोना** ३०, दिन में चार बार, तीन दिन तक दें। उसके अगले २ दिन तक दिन में तीन खुराक दें। फिर अगले २ दिन तक दिन में दो खुराक और आखिरी में एक खुराक, एक दिन में दें।
- मांसपेशियों में दर्द, रीढ़ की हड्डी में ठंढ का एहसास, प्यास न लगना – **जेल्सेमियम सेम्पेरविरेन्स** ३०, उपरोक्त विधि अनुसार दें।
- पाचन क्रिया अनियमित, ठंढ लगना फिर भी कुछ न ओढ़ना – **नक्स वॉमिका** ३०, दिन में चार बार, तीन दिन तक दें। उसके अगले २ दिन तक दिन में तीन खुराक दें। फिर अगले २ दिन तक दिन में दो खुराक और आखिरी में एक खुराक, एक दिन में दें।
- बेचैनी और शरीर में दर्द – **रहस टॉक्सीकोडेन्ड्रॉन** ३०, उपरोक्त विधि अनुसार लें।

बच्चों में सामान्य वजन व अन्य मानदंड (औसत)

- जन्म के समय – ३.२ कि.ग्रा.
- चार माह – ६.५ कि.ग्रा.
- एक वर्ष – ९.७ कि.ग्रा.
- छह वर्ष – १८.६ कि.ग्रा.

सिर की नाप

- जन्म के समय ३२.५ से.मी.
- नौ माह – ४२.५ से.मी.
- एक वर्ष – ४५ से.मी.

दाँत का निकलना

- छह महीने से शुरू, तीन साल तक पूरे दूध के दाँत

- नए दाँत छह से बांरह वर्ष तक

दुबले, मोटे या मध्यम शरीर के बच्चों के अनुसार नाप भिन्न हो सकते हैं और सिर्फ डॉक्टर ही बता सकते हैं कि आपके बच्चे का वज़न कम या ज़्यादा है।

COLIC OF BABIES
शिशुओं में पेटदर्द के बारे में जानिए

उदरशूल यानी आमाशय या पेट में दर्द होना। शिशुओं में लगातार रोने का मतलब पेटदर्द हो सकता है। नवजात (सामान्यत: चार माह तक के) शिशुओं में पेटदर्द होना बंद हो जाता है क्योंकि तब तक उनका शरीर मौसम के उपयुक्त और आहार को पचाने के लिए अनुकूल हो जाता है। बच्चा बहुत लंबे समय लगभग एक घंटे तक लगातार रोता रह सकता है, ज़्यादातर शाम या रात में। शिशु अपने दोनों घुटनों को छाती की तरफ ले जाता है।आप अपने हाथों से बच्चे के पेट को हलके से दबाकर देखें तो पेट सख्त और फूला हुआ महसूस होगा। बच्चे के रोने से पता लगाया जा सकता है कि उसे भूख लगी है या उसके रोने का कारण कुछ और है क्योंकि भूख लगने पर शिशु अधिक लंबे समय तक नहीं रोता है। अकसर पेटदर्द के असली कारण पता नहीं चलते पर बहुत तरह के स्पष्टीकरण संभव हैं। अधिकतर शिशुओं को पेटदर्द होता है अन्यथा वे स्वस्थ ही पाए जाते हैं।

उपचार - प्रथम चरण

- जब नवजात शिशुओं को स्तनपान कराया जाता है तब माँ का पहला कर्तव्य है कि वह अपने खान-पान में सावधानी बरते। अपना आहार सादा रखे। माँ को भारी, न पचनेवाला, मांसाहार, अंडे, केले, कॉफी, चॉकलेट, डिब्बा बंद खाद्य पदार्थ, जंक फूड और पॅक्ड डेयरी पदार्थ नहीं खाने चाहिए।

- जब नवजात शिशु रोए तब बच्चे को गोद में उठाकर, सीने से लगाएँ ताकि उसका सिर आपके कंधे पर हो। थोड़ी चहल कदमी करें तथा बच्चे की पीठ को सहलाते हुए लोरी गाएँ। बच्चा सुरक्षित महसूस करेगा और कुछ समय के लिए रोना बंद कर देगा।

- शिशुओं को ग्राइप वाटर या जन्म घुट्टी देने पर विवादास्पद स्थिति है। बहुत से प्रमाणित डॉक्टर बच्चों को ऐसी दवाइयाँ देने की सलाह नहीं देते हैं। हमारी भारतीय परंपरागत औषधियाँ बच्चों के स्वास्थ्य तथा पाचन संबंधी विकारों को दूर करने में मदद करती हैं। यह तरीका लंबे समय से जाँचा-परखा जा चुका है। कई सालों से गाँवों और शहरों की महिलाएँ बच्चों को ग्राइप वाटर देती आई हैं। आज तक इन

दवाओं का हानिकारक प्रभाव नहीं देखा गया है।

- यदि शिशु स्तनपान नहीं करता तो शिशु को सौंफ का पानी दूध में दें। रात में एक चम्मच सौंफ, एक कप पानी में भिगोकर रखें। सुबह साफ कपड़े से इस पानी को छान लें और सौंफ को कपड़े से रगड़कर निचोड़ लिजिए। इस छाने हुए सौंफ के पानी का एक चम्मच, दूध के बोतल में मिलाकर शिशु को देने से गैस और पेट के दर्द को दूर रखेगा।
- हींग को पानी में मिलाकर शिशु की नाभि के आस-पास लगाने से पेटदर्द में तुरंत आराम आता है। यह भी पुराने समय से जाँचा-परखा नुस्खा है।
- शिशुओं के पेटदर्द को दूर रखने के लिए शिशु की रोज़ मालिश करें। सरसों का तेल हथेलियों पर लेकर हलके हाथ से पेट पर क्लॉकवाइज (घड़ी की) दिशा में मालिश करें।

औषधियाँ

- **मॅग्नेशिया फॉस्फोरिका** ६x की १० गोलियाँ एक पाव (one fourth) कप हलके गरम पानी में मिलाएँ। यह पानी आधा से एक चम्मच, हर पाँच मिनट में दें। तीन से चार खुराक में ही चार माह तक के शिशु का पेटदर्द दूर किया जा सकता है।
- यदि आराम न आए तो **चामोमिला** की दो बूँद आधे कप पानी में मिलाएँ। यह पानी आधा से एक चम्मच, हर पाँच मिनट में, तीन से चार बार दें।
- फिर भी आराम न आए तो **कोलोसिंथिस** की दो बूँद आधे कप पानी में मिलाएँ। यह पानी आधा से एक चम्मच, हर पाँच मिनट में, तीन से चार बार दें।

COMMON COLDS (CORYZA)

सर्दी-ज़ुकाम के बारे में जानिए

सर्दी-ज़ुकाम से सभी परिचित हैं। इसकी शुरुआत नाक बहने से होती है। फिर छींके आना और आँखों से पानी बहना, गले का सिकुड़ना, थूकने या निगलने की इच्छा, खराशयुक्त आवाज़, सिरदर्द, शरीर में दर्द, भूख न लगना, हलका बुखार इत्यादि। ये सारे लक्षण शुरू में नहीं होते हैं पर असुविधाजनक होते हैं। इस परेशान करनेवाली सर्दी का कारण बहुत सारे विषाणु (वाइरस) हैं, जिनसे हमारी रोग प्रतिरोधक क्षमता लड़ती है। ज़्यादातर लोगों को ठंढ के मौसम में सर्दी होती है। बच्चों को सर्दी बहुत ज़्यादा होती है क्योंकि उनकी रोग प्रतिरोधक क्षमता रोगों से लड़ने के लिए अपर्याप्त होती है।

सर्दी को तुरंत ठीक करने का कोई निर्धारित उपचार नहीं है। यह मरीज़ की रोग प्रतिरोधक क्षमता के अनुसार, दो से सात दिन ठीक होने में समय लेता है।

उपचार - प्रथम चरण

- दो कप पानी को थोड़े से गुड़ और सोंठ के साथ तब तक उबालें, जब तक एक कप न रह जाए। इसे साफ कपड़े से छानकर, हलका गरम होने पर ही एक-एक घूँट पीएँ, इसे जल्दी में न पीएँ।
- एक कप हलके गरम पानी में एक नींबू निचोड़कर, उसमें आधा चम्मच शहद मिलाकर इसे दिन में तीन बार पीएँ।
- गुनगुने पानी में थोड़ा सा नमक मिलाकर चार से पाँच बार चाय की तरह घूँट-घूँट पीने से सर्दी में आराम मिलेगा।
- दिन में सरसों का तेल नाक के छिद्रों में लगाने से सर्दी का ज़ोर कम होगा।
- पर्याप्त आराम करें, सर्दी के दौरान भीड़वाली जगहों पर या आपके व्यापार/काम-काज की जगह पर रहने से आपकी रोग प्रतिरोधक क्षमता कम हो जाती है और आप संक्रमणों के प्रति अधिक संवेदनशील होते हैं।
- सोते समय गले, छाती और पीठ पर विक्स लगाएँ, इससे थोड़ा आराम आएगा।
- कीटाणुनाशक साबुन से बार-बार हाथ धोते रहें ताकि और कीटाणु मुँह और नाक के संपर्क में न आएँ।
- कुछ विशेषज्ञ सर्दी-ज़ुकाम में तीखा भोजन खाने की सलाह देते हैं। यह नाक को अधिक बहने में मदद करता है। साथ ही यह प्राकृतिक रूप से सर्दी-ज़ुकाम की दवा जैसे काम करता है।
- यदि सर्दी-खाँसी के साथ बुखार भी हो तब अधिक द्रव पदार्थ जैसे, पानी, सूप, फलों का रस आदि पीएँ।

औषधियाँ

- यदि सर्दी ठंढी हवा के संपर्क में आने से हुई है, सिरदर्द है, छीकें और आँखों से पानी आ रहा है, बुखार की अनुभूति और ज़्यादा बीमार हो जाने की आशंका से परेशान हैं तो - **एकोनाइटम नेपेलस** ३०, दिन में छह बार, एक दिन लें। अगले दिन खुराक कम करें यानी दिन में चार बार लें। उसके अगले दिन, खुराक को और कम करें यानी दिन में तीन बार लें, फिर बंद कर दें।

- यदि स्राव आँखों से सामान्य और नाक से जलनयुक्त है, खुली हवा में जाने से सर्दी में आराम और गर्मी में जाने से अधिक हो तो – **एलियम सेपा** ३०, उपरोक्त विधि अनुसार लें।

- यदि आँखों से जलनयुक्त और नाक से सामान्य स्राव हो, एलियम सेपा के विरुद्ध है तो – **यूफ्रेशिया ऑफिसिनॅलिस** ३०, दिन में छह बार, एक दिन लें। अगले दिन खुराक कम करें यानी दिन में चार बार लें। उसके अगले दिन, खुराक को और कम करें यानी दिन में तीन बार लें, फिर बंद कर दें।

- यदि आँख और नाक दोनों से जलनयुक्त स्त्राव, साथ में बेचैनी व थोड़े पानी की न बुझनेवाली प्यास हो तो – **आर्सेनिकम एल्बम** ३०, पहले दिन पर दिन में चार बार लें और अगले दो दिन, दिन में तीन बार लें।

- यदि माथे में भारीपन हो, रात में नाक बंद हो लेकिन दिन में नाक बहती हो तो – **नक्स वॉमिका** ३०, पहले दिन पर दिन में चार बार लें और अगले दो दिन, दिन में तीन बार लें।

- अत्यधिक सर्दी के साथ ज़्यादा छींके आना, नाक लाल होना, माथे में दर्द और आँखों से पानी आना – **सबाडिला** ३०, पहले दिन पर दिन में चार बार लें और अगले दो दिन, दिन में तीन बार लें।

- यदि नाक से स्राव गाढ़ा और नरम हो, पीठ में दर्द और अत्यधिक ठंढ का एहसास हो, छींकें आना, मरीज़ सुस्त और निष्क्रय हो तो – **जेल्सेमियम सेम्पेरविरेन्स** ३०, दिन में ४ बार, तीन दिन के लिए लें।

- जब सर्दी का पहला चरण पूरा हो गया हो और अब नाक व गले से स्त्राव गाढ़ा एवं पीला हो, साथ ही नाक से गंध न आना, स्वाद कड़वा या कोई स्वाद न हो तो – **पल्सेटीला नाइग्रीकन्स** ३०, दिन में तीन बार, सात दिन तक लें।

CONSTIPATION

कब्ज के बारे में जानिए

कब्ज की समस्या अधिकतर ऐसे लोगों को होती है, जो निष्क्रिय रहते हैं, जो व्यायाम नहीं करते तथा अधिक बैठे रहनेवाला काम करते हैं।

जब इंसान का मल निष्कासन नहीं होता या आँतों (पेट) में कुछ रह गया है, भारीपन महसूस हो रहा है, पेट साफ नहीं हुआ है, इस स्थिति को कब्ज कहते हैं। यह

तकलीफ दिन–ब–दिन भारतीयों में बढ़ती जा रही है क्योंकि लोग फास्ट फूड लेते हैं और सप्ताहांत (weekend) में होटलों में रात का खाना लेना पसंद करते हैं। कब्ज होने पर आप बेचैन व व्याकुल रहते हो और बार–बार गैस अर्थात अपान वायु का निष्कासन होता है। यदि कब्ज की उपेक्षा की जाए तो इससे बवासीर (अँतड़ियों का आंतरिक विकार) हो सकता है। कब्ज से सिरदर्द, थकान और साँस में बदबू भी हो सकती है।

उपचार - प्रथम चरण

- अपनी जीवन शैली में बदलाव लाएँ, जैसे खान–पान व पानी पीने की आदतें बदलें।
- अपने आहार में अधिक हरी सब्ज़ियों और रेशेदार फलों का समावेश करें।
- होटलों और रेस्टोरंट में जाने से, फास्ट फूड या जंक फूड लेने से, तला हुआ तथा भारी भोजन करने से बचें।
- यदि संभव हो तो हर दिन एक गिलास सेब का रस लें।
- सुबह और शाम पैदल चलने की शुरुआत करें तथा हलका–फुलका व्यायाम करें।
- सुबह उठने के बाद कम से कम दो गिलास पानी पीएँ और हर रात सोने से पहले एक गिलास दूध पीएँ।
- पानी पीने की मात्रा को रोज़ बढ़ाते जाएँ।

औषधियाँ

- निष्क्रिय व सुस्त जीवन, मल त्याग की अप्रभावी इच्छा, दिन में कई बार मल त्याग - **नक्स वॉमिका** २००, दिन में दो बार, तीन दिन के लिए लें।
- सख्त मल, शुष्कता, रूखा–सूखा भोजन खाने की इच्छा - **एल्युमिना** २०० (बच्चों और वृद्धों के लिए अधिक उपयोगी), दिन में दो बार, तीन दिन के लिए लें।
- मल सख्त, शुष्क, जला हुआ, बहुत अधिक मात्रा में, मल त्याग की इच्छा न होना, लंबे समय के अंतराल से अधिक प्यास लगना - **ब्रायोनिया एल्बा** २००, दिन में दो बार, तीन दिन के लिए लें।
- मरीज़ कब्ज के साथ सामान्य और अच्छा महसूस करता है, मोटा, थुलथुला, ठंढ महसूस करता है - **कॅल्केरिया कार्बोनिका** ३०, दिन में तीन बार, सात दिन तक लें।

- कब्ज़ लेकिन मल त्याग सिर्फ खड़े रहने पर ही हो पाता है – **कॉस्टिकम** २००, सप्ताह में एक खुराक, तीन सप्ताह तक लें।

- वृद्धों में बहुत पुरानी कब्ज़ के साथ पेट में डूबने जैसा महसूस होना, जीभ मोटी व पिलपिली और सफेद – **हायड्रॅस्टिस कॅनाडेन्सिस** Q की ८ बूँद आधे कप पानी में दिन में २ बार, सात दिन तक लें।

- शीत प्रधान (ज़्यादा ठंढ लगनेवाले) रोगियों में मल गुदा से वापस अंदर चला जाता है, जब थोड़ा सा ही बाहर निकलता है – **सिलिशिया टेरा** २००, सप्ताह में एक खुराक, तीन सप्ताह तक लें।

COUGH
खाँसी के बारे में जानिए

खाँसी एक सामान्य विकार है। इसमें चिंता की कोई बात नहीं तब तक, जब तक खाँसी लंबे समय तक नहीं रहती है। इसका यह अर्थ बिलकुल नहीं कि औषधि न ली जाए। मामूली सर्दी, फ्लू या किसी प्रकार की एलर्जी की प्रतिक्रिया ऊपरी श्वास नली में संक्रमण (इन्फेक्शन) पैदा कर सकती है। खाँसी सूखी या बलगमयुक्त भी हो सकती है। वास्तव में खाँसी एक प्रतिक्रिया है, जो श्वसन मार्ग से बलगम को बाहर निकालने का कार्य करती है। यह श्वसन प्रणाली को साफ करने की प्रक्रिया है। खाँसी यह भी दर्शाती है कि हमारे शरीर में रोग प्रतिरोधक क्षमता है, जो श्वसन प्रणाली में फँसे उत्तेजक कणों को बाहर निकाल देती है।

वातावरण में प्रदूषण, वाहनों से निकलनेवाला धुआँ, सर्दी-जुकाम में बलगम नाक से होकर गले में चला जाता है और श्वसन मार्ग में अवरोध पैदा करता है। श्वसन मार्ग में किसी भी प्रकार की एलर्जी, जीवाणुओं का संक्रमण तथा उपरोक्त कई कारणों से खाँसी हो सकती है। खाँसी ठंढ के मौसम में एवं प्रदूषणयुक्त क्षेत्रों में ज़्यादा होती है।

उपचार – प्रथम चरण

- प्रदूषित स्थानों पर जाने से बचें, यदि आप धूम्रपान करते हैं तो धूम्रपान करना छोड़ दें।

- दिन में अधिक मात्रा में पानी पीएँ। दिन में कम से कम तीन बार गुनगुना पानी पीएँ।

- दही और केला खाना बंद करें।

- ठंढ के मौसम में खाँसी होने पर एक चम्मच शहद के साथ अदरक या प्याज़ के रस की चार बूँद डालकर हर दिन, दिन में दो या तीन बार लें।
- यदि खाँसी भौंकने जैसी, रूखी, खराशवाली है तो भाप लेना उपयोगी होगा। इसके लिए गरम पानी से भाप लें। इस विधि के अलावा बाज़ार में बिजली पर चलनेवाले भाप लेने के यंत्र भी उपलब्ध हैं।
- हलके गरम लहसून-सरसाके तेल से छाती, पीठ और गले पर हलके हाथ से मालिश करें। इस तेल को बनाने के लिए लहसून की चार कलियों को एक चम्मच सरसों के तेल में मिलाकर गरम करें, जब तक कि लहसून भुन न जाए। इस तेल को थोड़ा हलका गरम होने दें और लहसून की कलियाँ निकालकर इस तेल से रोगी की छाती, गले और पीठ पर मालिश करें। मरीज़ को ठंढी हवा न लगने दें। बेहतर है कि मालिश रात में सोने से पहले की जाए।

औषधियाँ

- जब खाँसी ठंढी हवा के संपर्क में आने से हो और मरीज़ को खाँसी होने की चिंता या डर हो तो – **एकोनाइटम नेपेलस** ३०, दिन में चार बार, एक दिन के लिए और उसके बाद दिन में तीन बार अगले दो दिन तक लें।
- खाँसी से शरीर के दूर के भागों तक दर्द, गले में जलन हो तो – **कॅप्सीकम एनम** ३०, दिन में तीन बार, तीन दिन तक लें।
- खाँसी के दौरे के बाद नींद आना, खाँसी से और ज़्यादा खाँसने की इच्छा बढ़ना, लंबी साँस भरना, मरीज़ का मानसिक व शारीरिक तौर से थक जाना – **इग्नेशिया अमारा** ३०, दिन में तीन बार, तीन दिन तक लें।
- रात को खाँसी के साथ सीने में तकलीफ, खाँसी छाती की गहराई से आना, रात में खाँसी के साथ दिन में दस्त होना – **पेट्रोलियम** ३०, दिन में तीन बार, तीन दिन तक लें।
- खाँसी- साँस अंदर लेते समय व रात में, रात में ठंढी हवा में साँस लेते वक्त व सूखी खाँसी, गले में खराश से खाँसी – **रयूमेक्स क्रिस्पस** ३०, दिन में तीन बार, तीन दिन तक लें।
- खाँसते-खाँसते छींके आ जाना, वृद्धों में सख्त, गाढ़ा बलगम बाहर निकालने में कठिनाई, खाँसने पर पीठ में दर्द – **सेनेगा Q**, १० बूँदे आधे कप पानी में दिन में तीन बार, तीन दिन तक लें।

- खाँसी से सिर एवं छाती में दर्द, कब्ज के साथ सूखा मल, अधिक प्यास – **ब्रायोनिया एल्बा** ३०, दिन में चार बार, तीन दिन तक लें।
- खाँसी के साथ गला बैठना, आवाज़ खो जाना, खाँसी में भी ठंढा बर्फीला पानी पीना पसंद करना – **फॉस्फोरस** २०० की एक खुराक सुबह में और तीसरे दिन एक खुराक सुबह में लें।
- खाँसी के साथ गले में धूल अटकने जैसा महसूस होना, खाँसते समय मुँह से बलगम की छोटी गाँठे बाहर उड़कर गिरना, खाँसी के साथ बारी-बारी से दस्त और कब्ज़ होना – **चेलीडोनियम मेजस** ३०, दिन में ३ बार, तीन दिन के लिए लें।
- खाँसते समय कान में दर्द, कफ चिपचिपा और लसदार (रेशेदार) – **काली ब्राइक्रोमियम** ३०, दिन में ३ बार, तीन दिन के लिए लें।
- खाँसी सुबह तीन बजे आना – **काली कार्बोनिकम** २०० की एक खुराक सुबह में और यदि आराम न आए तो चौथे दिन पर एक खुराक लें। यदि पहली खुराक से आराम मिल जाए तो खुराक को न दोहराएँ। परिणाम के लिए पहली खुराक के बाद चार दिन इंतज़ार करें।
- गरम कमरे में खाँसी आना, खुली हवा में आराम, कम प्यास के साथ मुँह सूखना – **पल्सेटिला नाइग्रीकन्स** ३०, दिन में तीन बार, तीन दिन के लिए लें।
- सूखी खाँसी के साथ सिसकारी जैसी आवाज़ आना, जैसे आरी (लकड़ी, लोहा आदि को काटने का दाँतीदार अवज़ार) चल रही हो, घरघराहट, गले में डाट (प्लग) लगने जैसी अनुभूति, श्वसन मार्ग में ज़्यादा सूखापन – **स्पॉन्जिया टोस्टा** ३०, दिन में चार बार, एक दिन के लिए और दिन में तीन बार अगले तीन दिन के लिए लें।
- खाँसते समय पेशाब निकल जाना, ठंढे, नम मौसम में सूखी खाँसी में आराम, कम मात्रा में कफ, इसे निगलने जैसा महसूस होना – **कॉस्टिकम** २०० की एक खुराक दिन में एक बार, तीन दिन के लिए लें।
- पहली नींद के बाद खाँसी बदतर और घरघराहट के साथ जीभ साफ, कभी-कभी जी मिचलाना और वमन – **इपिकाक्वान्हा** ३०, दिन में तीन बार, तीन दिन के लिए लें।

- कफ की वजह से छाती में खरखराहट की आवाज़, कफ को बाहर निकालने में तकलीफ, जीभ पर सफेद परत, बारी-बारी से खाँसी और उबासी आना – **एंटिमोनियम टार्टरीकम ३०**, दिन में तीन बार, तीन दिन के लिए लें।
- रात में सूखी खाँसी, गले में खराश, अचानक दम घुटना, खाँसने से चेहरा लाल होना, गले में तेज़ दर्द, तीखी कर्कश आवाज़ – **बॅलाडोना** ३०, दिन में चार बार, तीन दिन के लिए लें।
- ठंढी हवा के संपर्क में आने से गले में किसी बाह्य पदार्थ के अटकने जैसा लगना, निगलते वक्त दर्द होना, छूने से संवेदनशील, ठंढ से खाँसी बढ़ना, खाँसी के वक्त दम घुटने जैसा लगना – **हेपार सल्फर** ३०, दिन में तीन बार, तीन दिन तक लें। अब कफ आसानी से निकल जाएगा। चौथे दिन कोई दवा न लें तथा पाँचवें दिन पर **हेपार सल्फर** २०० की एक खुराक लें।
- खाँसी के साथ गले में खुजली, जकड़नयुक्त खाँसी के साथ सीने में जलन, आवाज़ बैठना, घरघराहट, उल्टी, बीमारी के बाद की खाँसी, खाँसी के साथ पेट में वायु (गैस) बनना – **कार्बो वेजिटॅबिलिस** ३०, दिन में तीन बार, तीन दिन तक लें।
- कफ पीला और मीठा, कमज़ोरी तथा छाती में खालीपन लगना – **स्टॅन्नम मेटॅलिकम** ३०, दिन में तीन बार, तीन दिन तक लें।
- सूखी खाँसी, खाँसने के लिए झुकना पड़ता है, खाँसी के साथ कब्ज – **काली म्यूरिएॅटीकम** ३०, दिन में तीन बार, तीन दिन तक लें।
- बच्चा खाँसने के पहले और बाद में रोता है, तीव्र खाँसी के साथ चेहरे पर दाद (हर्पीस), खाँसी रात में और व्यायाम करते समय बढ़ जाती है – **अर्निका मोंटाना** २०० की एक खुराक दिन में एक बार तीन दिन तक लें।

नोट : यदि पाँच दिन में खाँसी ठीक न हो तब होमियोपैथिक चिकित्सक से सलाह लें।

CRAMPS IN LEGS

टाँगों में मरोड़ या ऐंठन के बारे में जानिए

यह टाँगों की मांसपेशियों में बहुत ही दर्दनाक स्थिति है, जिसे हिंदी में 'बाइटें' भी कहा जाता है। जिसमें टाँगों की मांसपेशियाँ मरोड़ या जकड़ जाती हैं। मांसपेशियों में अचानक से आए संकुचन से अत्यधिक दर्द होता है, जिससे मरीज़ रोने की स्थिति में आ

जाता है। सामान्यतः ऐंठन टाँगों (पिंडलियों) की मांसपेशियों में होती है पर बाहें, हाथ और पैरों में भी हो सकती है। ऐसा कभी-कभी होता है मगर यदि रोज़ मांसपेशियों में जकड़न आती है तो इलाज़ की आवश्यकता है।

यह तकलीफ ज़्यादातर सोते समय होती है, जब टाँगें सीधी, तनी हुई होती हैं और अचानक से आए हुए अनियंत्रित झटके से टाँगों की मांसपेशियों में ऐंठन होती है। टाँगों में ऐंठन, मांसपेशियों में आई संकुचन से होती है। टाँगों में रक्त संचारण सही न होने की वजह से या गलत ढंग से बैठने या खड़े होने से नसों को नुकसान पहुँचता है।

उपचार - प्रथम चरण

- जिस टाँग में ऐंठन आई है, लेटकर ही टाँग को बिस्तर से सटाए रखकर अँगूठे को इधर-उधर हिलाने की कोशिश करें।
- अब उठकर बैठें, हाथ के अँगूठे से पिंडलियों के पिछले हिस्से के बीच के भाग (मांसपेशियों और पुट्ठों के मिलने की बिंदु) को दबाएँ।
- अपनी टाँग पर अँगूठे से लगातार दबाव बनाते हुए, अँगूठे को ऊपर की तरफ घुटने तक घूमाएँ।
- जब दर्द थोड़ा कम हो जाए तब दोनों हाथों से पिंडलियों को दबाते हुए घुटनों तक जाएँ।
- गरम सेक से भी ऐंठन से छुटकारा मिलता है।
- यदि हलका दर्द लंबे समय तक बना रहे तो **अर्निका मरहम** का लेप लगाएँ।
- ऐंठन से बचने का उपाय है बहुत मात्रा में पानी पीएँ तथा नमक का सेवन कम करें।

औषधियाँ

- पिंडलियों की मांसपेशियों में रात को सोते समय तनाव से ऐंठन हो तो - **रहस टॉक्सीकोडेन्ड्रॉन** ३० की तीन खुराक हर पाँच मिनट में लें, जब ऐंठन का दौरा पड़ा हो। अगले दिन यही औषधि दिन में तीन बार लें।
- पिंडलियों, तलवों, हथेलियों, पैर के पंजों और उँगुलियों में बार-बार ऐंठन आए तो - **क्यूप्रम मेटालिकम** ३०, दिन में ३ बार, पाँच दिन तक लें।
- बहुत ज़्यादा थकान या काम करने पर ऐंठन हो और ऐसा लगे कि उस हिस्से को चोट लग गई हो तो - **अर्निका मोंटाना** ३०, दिन में तीन बार, तीन दिन तक लें।

CRAVINGS

तीव्र इच्छा, लालसा के बारे में जानिए

लालसा यानी कुछ खाद्य पदार्थों या अन्य चीज़ों की तीव्र इच्छा होना। आपने देखा होगा छोटे बच्चे चॉक, पेन्सिल, कागज़, स्लेट आदि चबाते रहते हैं। ठीक वैसे ही बहुत से लोग अपने आहार में नमक या शक्कर मिलाकर खाना पसंद करते हैं। कुछ लोग अचार के बिना खाना ही नहीं खाते हैं। कुछ लोग कच्चे चावल खाते हैं। कुछ लोग रोज़, बिना चूके अंडा खाते हैं।

इन सभी बातों को ही तीव्र इच्छा कहा गया है। किसी भी चीज़ की अति बुरी होती है। उससे शरीर पर प्रतिकूल प्रभाव पड़ता है। हालाँकि इसके प्रभाव तुरंत दिखाई नहीं देते मगर होमियोपैथी इन इच्छाओं और अनिच्छाओं को महत्त्व देकर इसकी औषधि ढूँढ़ने में सहायक बनती है।

अगर किसी को पाचन संबंधि समस्या है और वह नमक खाना पसंद करता है, यह लक्षण **नेट्रम म्यूर** औषधि की ओर इशारा करते हैं। शरीर कोई भी लक्षण बताए, **नेट्रम म्यूर** का प्रयोग करना चाहिए। एक अच्छा डॉक्टर रोगी का बेहतर इलाज़ करने के लिए **नेट्रम म्यूर** के अन्य लक्षणों के बारे में जानना चाहेगा। वैसे तो एक जनसाधारण भी **नेट्रम म्यूर** यह औषधि उस इंसान को दे सकता है, जिसे नमक खाने की तीव्र इच्छा होती है और आश्चर्यजनक परिणाम देख सकता है।

उपचार - प्रथम चरण : कुछ नहीं

औषधियाँ

कुछ चीज़ों की लालसा के लिए औषधियाँ

- कपड़े चबाना, कच्चा खाना, कच्चे चावल - **एल्यूमिना** २००
- वसायुक्त पदार्थ, नींबू, चूना, पेन्सिल, चॉक, मिट्टी, स्लेट आदि - **एसिडम नाइट्रिकम** २००
- नमक - **नेट्रम म्यूरिएटिकम** २००
- अंडे - **कॅल्केरिया कार्बोनिका** २००
- मीठा - **अर्जेन्टम नाइट्रिकम** २००
- अचार और खट्टे पदार्थ - **सेपिआ ऑफिसिनॅलिस** २००
- नींबू शरबत - **पल्सेटिला नाइग्रीकन्स** २००
- केला - **थेरीडिओन** २००

- हमेशा ठंढा बर्फीला पेय का शौकीन – **फॉस्फोरस** २००
- दूध – **रहस टॉक्सीकोडेन्ड्रॉन** २००
- हर चीज़ ठंढी चाहता है – **सीकेल कॉरन्यूटम** २००

नोट : उपरोक्त औषधियों की सिर्फ एक खुराक लें। १५ दिन तक इंतज़ार करें और यदि परिणाम आपके पक्ष में हैं तो एक खुराक दोबारा लें। यदि नहीं तो डॉक्टर से संपर्क करें।

DANDRUFF

रूसी के बारे में जानिए

रूसी सिर की त्वचा और बालों की एक आम बीमारी है। ये सूखी पपड़ी जैसी कोशिकाएँ (मृत त्वचा) हैं, जो सिर की त्वचा या बालों की जड़ों से बिना किसी सूजन या दर्द के छिलकों की तरह निकलती हैं। इससे जलन और खुजली शुरू होती है। यह समस्या बड़े शहरों तथा महानगरों की युवा पीढ़ी में अधिक पाई जाती है क्योंकि वे बालों में तेल नहीं लगाते हैं तथा बार-बार शॅम्पू से सिर धोते हैं, जिनमें रसायन पाए जाते हैं। वे टी.वी. में दिखाए गए विज्ञापनों के प्रलोभन में आकर बालों को रूखा-सूखा, बिना तेल के रखते हैं और रूसी जैसी समस्या को न्योता देते हैं।

सोचिए! यदि प्रदूषण और धूल फेफड़ों को नुकसान पहुँचा सकते हैं तो त्वचा को क्यों नहीं? जो धूल शुष्क बालों पर पड़ती है, वह बिना किसी रुकावट के सीधी जड़ों तक जाकर खुजलाहट पैदा करती है। यदि बालों में तेल लगा हुआ हो तो धूल बालों पर ही चिपक जाती है और सिर की त्वचा तक नहीं पहुँच पाती। बड़े शहरों में ही यह परेशानी अधिक देखी जाती है। छोटे गाँवों में रूसी क्या होती है, लोग जानते ही नहीं।

उपचार - प्रथम चरण

- महिलाएँ सप्ताह में तीन बार और पुरुष रोज़ बालों को धोएँ। तेज़ रसायनयुक्त शॅम्पू का इस्तेमाल न करें। हर्बल शॅम्पू या साबुन जिसमें शिकाकाई, आँवला या ग्लिसरीन हो, उसका उपयोग करें।
- खुद के लिए साफ कंघी और ब्रश का उपयोग करें, दूसरों की कंघी अथवा ब्रश इस्तेमाल न करें।
- गर्मियों में दही से बालों को धोएँ। दही बालों में लगाकर, पंद्रह से बीस मिनट बाद बाल धोएँ।
- ताज़ा नींबू का रस बालों की जड़ों में लगाएँ, फिर बीस मिनट बाद बाल धो डालें।

औषधियाँ

- सिर की पूरी त्वचा पर रूसी की परत जमी होना और गुच्छों में बाल झड़ना – **फॉस्फोरस** २०० की एक खुराक सप्ताह में एक बार, कुल दो खुराक लें।
- खुजली के साथ रूसी, गरम पानी से सिर धोने पर तकलीफ अधिक, ऐसे में सिरदर्द भी होना – **लाइकोपोडियम क्लॅवेटम** २०० की एक खुराक सप्ताह में एक बार, कुल दो खुराक लें।
- खुजली के साथ रूसी व खरोंचने पर सिर की त्वचा भी निकलना, सिर की त्वचा संवेनशील होना व मरीज़ का एक समय में पानी का पूरा गिलास पीने के बजाए थोड़ा सा ही पानी पीना – **आर्सेनिकम एल्बम** २०० की एक खुराक सप्ताह में एक बार, कुल दो खुराक लें।
- रूसी सफेद, पपड़ीदार, रूखे बाल, बालों का झड़ना, नम मौसम में अधिक – **थूजा ऑक्सीडेंटॅलिस** २०० की एक खुराक सप्ताह में एक बार, कुल दो खुराक लें।
- बालों की माँग में रूसी ज़्यादा होना, त्वचा अधिक तैलीय, रोगी को नमक खाने की इच्छा होना – **नेट्रम म्यूरिएटिकम** २०० की एक खुराक सप्ताह में एक बार, कुल दो खुराक लें।
- बालों में अत्यधिक रूसी, पपड़ीदार, सिर के पिछले भाग में बार-बार पसीना आना – **सॅनिक्यूला एक्वा** २०० की एक खुराक सप्ताह में एक बार, कुल दो खुराक लें।
- रूसी के गोलाकार चकते जैसे दाद, खुजलाने से भी आराम न आना, मरीज़ को अत्यधिक कमज़ोरी महसूस होना और यदि महिला है तो उसका मासिक धर्म अनियमित होना – **सेपिया ऑफिसिनॅलिस** २०० की एक खुराक सप्ताह में एक बार, कुल दो खुराक लें।
- रूसी के साथ बालों की जड़ों में दर्द, सिर और माथे पर अधिक पसीना – **कॅल्केरिया कार्बोनिका** २०० की एक खुराक सप्ताह में एक बार, कुल दो खुराक लें।

DIARRHOEA

दस्त, अतिसार के बारे में जानिए

दस्त एक क्रियात्मक विकार है, जिसमें आँतों में जलन और सूजन के बिना बार–

बार पतला मल त्याग होता है। अतिसार का अर्थ है बार-बार पतला दस्त होना। जब पाचन क्रिया सही तरह से कार्य न करती हो और भोजन अपेक्षा से अधिक तीव्र गति से पाचन मार्ग में पहुँच जाता है तब इसका कारण कुछ संक्रमण (इन्फेक्शन) हुआ है। यदि मरीज़ को कोई औषधि भी न दी जाए और अधिक से अधिक पेय पदार्थ लेने के साथ पूरा आराम करे तो दस्त ठीक हो जाते हैं।

यदि दस्त कुछ दिनों तक चलते हैं तो इसका कारण विषाक्त भोजन से अंतड़ियों की आंतरिक सतह पर कुछ वाइरल और बैक्टेरियल (जीवाणु संबंधी) संक्रमण हुआ है।

कई बार दस्त का कारण कुछ विशेष खाद्य पदार्थों का अपचन भी हो सकता है, जैसे दूध, क्रीम, चीज, मांस आदि। कई बार औषधियों को ज़्यादा मात्रा में लेने का दुष्प्रभाव भी हो सकता है। अकसर अत्यधिक कच्चे या न पचनेवाले खराब फल, बीमार जानवरों का मांस, वातावरणीय प्रभाव, थकान, दबा हुआ चर्म रोग और मानसिक भावनाओं के कारण भी दस्त होते हैं। यह याद रहे कि अपचन के कारण दस्त लगने की समस्या होना एक शारीरिक प्रक्रिया है ताकि नुकसानदेह पदार्थ बाहर निकल जाएँ वरना वे शरीर में गंभीर समस्याएँ पैदा कर सकते हैं।

उपचार-प्रथम चरण

- बिस्तर पर अधिक से अधिक आराम करें, कुछ घंटों के लिए लेट जाना बेहतर है।
- अचानक तापमान में आए परिवर्तन से बचें।
- अत्यधिक शारीरिक और मानसिक तनाव से बचना चाहिए।
- भरपूर मात्रा में उबला हुआ पानी शक्कर और एक चुटकी नमक मिलाकर लेना चाहिए।
- इसमें इलेक्ट्रॉल या ओ.आर.एस. का घोल भी मदद करता है।
- चाय, कॉफी, अंडे, मांस, मसालेदार खाना, फल और उत्तेजक पदार्थों से बचना चाहिए।
- दो चम्मच इसबगोल को दही और शक्कर में मिलाकर दिन में दो बार लें।
- भोजन में दही और चावल खाएँ।
- भोजन के पश्चात एक छोटे चम्मच सौंफ के साथ मिश्री खाएँ।
- दस्त की समस्या के दौरान यात्रा और होटल में भोजन खाने से बचें।
- हर बार शौच के बाद साबुन से अच्छी तरह हाथ साफ करें तथा पोंछकर सुखा दें। मरीज़ के लिए अलग से तौलिया रखें। सार्वजनिक शौचालयों के इस्तेमाल से बचें।

नोट : यदि दस्त में ध्यान न रखा जाए तो शरीर में पानी की कमी से होनेवाली सुस्ती, पेशाब का कम मात्रा में आना, बेचैनी, उल्टी होना आदि लक्षण दिखाई दें तो तुरंत डॉक्टर से संपर्क करें।

औषधियाँ

- अधिक फल खाने से गर्मियों में दस्त, खाने के बाद बिना दर्द के दस्त, सुबह-शाम कमज़ोरी महसूस होना, प्यास, भूख न लगना, मल एकदम से बलपूर्वक निकलना – **चाइना ऑफिसिनॅलिस** ३०, दिन में छह खुराक हर दस्त के बाद जब तक आराम न आए तब तक लें। यदि तीन से चार खुराक के बाद आराम आ जाए तो दवा बंद कर दें। अगले दिन दो खुराक तथा तीसरे दिन केवल एक खुराक लें।

- ठंढ व नम मौसम के संपर्क में आने से दस्त लगना, ठंढक महसूस होना, अधिक प्यास लगना व बुखार जैसा लगना – **एकोनाइटम नेपेलस** ३०, उपरोक्त विधि अनुसार लें।

- बच्चों में दस्त, गरम, हरे, दर्दयुक्त, दाँत निकलते समय बच्चा चिल्लाता है और चिड़चिड़ करता है – **चामोमिला** दिन में छह खुराक हर दस्त के बाद जब तक आराम न आए तब तक लें। यदि तीन से चार खुराक के बाद आराम आ जाए तो दवा बंद कर दें। अगले दिन दो खुराक तथा तीसरे दिन केवल एक खुराक लें।

- रात में देरी से खाने तथा अधिक मात्रा में खाने और पीने से – **नक्स वॉमिका** ३०, उपरोक्त विधि अनुसार लें।

- हर दस्त के बाद जलन, बेचैनी, कमज़ोरी, मल में बदबू, अधिक प्यास, बासी खाना, मांस-मछली या दूध, बासी सब्ज़ियाँ, आइसक्रीम तथा अम्लीय भोजन खाने से दस्त – **आर्सेनिकम एल्बम** ३०, दिन में छह खुराक हर दस्त के बाद जब तक आराम न आए तब तक लें। यदि तीन से चार ख़ुराक के बाद आराम आ जाए तो दवा बंद कर दें। अगले दिन दो खुराक तथा तीसरे दिन केवल एक खुराक लें।

- दस्त प्रचुर मात्रा में, बलपूर्वक बाहर निकलना, सोने के बाद राहत, उबले हुए साबूदाने जैसे दस्त – **पोडोफाइलम पेल्टॅटम** ३०, उपरोक्त विधि अनुसार लें।

- पीले बदबूदार दस्त, दस्त होने के तुरंत बाद दस्त की इच्छा, दस्त के पहले और दस्त के समय पेट में दर्द, सुबह दस्त मरीज़ को बिस्तर छोड़ने के लिए बाध्य करता है और दस्त के साथ गैस, वायु निकलना – **एलोस सोकोट्रिना** ३०, दिन में छह

खुराक हर दस्त के बाद जब तक आराम न आए तब तक लें। यदि तीन से चार खुराक के बाद आराम आ जाए तो दवा बंद कर दें। अगले दिन दो खुराक तथा तीसरे दिन केवल एक खुराक लें।

यदि आप दस्त का कारण जानते हैं तो निम्न औषधियाँ बेहतर कार्य करेंगी।

- प्रदूषित पानी पीने से – **चामोमिला** ३०
- बारिश के मौसम में ठंढ के संपर्क में आने से – **डल्कामारा** ३०
- दूध पीने से – **एथूसा साइनॅपियम** ३०
- वसायुक्त भोजन खाने से – **पल्सेटिला नाइग्रीकन्स** ३०
- दिन में गरमी, लू लगने से और रात में ठंढ के संपर्क में आने से – **ब्रायोनिआ एल्बा** ३०
- खुशी की खबर सुनकर – **कॉफिया क्रूडा** ३०
- दुःख की खबर सुनकर – **इग्नेशिया अमारा** ३०
- प्रसूति के बाद दस्त लगना – **चाइना ऑफिसिनॅलिस** ३०
- अधिक फल खाने के बाद – **चाइना ऑफिसिनॅलिस** ३०
- आइसक्रीम या बर्फ खाने के बाद – **आर्सेनिकम एल्बम** ३०

नोट : उपरोक्त औषधियों की दिन में छह खुराक हर दस्त के बाद जब तक आराम न आए तब तक लें। यदि तीन से चार खुराक के बाद आराम आ जाए तो दवा बंद कर दें। अगले दिन दो खुराक तथा तीसरे दिन केवल एक खुराक लें।

DIRECTIONAL AND DIAGONAL SYMPTOMS

दिशात्मक और विकर्ण लक्षणों के बारे में जानिए

घृणा और तीव्र इच्छा की तरह रोग के दिशात्मक और विकर्ण (आढ़े-टेढ़े) लक्षण भी सही औषधि का चुनाव करने हेतु सहायक बनते हैं। ये लक्षण दिखने में कुछ अजीब होते हैं मगर कई बार बहुत मददगार होते हैं। जिस वजह से रोग के अन्य लक्षणों को ढूँढ़ने की आवश्यकता नहीं पड़ती और औषधि की २०० शक्ति की मात्र एक खुराक ही लेनी पड़ती है। यही खुराक सात दिन बाद फिर से दोहराएँ। यदि इससे आराम मिलता है तो तीन दिन तक इंतज़ार करें, उसके बाद डॉक्टर से संपर्क करें।

उपचार प्रथम चरण : कुछ नहीं
औषधियाँ
दिशात्मक और विकर्ण दर्द

- बाईं बाँह और दाईं टाँग में दर्द – **ऍगॅरिकस मस्कॅरियस**
- ऊपरी दायाँ अंग और निचला बायाँ अंग – **एम्ब्रा ग्रिसिया**
- दर्द नीचे की ओर जाता है, जैसे कंधे से हाथ तक और जाँघ से टाँग तक – **काल्मिया लॅटीफोलिया**
- दर्द ऊपर की ओर जैसे हाथ से कंधे तक या पाँव से टाँग तक और वहाँ से जाँघ तक – **लेडम पालूस्त्रे**
- दर्द बाईं ओर से दाईं तरफ सरकता है – **लॅकॅसिस**
- दर्द दाईं तरफ से बाईं तरफ सरकता है – **बॅलाडोना**
- लक्षण बार–बार अपना स्थान बदलते हैं – **लॅकॅनिनम**

DEBILITY OR WEAKNESS
कमज़ोरी/निर्बलता के बारे में जानिए

शरीर की दुर्बलता कमज़ोरी है और यह कई कारणों से हो सकती है। आहार में कमी, कम रक्तचाप, खून की कमी, अत्यधिक दवाइयाँ लेने के दुष्परिणाम, दस्त के बाद, अत्यधिक मासिक स्राव के बाद, अत्यधिक व्यायाम या बिना आराम किए घर का बहुत सारा काम तथा मानसिक तनाव या चिंता ये शरीर की दुर्बलता के कुछ महत्वपूर्ण कारण हैं। कमज़ोरी मिटाने के लिए उत्तरी भारत में बुज़ुर्ग उपयुक्त शाकाहारी भोजन और दूध के सेवन की सलाह देते हैं।

यहाँ कुछ औषधियाँ दी गई हैं, जो दुर्बलता को दूर कर सकती है। यदि फिर भी कमज़ोरी महसूस हो तो डॉक्टर से संपर्क करें। ३० शक्ति की औषधि, दिन में तीन बार, सात दिन तक लें।

उपचार प्रथम चरण : कुछ नहीं
औषधियाँ

- सीढ़ियाँ ऊपर चढ़ने से कमज़ोरी – **कॅल्केरिया फॉस्फोरीका**
- दस्त से – **चाइना ऑफिसिनॅलिस**

- साधारण गतिविधि से - **ब्रायोनिया एल्बा**
- मासिक धर्म के पहले - **कॅल्केरिया कार्बोनिका**
- मासिक धर्म के बाद - **चाइना ऑफिसिनॅलिस**
- पसीने से - **ब्रायोनिया एल्बा**
- बोलने या हँसने से - **स्टॅन्नम मेटालिकम**

EARACHE OR EAR PAIN

कर्णशूल या कान के दर्द के बारे में जानिए

कर्णशूल का मतलब है कान में दर्द होना। अधिकतर कान में दर्द ठंढी हवा के संपर्क में आने, नहाने या बाल धोने के बाद ठीक से कानों को न सुखाने से होता है। अविचारणीय, लंबे समय तक नदी या पुल में नहाने से या कान की जाँच के लिए कान को तीली से कुरेदना या सिरिंज (सूई) से कान में पानी डालने के कारण भी कान में दर्द होता है। ज़्यादातर कानदर्द देर शाम या रात के समय ही होता है। यह दर्द अचानक व तीव्र होता है और इससे कर्ण मार्ग में लालिमा या सूजन हो सकती है या नहीं भी।

उपचार - प्रथम चरण

- कान का मैल (वैक्स) निकालने के लिए कभी तीली से कान की जाँच-पड़ताल न करें।
- यदि कोई बाह्य वस्तु कान में चली गई हो या कान की वैक्स सख्त हो गई हो तो उसे निकालने के लिए डॉक्टर से संपर्क करें ताकि वह सिरिंज से कान में गरम पानी डालकर उसे निकाल दे।
- कान का मैल निकालने के लिए कानों में दो से तीन बूँदें मुलेन ऑइल (Mullein Oil- होमियोपैथिक औषधि) को डालकर, ऊपर से रूई से ढक दें। पंद्रह मिनट बाद रूई हटा लें।
- यदि कान में दर्द या कोई स्राव हो रहा हो तो कोई अन्य तेल कानों में न डालें।
- यदि ठंढ के मौसम में कार या बाइक चला रहे हैं तो कानों को ठंढी लहरों से बचाएँ। इसलिए बाइक या स्कूटर चलाते समय हेलमेट पहनना कानदर्द से बचने का अच्छा उपाय है।
- कानदर्द कम करने के लिए गरम सेंक काफी मदद करता है।

- अगर किसी को कान में बार-बार संक्रमण या दर्द होता हो तो उसे नहाते या तैरते समय पैट्रोलियम जेली में डुबोई हुई रूई से कानों को ढकना चाहिए। बेहतर यही होगा कि वे सार्वजनिक छोटे तालाब या प्रदूषित नदियों में न जाएँ।

औषधियाँ

- दाएँ कान में दर्द – **बॅलाडोना** ३० की एक खुराक हर दो घंटे में, दिन में पाँच खुराक लें।
- बाएँ कान में दर्द – **चामोमिला** ३० की एक खुराक हर दो घंटे में, दिन में पाँच खुराक लें।
- दोनों कानों में दर्द – **चामोमिला** ३० की एक खुराक हर दो घंटे में, दिन में पाँच खुराक लें।
- ठंढी हवा के संपर्क में आने से दर्द – **एकोनाइटम नेपेलस** ३० की एक खुराक हर दो घंटे में, दिन में पाँच खुराक लें।
- दर्द नाक के साथ साइनस के अग्र भाग तक – **सिलिशिया टेरा** २०० की खुराक दिन में एक बार, दो दिन तक लें।
- कान में दर्द के साथ गले में खराश – **एपिस** ३० की दिन में पाँच खुराक लें।
- बार-बार कान में दर्द – **कॅल्केरिया कार्बोनिका** २०० की खुराक दिन में एक बार, दो दिन तक लें।
- कान बजना, गूँजना और बंद होना – **चामोमिला** २०० की खुराक दिन में एक बार, दो दिन तक लें।

FEVER SIMPLE

सामान्य बुखार के बारे में जानिए

जब शरीर का तापमान ३७ डिग्री सेल्सियस या ९८.४ डिग्री फेरेनहाइट से अधिक हो तो इस स्थिति को बुखार कहा जाता है। अन्य शब्दों में कहा जाए तो बुखार शरीर के तापमान में असामान्य वृद्धि हो जाना है। यह कोई चिंता का विषय नहीं है। यह दर्शाता है कि शरीर में कोई संक्रमण (infection) प्रवेश कर चुका है, जो हमारी रोग प्रतिरोधक क्षमता उस संक्रमण को बाहर निकालने के लिए लड़ रही है। बुखार इस प्रतिरोध का परिणाम है।

यह बुखार के दौरे का सौम्य रूप है और सामान्यत: यह बारह से छत्तीस घंटों में चला जाता है। यह ज़्यादातर शाम या रात से शुरू होता है, जिसमें बारी-बारी से ठंढी और गर्मी लगकर त्वचा रूखी पड़ती है। इसमें नाड़ी (पल्स) सख्त, पल्स रेट तेज़ होता है, त्वचा रूखी, जीभ सूखी परतदार होती है, प्यास लगती है, पेशाब कम मात्रा में या रंगीन होता है और साँस की गति तेज या बेचैनी महसूस होती है। इसमें शरीर में दर्द, सिरदर्द, पाचन क्रिया अनियमित व भूख न लगना जैसे लक्षण भी हो सकते हैं। यह ठंढे या नम मौसम के संपर्क में आने से, अचानक से तापमान में परिवर्तन, असंतुलित आहार, थकान, गले में खराश, बाह्य या आंतरिक घाव और वाइरल संक्रमण (infection) आदि कारणों से बुखार हो सकता है।

उपचार - प्रथम चरण

- यदि बुखार १०१ डिग्री फेरेनहाइट से ज़्यादा हो तब माथे, गरदन के पिछले हिस्से, कनपटी व कलाइयों पर ठंढे पानी की पट्टियाँ रखें।
- जब तक बुखार कम न हो तब तक पट्टियाँ बदलते रहें।
- मरीज़ को ठंढे पानी से नहाने या स्पंज करने की सलाह न दें क्योंकि अचानक से शरीर का तापमान कम होने से थरथराहट होती है और यह बुखार के स्थिति में या स्वास्थ्य के लिए हानिकारक होता है।
- यदि गर्मी का मौसम है तो कूलर या पंखें को चलाएँ व मरीज़ को हलके आरामदायक सूती कपड़े पहनाएँ।
- मरीज़ को अधिक से अधिक पेय पदार्थ पीने के लिए दें, जिसमें रोगी अधिक मात्रा में मूत्र त्याग करे व उसे पसीना आए। पानी के स्थान पर मरीज़ को, मौसंबी या संतरे का रस दिया जा सकता है।
- यदि मरीज़ गर्म पेय पीना चाहे तो उसे तुलसी की चाय दें।
- पूर्ण विश्राम बुखार के संक्रमण (infection) से प्रतिरोध के लिए उपयुक्त है।
- यदि बुखार १०२ डिग्री फेरेनहाइट से अधिक हो ओर ठंढे पानी की पट्टियों से भी कम न हो रहा हो तो एलोपैथिक दवा जैसे क्रोसिन या निमुलिड देने में संकोच न करें। यह दवाइयाँ तापमान को कम करने के लिए माध्यम बनती हैं और होमियोपैथिक दवाओं द्वारा ठीक करने में बाधक नहीं होती है।

आपको मेडिकल (चिकित्सा) सहयोग की आवश्यकता है, जब

- बुखार १०३ डिग्री फेरेनहाइट से अधिक हो।
- ठंढी पट्टियों से भी बुखार कम न हो।
- बुखार के साथ बुहत तेज सिरदर्द या उल्टियाँ हो रही हों।
- बुखार के साथ गरदन में अकड़न, त्वचा पर दानें आना, पेट में तीव्र दर्द, मूत्र संबंधी तकलीफें और पूर्णत: उलझन की स्थिति हो।
- यदि दो से छ: महीने का नवजात शिशु हो, जिसे १०१ डिग्री फेरेनहाइट या उससे ज़्यादा बुखार हो।
- शिशु जो छ: महीने से डेढ़ वर्ष का हो व उसे १०२ डिग्री फेरेनहाइट या उससे ज़्यादा बुखार हो।

औषधियाँ

- यदि बुखार ठंढी हवा लगने की वजह से हो, प्यास लग रही हो, पसीना और डर – **एकोनाइटम नेपेलस** ३० की खुराक हर ढाई घंटे में एक बार, दिन में पाँच बार लें। दूसरे दिन में चार बार, तीसरे दिन से दिन में तीन बार, कुल छह दिन दवा लें।
- चेहरा ठंढ, हथेलियाँ गर्म, ठंढ महसूस होना, पेट में दर्द – **सिना मारिटिमा** ३० पहले दिन, दिन में चार बार, अगले पाँच दिन तक दिन में तीन बार लें।
- खाँसी के साथ बुखार, हड्डियों में दर्द, ठंढ लगते समय प्यास लगना, खाँसी होना, बेचैनी और दस्त, बुखार के साथ – **रहस टॉक्सीकोडेन्ड्रॉन** ३० पहले दिन, दिन में चार बार, अगले पाँच दिन तक दिन में तीन बार लें।
- टॉन्सिल की सूजन के साथ तेज़ बुखार, सूखी जलती गर्मी, चेहरा लाल, सिरदर्द, पैर बर्फ जैसे, बुखार के साथ प्यास न लगना – **बॅलाडोना** ३० पहले दिन, दिन में पाँच बार और दूसरे दिन, दिन में चार बार और अगले तीन दिन तक दिन में तीन बार लें।
- बुखार के साथ जुकाम, बेचैनी, बार–बार प्यास लगना पर एक समय में कम मात्रा में पानी पीना – **आर्सेनिकम एल्बम** ३० पहले दिन, दिन में चार बार और अगले पाँच दिन तक दिन में तीन बार लें।

- बुखार के साथ कब्ज, ठंढ लगना, बुखार के प्रथम चरण में ओढ़ने की इच्छा, न ओढ़ने पर ठंढ लगना, फिर भी न ओढ़ना, बुखार अधिकतर सुबह में आना – **नक्स वॉमिका** ३०, पहले दिन, दिन में चार बार और अगले पाँच दिन तक दिन में तीन बार लें।
- सभी सर्दी–जुकाम और दाहक (catarrhal and inflammatory) बुखार की पहली स्थिति, सिरदर्द में ठंढे से आराम, रोज़ दोपहर १ बजे ठंढ लगना– **फेरम फॉस्फोरिकम** ३० पहले दिन, दिन में चार बार और अगले पाँच दिन, दिन में तीन बारलें।

नोट : यदि बुखार १०० डिग्री फेरेनहाइट या उससे अधिक हो तो औषधि न दें। जब बुखार कम हो गया हो तब वह औषधि देने का उचित समय है।

FLATULENCE

पेट फूलने/गैस बनने के बारे में जानिए

फ्लॅटूलन्स की आम परिभाषा है गैस। पेट में गैस बनने को फ्लॅटूलन्स कहते हैं। यह गैस गुदा द्वारा पास हो जाती है या डकारों के रूप में ऊपर चढ़ती है या पेट में ही रहती है, जिससे पेट फूल जाता है।

पाचन तंत्र में गैस बनना सबसे आम बीमारी है। लगभग सभी स्थितियों में गैस का कारण कब्ज या अपचन होता है पर आँतों में तकलीफ देनेवाले कई लक्षण (इरिटेबल बॉवेल सिन्ड्रोम), पित्त की थैली में पथरी होना, आमाशय में अम्लीय छाले (पेप्टिक अल्सर) आदि कारणों को भी इनकार नहीं किया जा सकता। गैस पेट में इकट्ठा होना शुरू होता है और उससे पेट फूलने लगता है। यह बेचैनी या तो गैस का मुँह के द्वारा डकार लेने पर या गुदाद्वार द्वारा गैस पास होने पर थोड़ी ठीक होती है। यह स्थिति बहुत शर्मिंदगीवाली हो जाती है, जब किसी के सामने जोर की आवाज़ के साथ डकार लेते हैं या गैस पास करते हैं।

उपचार – प्रथम चरण

- गैस की परेशानी को ठीक करने के लिए सबसे उचित इलाज़ है आप अपनी जीवन शैली व भोजन की आदतों को बदलें। आपकी परेशानी यदि अधिक नहीं है तो नियंत्रित आहार उसे आधा कम कर देगा।

- आप अपने खाने का मैन्यू देखिए कि उसमें कितनी अपचनेवाली व वसायुक्त चीज़ें हैं। अधिक और वसायुक्त खाना, तैलीय व फास्ट फुड से बचें। जब भोजन पचता नहीं और पेट में ही खराब होने लगता है तब गैस बनती है।
- जिन्हें गैस की तकलीफ जल्दी होती हैं, वे खड़ी दालें, फलियाँ (राजमा, छोले, चने) गोभी, प्याज, सोडायुक्त पेय पदार्थ, कच्चा भोजन, कच्चे फल, स्टार्च और प्रोटीनयुक्त भोजन आदि से बचें।
- एंटीबायोटिक औषधि डॉक्टर की सलाह के बिना न लें। ये दवाइयाँ अँतड़ियों की चयापचय प्रक्रिया व सूक्ष्मजीवाओं की क्रिया को बदल देती है।
- रात में हलका भोजन करें और थोड़ा टहलने के लिए जाएँ।
- सुबह जल्दी उठें व रोज़ हलका व्यायाम करने की आदत डालें।

औषधियाँ

सिर्फ तीन दवाइयाँ प्राथमिक उपचार के लिए निर्देशित की गई हैं।

- गैस पेट के ऊपरी भाग में रुक गई है, जिससे छाती में दर्द, साँस लेने में तकलीफ, डकारें, भारीपन, पेट भरा हुआ, नींद आना और पेट का अधिक फूलना, गैस पास होने से आराम – **कार्बो वेजिटॅबिलिस** ३०, दिन में चार बार, दो दिन के लिए लें। अगले तीन से छह दिनों के लिए दिन में तीन बार लें।
- गैस के साथ पेट में थोड़ा सा दर्द, खाने के बाद पेट/आमाशय में भारीपन, अधिक चाय पीना इसलिए चाय पीने के बुरे प्रभाव, कड़वे पानी की डकारों से कोई आराम नहीं, हिचकी आना, मुँह से डकारों द्वारा और गुदा के द्वारा गैस पास न होना – **चाइना ऑफिसिनॅलिस** ३० दिन में चार बार, दो दिन के लिए लें। अगले तीन से छ: दिनों के लिए दिन में तीन बार लें।
- खराब या सड़ा हुआ भोजन, फलियाँ, गोभी खाने से गैस, अत्यधिक भूख, भोजन का खट्टा स्वाद, थोड़ा सा खाने पर ही पेट भरा हुआ लगना, जलनयुक्त डकारें, जिससे गले में कई घंटों तक जलन, पेट भरा व फूला हुआ लगना – **लाइकोपोडियम** ३० दिन में तीन बार, सिर्फ तीन दिन के लिए लें।

नोट : उपरोक्त औषधि लेने के बाद एक सप्ताह में आराम न मिले तो होमियोपैथिक डॉक्टर से संपर्क करें।

GUM DISORDER

मसूड़ों के विकारों के बारे में जानिए

मसूड़ें वह स्थान है, जहाँ पर दाँत मज़बूती से टिके होते हैं, दाँतों की जड़ के आस पास का पूरा भाग (जुड़ाई), पूरी दाँतों की ऊपरी व नीचली कतार, एक मांस की संरचना बनाती है, उसी को मसूड़े कहते हैं। इन आरामदेह मसूड़ों को ज्यामीतिय/गुणोत्तर (geometrical) परिभाषा की आवश्यकता नहीं है। दाँत साफ करने के लिए सख्त ब्रश आजमाने से या जबड़े पर किसी के द्वारा मुक्का या चोट लगने से या कुचरनी (टूथ पीक) से दाँत में फँसे भोजन के कण निकालने से मसूड़ें रक्त स्राव कर, अपनी उपस्थिति दर्ज करते हैं। इन चोटों के लगने के अलावा, मसूड़ों में सूजन हो और उसमें से खून बहता हो तथा मुँह से बदबूदार स्वाद आता हो तो मसूड़ें सचेत करते हैं कि उनको ध्यान देने की आवश्यकता है।

जब दाँत पर किटण (प्लाक), बैक्टेरिया जमा हुआ हो, दाँतों पर जमा भोजन के कण को रोज़ ब्रश या उँगली से साफ नहीं किया जाता तब मसूड़ों में सूजन व दर्द होता है। जब किटण दाँत और मसूड़ों की किनारों पर जम जाता है तब वह चॉक जैसा पदार्थ बन जाता है, जिसे टार्टर (दाँत की मैल) कहते हैं। टार्टर मसूड़ों पर सूजन व दर्द पैदा करता है। लंबे समय तक इस पर ध्यान न दिया जाए तो दाँतों और मसूड़ों की सुरक्षा कम होती है और दाँत टूट भी जाता है। इससे कई मुँह की बीमारियाँ होने की संभावना रहती है। अन्य कारणों में असंतुलित आहार, कई खाद्य पदार्थों से एलर्जी है। यदि रोज़ मुँह की सफाई ब्रश व हाथ की उँगलियों से मालिश की जाए तो मसूड़ों की बीमारियों की संभावना ५० प्रतिशत से कम हो जाती है।

उपचार - प्रथम चरण

- रोज़ सुबह हर्बल टूथ पेस्ट से ब्रश करें।
- रोज सोने से पहले दाँतों व मसूड़ों को हर्बल मंजन (दाँत साफ करने की पाउडर) से मालिश करें।
- सप्ताह में एक बार (मोटी नीम की टहनी–मरगोसा से) दातुन करने की आदत डालें।
- हर भोजन के बाद मुँह को कम से कम दस बार पानी से कुल्ला करें।
- गर्म खाना खाने के तुरंत बाद ठंढा पानी न पीएँ। उसी तरह बहुत गर्म चीजें भी न खाएँ।

- हर भोजन के बाद टूथ पिक का प्रयोग करें व कुल्ला करें, जिससे भोजन का कोई भी कण दाँतों में न रहे।
- यदि मसूड़ों से खून आ रहा हो तो उँगलियों से मसूड़ों व दाँतों पर सरसों का तेल व नमक दिन में एक बार लगाएँ। इसे १० मिनट तक रखें, फिर थूक दें। पानी से कुल्ला न करें बल्कि थूकते रहें, जब तक कि मुँह का मूल स्वाद न आए।
- खट्टी चीज़ें, प्याज, लाल मिर्च और मीठे भोजन से दूर रहें।
- भोजन को अच्छी तरह चबाएँ व कब्ज से बचें।

औषधियाँ

- ब्रश करते समय मसूड़ों से खून आना, उनमें सूजन होना और बहुत ठंढे पानी की प्यास लगना – **फॉस्फोरस** २०० की एक खुराक लेकर परिस्थिति में सुधार आने के लिए तीन दिन इंतज़ार करें। यदि इसका कुछ लाभ न हो तो डॉक्टर से संपर्क करें। यदि **फॉस्फोरस** लेने के बाद खून आना रुक जाता है तो दस दिन के बाद दोबारा एक खुराक लें। यदि दाँत निकलवाने के बाद खून आना बंद नहीं होता है तो **फॉस्फोरस** २०० की एक खुराक रक्त स्राव बंद कर देगी।
- जब मसूड़े ठंढी हवा व पानी से संवेदनशील होते हैं, मसूड़ों पर दर्दयुक्त फोड़े, व्रण आए तब – **सिलिशिया टेरा** २०० की एक खुराक उपरोक्त जैसे लें।
- जब मसूड़ों में दर्द, दाँत निकालने के बाद वेदना हो तो – **अर्निका मोंटाना** ३०, दिन में तीन बार, तीन दिन तक लें।
- जब दाँत संवेदनशील और मसूड़े कमज़ोर हो जाते हैं, ब्रश करते समय मसूड़ों से खून आता है तब – **कार्बो वेजिटेबिलिस** ३०, दिन में तीन बार, सात दिन तक लें।
- जब मसूड़े स्पाँजी और कमज़ोर हो, जिसमें से आसानी से खून आता हो, मसूड़ों को छूने पर तीव्र दर्द और चबाने से दर्द हो तब– **मरक्यूरियस सोल्यूबिलिस**, दिन में तीन बार, सात दिन तक लें।

GALLBLADDER DISEASE
पित्ताशय की बीमारियों के बारे में जानिए

Gall का अर्थ है पित्त और Gallbladder का अर्थ है यकृत से जुड़ा अंग, जो

पित्त को इकट्ठा करता है। यह एक महत्वपूर्ण अंग है, जो हमारी पाचन क्रिया में मदद करता है। पित्त एक सघन पाचक रस है, जो यकृत द्वारा निकलता है और पित्ताशय में इकट्ठा होता है। जब कुछ वसायुक्त (fats) भोजन पेट या आँतों में आता है तब पित्ताशय से पित्त निकलता है और वसा के टुकड़े बनाता है, जिससे पाचन क्रिया आसान हो जाती है। यदि सादा और अनियमित भोजन करने से पित्त का स्राव कम होता है तो इस स्थिति में पित्त वहीं जमा होने लगता है और यह लगातार जमाव पथरी के रूप में परिवर्तित हो जाता है।

पित्ताशय का प्रमुख रोग पित्ताशय में पथरी बनना है। पथरी २ से.मी. तक या अनेक छोटी-छोटी पथरियाँ हो सकती हैं। कई छोटी पथरियाँ बन जाती हैं जो अनजाने में बाहर भी निकल जाती हैं, जिसका इंसान को पता तक नहीं होता है। पथरी बनने से पित्त का मार्ग अवरूद्ध हो जाता है, जिससे दर्द होता है या पथरी बड़ी हो तब वह पित्ताशय की आंतरिक सतह पर घर्षण पैदा करती है।

उपचार - प्रथम चरण

- मांसाहारी भोजन (पशु प्रोटीन) कम मात्रा में ग्रहण करें।
- शक्कर और मीठा खाना बंद कर दें।
- स्टार्च, वसायुक्त भोजन और केल्शियम सॉल्ट लेना बंद करें।
- दूध, पनीर, मक्खन, वसायुक्त खाद्य पदार्थ, केक, बिस्किट और अंडों की मात्रा सीमित कर दें।
- भोजन समय पर लें वरना खाना खाने में आधे घंटे से अधिक देर न करें।
- सब्जियाँ व फल जैसे अंगूर, पपीता, सेब, नारियल, आम और लीची अधिक मात्रा में खाएँ।
- टमाटर और पत्तेदार सब्जियाँ खाने से बचें।
- चाय कम पीएँ और कॉफी पीने से बचें।

औषधियाँ

- पथरी को गलाने या निकालने के लिए - **चेलीडोनियम मेजस Q** की १० बूंदे आधे कप ताजे पानी में दिन में तीन बार, दस दिन तक लें। पंद्रह दिन बाद अनुभवी डॉक्टर से संपर्क करें, पित्ताशय की पथरी के लिए उनका मार्गदर्शन ज़रूरी है।

- उदरशूल (पेटदर्द) – **कॅल्केरिया कार्बोनिका** ३० हर दस मिनट में तीन खुराक लें। यदि दर्द कम न हो तो डॉक्टर से संपर्क करें।
- बार-बार पथरी बनने से रोकना – **चाइना ओफिसिनॅलिस** २०० हर महीने में एक खुराक लें।

नोट : इस बीमारी के इलाज़ के लिए स्वयं औषधि लेने से बेहतर होगा कि आप होमियोपैथिक चिकित्सक से संपर्क करें।

HEADACHE

सिरदर्द के बारे में जानिए

सिरदर्द बीमारी नहीं बल्कि अपचन, सर्दी, फ्लू, वाइरल संक्रमण (इनफेक्शन), पोषक तत्त्वों की कमी, साइनस संक्रमण, अधिक शराब पीना, उपवास, दाँत संबंधी परेशानियाँ, आँखों की तकलीफें, हार्मोन्स में परिवर्तन, अनियमित माहवारी, रक्त-संकुलन (शरीर के किसी एक भाग में रक्त का असाधारण जमाव) और मानसिक तनाव जैसे आदि सामान्य बीमारियों का लक्षण है।

दर्द हलका व कुछ मिनट से लंबे समय तक हो सकता है। सिरदर्द सिर का भारीपन, एक सिरे से दूसरे सिरे तक, आँखों में भारीपन आदि लक्षण हो सकते हैं। यह शोर, प्रकाश, मानसिक प्रयासों के साथ अधिक हो सकता है। सिर में दर्द का स्थान भी अलग-अलग होता है। यह दर्द ललाट, कनपटी, सिर के ऊपर, सिर का पीछला भाग और सिर के दाएँ-बाएँ हो सकता है।

उपचार – प्रथम चरण

- पानी अधिक पीएँ।
- यदि आप चाय पीते हैं तो यह सिरदर्द में थोड़ा आराम देगा।
- तेल से माथा और कनपटी पर मालिश करें।
- दर्दवाले जगह पर उँगलियों व मुट्ठी से दबाएँ।
- सिर के चारों ओर कपड़ा बाँधें, यदि यह दर्द से आराम देता हो तो।
- यदि आप धूम्रपान करते हैं तो सिरदर्द के समय धूम्रपान न करें।

- ठंढी व गर्म पट्टियाँ (compresses) बारी-बारी से गरदन के पिछले हिस्से पर रखें, इससे आराम मिलेगा।

आपको चिकित्सक की आवश्यकता है, जब

- सिरदर्द रक्त-संकुलन (शरीर के किसी एक भाग में रक्त का असाधारण जमाव) या सूजन की वजह से हो।
- सिरदर्द अकसर और बार-बार होना।
- गरदन में अकड़न, उल्टी, बुखार, त्वचा पर दानें आना व दृष्टि में कुछ समस्याएँ।

औषधियाँ

- सिरदर्द के साथ लगातार घबराहट, जीभ साफ - **इपिकाक्वान्हा** ३०, दिन में तीन बार, तीन दिन तक लें।
- टीस मारनेवाला (रुक-रुककर होनेवाला) दर्द, सिरदर्द के दौरान सिर में गरमाहट, दर्द कनपटी, माथा और गरदन के पिछले हिस्से पर अधिक, दर्द रोशनी, शोर और दोपहर में सोने से अधिक, खून का बहाव सिर की ओर - **बॅलाडोना,** दिन में छह बार एक दिन के लिए लें। उसके अगले दिन चार बार, उसके बाद अगले दो दिन के लिए, दिन में तीन बार लें।
- ज़्यादा खाने की वजह से, सफेद जीभ, नहाने से सिरदर्द अधिक - **एंटिमोनियम क्रूडम** ३०, दिन में तीन बार, सात दिन तक लें।
- शुष्क हवा के संपर्क में आने से - **एकोनाइटम नेपेलस** ३०, एक दिन के लिए, दिन में चार बार लें। अगले दो दिन के लिए, दिन में तीन बार लें।
- हथौड़े पड़ने जैसा दर्द, धूप में जाने से अधिक, माहवारी के समय, स्कूल जानेवाली लड़कियों में सिरदर्द - **नेट्रम म्यूरिएॅटिकम** ३०, दिन में तीन बार तीन दिन तक लें।
- पढ़ाई करते समय सिरदर्द - **नेट्रम कार्बोनिकम** ३०, दिन में तीन बार, सात दिन तक लें।
- सिरदर्द गरदन के पिछले भाग से शुरू व पूरे सिर तक, बिलकुल चुप, शांति से लेटना चाहता है, मूत्र त्याग से आराम, मानसिक श्रम, धूम्रपान और सूरज की गर्मी के कारण सिरदर्द - **जेल्सेमियम सेप्मेरविरेन्स** ३०, दिन में तीन बार, तीन दिन तक लें।

- सिर फटने जैसा दर्द, झुकने पर अधिक, खाँसने व गतिविधि करने पर अधिक, ज़्यादा प्यास व कब्ज – **ब्रायोनिया एल्बा** ३०, दिन में तीन बार, तीन दिन तक लें।

- दु:ख, निराशा, स्वजनों की मृत्यु, साँस द्वारा धुआँ लेना, झुकने पर सिरदर्द अधिक, सिर के दोनों बाजू कील चुभने/ठोंकने जैसी अनुभूति – **इग्नेशिया अमारा** ३०, दिन में तीन बार, तीन दिन तक लें।

- साइनस के कारण सिरदर्द, नाक की जड़ में दर्द, भौहें के ऊपर दर्द – **काली बाइक्रोमिकम** २०० की दिन में एक खुराक, दो दिन तक लें।

- महिलाओं व लड़कियों में भारी वसायुक्त भोजन खाने से सिरदर्द, प्यास न लगना, खुली हवा में सिरदर्द में आराम, सिर के भिन्न दिशाओं में जानेवाला दर्द, दर्द दाईं कनपटी से शुरू, अधिक काम की वजह से सिरदर्द – **पल्सेटिला नाइग्रीकन्स** ३०, दिन में तीन बार, सात दिन तक लें।

- आँखों पर तनाव, सिलाई का काम करने के कारण सिरदर्द, कील चुभने जैसा दर्द, अधिक नशेवाले पेय के कारण सिरदर्द – **रूटा ग्रॅवोलंस** ३०, दिन में तीन बार, सात दिन तक लें।

- शराब पीने के बाद, सूर्य की रोशनी में, सुस्त जीवन शैली से सिरदर्द, ठंढे मरीज़ को सिरदर्द, सुबह में दर्द अधिक – **नक्स वॉमिका,** दिन में तीन बार, सात दिन तक लें।

- लू लगने की वजह से, मासिक धर्म बंद होने से या माहवारी न आने से सिरदर्द होना , सूर्य की रोशनी के साथ सिरदर्द कम या ज़्यादा होना – **ग्लोनॉयनम** ३०, दिन में तीन बार, सात दिन तक लें।

- सिरदर्द सिर के पिछले भाग से शुरू, ऊपर की ओर फैलना व दाईं आँख पर स्थिर हो जाना, हर सात दिन के अंतराल में होना – **सेन्युइनेरिया कॅनडेन्सिस** ३०, दिन में तीन बार, सात दिन तक लें।

- सिरदर्द माथे के नीचे, कनपटी पर और दर्द आँखों तक जाना जैसे सिर के चारों तरफ से बैंड बँधा हो ऐसी अनुभूति होना। सिरदर्द सिर के पिछले भाग से शुरू, सिर की ओर फैलना व बाईं आँख पर स्थिर होना – **स्पाइजेलिया ऍन्थेलमिया** ३०, दिन में तीन बार, सात दिन तक लें।

HYPERTENSION OR HIGH BLOOD PRESSURE

उच्च रक्तचाप के बारे में जानिए

जब धमनियों में रक्त प्रवाह होता है तब रक्त धमनियों की आंतरिक दीवार पर दबाव डालता है और यह दबाव जब सामान्य से अधिक हो जाता है तब इसे उच्च रक्तचाप कहते हैं। यदि हम इस बीमारी के पीछे के कारण गिनें तो वे कारण वैद्यकीय शास्त्र के हिसाब से बहुत हैं पर एक आम व्यक्ति को समझने के लिए दो कारण महत्वपूर्ण हैं। एक है व्यायाम या शारीरिक श्रम की कमी व दूसरा कारण चिंता या तनाव। यदि हम अपना रहन-सहन व सोच-विचार बदलें तो उच्च रक्तचाप कम हो जाएगा। सामान्य रक्तचाप- रक्तचाप नापने के यंत्र पर १२०/८० एम.एम.एच.जी. है। यदि यह १४०/९० एम.एम.एच.जी. से अधिक दर्शाता है, इसका अर्थ उच्च रक्तचाप है। अन्य कारणों में मोटापा, अत्यधिक शराब का सेवन, सुस्त जीवन शैली, उम्र बढ़ना और कुछ वंशानुगत धमनियों की बीमारी आदि कारण हो सकते हैं।

चालीस वर्ष की उम्र के बाद हर महीने रक्तचाप की जाँच करवानी चाहिए। कभी-कभी उच्च रक्तचाप के लक्षण स्पष्ट नहीं दिखते और न ही मरीज द्वारा महसूस किए जाते हैं, जब तक कि उच्च रक्तचाप बहुत अधिक न हो। इसलिए चालीस वर्ष की उम्र के बाद जाँच कराना ज़रूरी है, खासकर उन्हें जिनके माता-पिता को यह बीमारी हो। यदि रुटिन चेकअप या कोई अन्य बीमारी के लिए चेकअप कराते समय रक्तचाप अधिक हो और उम्र चालीस से कम हो तो इसे ध्यान देने की आवश्यकता है। धूम्रपान भी उच्च रक्तचाप का एक कारण है।

बचाव

- यदि आप धूम्रपान करते हैं तो धूम्रपान करना छोड़ दें।
- रोज़ शारीरिक व्यायाम आचरण में लाने की कोशिश करें। सुबह की सैर, साइकिल चलाना या तैरना शुरू करें।
- वसा और स्टार्चयुक्त आहार न लें।
- अत्यधिक शराब लेने से बचें।
- आपका वजन अधिक है तो योगा अभ्यास से अपना वजन कम करें।
- नमक का सेवन कम करें। इस पर विवाद है हालाँकि अधिकतर डॉक्टर नमक कम खाने की सलाह देते हैं। जो लोग नमक से संवेदनशील हैं, सिर्फ उन्हें नमक कम खाने की सलाह दी जाती है। नमक की संवेदनशीलता परखने का सबसे अच्छा

तरीका यह है कि १५ दिन तक नमक का सेवन कम करें। इस प्रयोग के पहले व बाद में रक्तचाप नापें ताकि अंतर पता चले।

- सब्जियाँ और फल अधिक मात्रा में खाएँ व मांसाहारी भोजन खाने से बचें।
- सुबह नाश्ते के बाद लहसुन की दो कली खाएँ।
- अपने काम व व्यापार में चिंता और तनाव से बचें।

औषधियाँ

प्राथमिक उपचार : घर पर कोई उपचार न करें। बेहतर है डॉक्टर से संपर्क करें।

नोट : जब आपको बेहोशी, चक्कर, थकान व सिरदर्द महसूस हो तब डॉक्टर से संपर्क करें। यदि आपको साँस लेने में तकलीफ, बाजुओं या सीने में दर्द हो और डर सा लगे तो तुरंत डॉक्टर से संपर्क करें।

*ITCHING
खुजली

खुजली और पित्ती अलग-अलग रोग हैं, इसमें एक दूसरे के साथ भ्रमित नहीं होना चाहिए। पित्ती- बिच्छू के डंक जैसे, गोल या अंडाकार त्वचा पर उभरकर आए हुए लाल चकतों के कारण होनेवाली खुजली है। ये चकते अचानक दिखने लगते हैं व अचानक ही चले जाते हैं। खरोंचने से व ठंढ के संपर्क में उत्तेजित होते हैं और बहुत ज़्यादा खुजली व गर्मी उत्पन्न करते हैं।*

खुजली के बारे में जानिए

खुजली दोनों सुखद और तकलीफदायक मानी जाती है। इसके चिड़चिड़ापन और परेशानी देनेवाले लक्षण से ऐसा प्रतीत होता है कि व्यक्ति कोई गंभीर त्वचा रोग से पीड़ित है। खुजली किसी एलर्जी, रूखी त्वचा, इत्र या परफ्यूम के कारण होनेवाली परेशानी, कोई रासायनिक व घरेलू चीज़ों की वजह से हो सकती है। अपचनीय भारी भोजन, उत्तेजक पेय पदार्थ, अत्यधिक गर्म या ठंढ, शारीरिक इनफेक्शन, पुरानी बीमारियाँ आदि खुजली के कारण हो सकते हैं। जिनकी त्वचा संवेदनशील है, उनकी खुजली की प्रवृत्ति होती है। सख्त साबुन व डिटर्जेंट से अत्यधिक नहाना व कपड़े धोना भी खुजली का कारण हो सकता है। कभी-कभी थाइरॉइड (thyroid) की समस्या व मधुमेह (Diabetes) के कारण भी खुजली होती है। खुजली के साथ दानें आना किसी त्वचा रोग से संबंधित है और बिना दानें के खुजली होना, किसी एलर्जी या मानसिक तनाव के कारण होता है।

उपचार - प्रथम चरण

- जब भी खुजली हो बेहतर होगा आप उसे गीले कपड़ें से लपेट दें।
- खुजली हो तो खुजलाएँ नहीं बल्कि उस पर दबाव रखें।
- खुजली की जगह पर हाथ लगाना कम करें, इससे खुजली कम होगी।
- गर्म पानी से न नहाएँ। अधिकतर मामलों में खुजली बढ़ जाती है।
- त्वचा के लिए तीव्र खुशबूवाले साबुन का इस्तेमाल न करें। बेहतर होगा कोई सौम्य साबुन या बिना साबुन से ही नहाएँ।
- यदि त्वचा में सूजन है तो यह दाद-खाज (एक्जिमा) है, त्वचा संक्रमित है या कोई अंतर्निहित रोग खुजली का कारण है। यदि खुजली लंबे समय से हो और मरीज गर्भवती हो तो डॉक्टर से संपर्क करें।

औषधियाँ

- शरीर के कुछ भागों में अति खुजली, मरीज खुजलाते-खुजलाते खून निकाल लेता है - **मीजेरियम** ३०, दिन में तीन बार, तीन दिन तक लें।
- खुजली बिना दानों के, दीवार से रगड़ने पर मरीज़ को अच्छा लगता है - **डोलीकोस प्रुरिएन्स** ३०, दिन में तीन बार, तीन दिन तक लें।
- रूखी त्वचा के साथ बिस्तर में और शाम के समय खुजली, कपड़े बदलते समय खुजली - **सल्फर** ३०, दिन में दो बार, दो दिन तक लें।
- जब **सल्फर** काम न करें, **कार्बो वेजिटॅबिलीस** ३०, दिन में तीन बार, दो दिन तक लें।
- खुजली के साथ बुखार जैसे लगना, त्वचा लाल होना, प्यास लगना, रात के समय खुजली अधिक - **एकोनाइटम नेपेलस** ३०, दिन में तीन बार, तीन दिन तक लें।
- लालिमा के साथ खुजली, त्वचा पर थोड़ी सूजन और जलन, गर्मी से जलन बढ़ना, पित्ती उछलने जैसे दानें - **रहस टॉक्सीकोडेन्डॉन** ३०, दिन में तीन बार, तीन दिन तक लें।

INDIGESION

अपचन के बारे में जानिए

पाचन क्रिया में भोजन पेट और अन्य अंगों में जाता है, वहाँ अन्नरस जो कि दूध की तरह एक तरल पदार्थ का निर्माण होता है, जिससे रक्त बनता है, जो शरीर को निरोगी बनाए रखने में सहायक बनता है।

पाचन प्रक्रिया और अपचनवाली प्रक्रिया इन दोनों में काफी अंतर है। जहाँ स्वस्थ शरीर में यह प्रक्रिया आसानी से, जल्दी तथा पूर्ण रूप से हो जाती है, वहीं अपचनवाली प्रकिया दर्दवाली, धीमी या अपूर्ण होती है।

अपचन के मुख्य कारण हैं– जल्दबाज़ी में खाना, अधिक खाना, विविध प्रकार के भोजन, बार–बार खाना, वसायुक्त भोजन खाना और उसके बाद फल खाना, अत्यधिक शराब पीना, तंबाकू खाना, अत्यधिक शीत पेय पीना, अत्यधिक चाय या कॉफी पीना, डॉक्टर की सलाह के बिना अपचन के लिए अधिक दवाइयाँ खाना, अत्यधिक धूम्रपान करना, तला हुआ, तैलीय, मसालेदार, भारी अपचनीय भोजन खाना, देर से खाना, अत्यधिक शारीरिक और मानसिक तनाव आदि। सारांश में, किसी भी पदार्थ की अत्यधिक मात्रा अपचन का कारण है।

उपचार - प्रथम चरण

- व्यक्ति, जिसे अपचन की समस्या है, वह सबसे पहले ऊपर दी हुई अपनी अनुचित खाने की आदतों को ठीक करे।
- बार–बार न खाए।
- अधिक भोजन न खाए।
- भोजन को अच्छी तरह चबाए, भोजन को सही चबाना ज़रूरी है। यदि आपके दाँतों में तकलीफ है, जैसे मसूड़ों से खून आना, दाँतों का सड़ना, टूटना आदि उनका उपचार करें।
- एक समय के भोजन में विविध प्रकार के व्यंजन न ले।
- भोजन समय पर खाए, रात का भोजन अधिक देर से न ले। जल्दी सोए व जल्दी उठे।
- खाने के साथ एक गिलास से ज़्यादा पानी न पीए। खाने के आधे घंटे पहले व आधे घंटे बाद पानी पीए।
- भोजन के बाद व्यायाम न करे। डॉक्टर से संपर्क करे यदि

- अकसर अपचन की शिकायत हो।
- आपको दिन ब दिन भूख कम लग रही हो और आपका वजन कम हो रहा हो।
- पैंतालिस (४५) वर्ष की उम्र के बाद अपचन का अनुभव हो।
- स्वचिकित्सा करने के बाद अपचन की तकलीफ बढ़ गई हो।
- सुबह उठने के बाद आपको अधिक अम्लता (एसिडिटी) का अनुभव हो।
- लंबे समय से अपचन के साथ खाँसी भी हो।

औषधियाँ

- अम्लीय अजीर्ण- खट्टी डकारें, खट्टा स्वाद और उल्टी - **मॅग्नेशियम कार्बोनिकम** ३०, दिन में तीन बार, सात दिन तक लें।
- वृद्ध, रक्ताल्प (रक्त की कमी) व्यक्ति में अजीर्ण व सीने में जलन - **काली कार्बोनिकम** ३०, हर दिन एक खुराक, दो दिन तक लें।
- बच्चों में अपचन, भरपेट दूध पीने से, दूध से अपचन, खट्टे गाढ़े दूध की उल्टी - **एथूजा साइनॅपियम** ३०, दिन में तीन बार, तीन दिन तक लें।
- स्वाद कड़वा, खराब, भारी भोजन के बाद, वसायुक्त भोजन पसंद न आना, प्यास न लगना - **पल्सेटिला नाइग्रीकन्स**, दिन में तीन बार, तीन दिन तक लें।
- पुराना अजीर्ण, भोजन करने के लिए घृणा, भूख लगना पर इच्छा न होना - **कोक्युलस इंडिकस**, दिन में तीन बार, तीन दिन तक लें।
- अत्यधिक गैस बनना, हर बार भोजन के बाद डकारें, अमाशय में घाव (gastric ulcers), खाना खाने से पेट में दर्द - **अर्जेंटम नाइट्रिकम**, दिन में तीन बार, तीन दिन तक लें।

INSECT BITES
कीड़ों के काटने के बारे में जानिए

आप कहीं भी रहे गाँव या शहर में मक्खी, मधुमक्खी व मच्छर के काटने से बच नहीं सकते। बच्चे मैदान व बगीचों में खेलते हैं, वहाँ पेड़-पौधों की वजह से अधिक मच्छर, मक्खी होते हैं और बच्चों को काटते हैं। काटे जाने के स्थान पर लालिमा, दर्द व सूजन कुछ देर के लिए ही सही पर तीव्र होता है। कुछ लोगों की त्वचा संवेदनशील होती है इसलिए इस तरह के काटने से उनकी त्वचा तीव्र प्रतिक्रिया देती है। कुछ लोगों को मधुमक्खी या मक्खी के काटने के बाद बुखार आ जाता है। कुछ लोगों को मच्छर के

काटने से छोटे घाव या चुभन होती है, वहीं मधुमक्खी और मक्खी अपना डंक त्वचा में छोड़ देती हैं।

उपचार-प्रथम चरण

- यदि मच्छर ने काटा हो तो काटे गए स्थान पर नरम लोशन जैसे **केलेमाइन** लगाएँ। खुजली से बचने के लिए बर्फ लगाने से भी मदद मिल सकती है।
- यदि मक्खी या मधुमक्खी ने काटा हो तो डंक नाखून की मदद से साइड से दबाकर निकालें।
- मधुमक्खी या मक्खी के काटने की जगह पर लोहे की किसी वस्तु से रगड़ना और भी आसान तरीका है। बाद में उस पर नींबू का रस लगाएँ, फिर भी आराम न मिले तो **अर्टीका यूरेन्स** मलहम या लोशन लगाएँ।

औषधियाँ

- मधुमक्खी के काटने पर – **एपिस मेलिफिका** ३०, दिन में चार बार, एक दिन के लिए लें।
- मक्खी के काटने पर – **अर्निका मोंटाना** ३०, दिन में चार बार, एक दिन के लिए लें।
- मच्छर के काटने पर – **कॅलाडियम सेग्यूनम** ३० दिन में चार बार, एक दिन के लिए लें।

LEUCORRHOEA

श्वेत प्रदर के बारे में जानिए

श्वेत प्रदर स्त्रीरोग संबंधी परेशानी है। प्रदर कई रंग का होता है, आम तौर पर सफेद जो कि गर्भाशय या उसके मुँह व कवर की आंतरिक सतह से आता है। महिलाएँ व अस्वस्थ युवतियों को यह समस्या रहती है। यदि इसे नकारा जाए तो प्रदर पीपदार (पसवाला) और गर्भाशय या उसके मुँह पर घाव दे सकता है। सिरदर्द, चेहरा फीका पड़ना, कब्ज, गैस और अजीर्ण ये सभी लक्षण श्वेत प्रदर के साथ जुड़े हैं। श्वेत प्रदर का कारण कमज़ोर स्वास्थ्य, ठंढक, पेट में कीड़े गंदगी, उत्तेजक खाना, अत्यधिक संभोग, बार-बार गर्भपात और गर्भाशय के आंतरिक सतह पर जलन होना है। कुँवारी लड़कियों में यह गर्भाशय का स्थानांतरण होने से, अंडाशय में रक्त-संकुलन (खुन का असाधारण जमाव) या सामान्य पेल्विक में रक्त-संकुलन और शादि-शुदा महिलाओं में यह त्रुटिपूर्ण

लैंगिक स्वास्थ्य से संबंधित होता है।

छोटी लड़कियों व युवतियों में श्वेत प्रदर आम तौर पर योनी (वजाइना) तक ही सीमित है, शायद ही कभी गर्भाशय से जुड़ जाता है। छोटी लड़कियों में यह खसरा या लाल बुखार होने के कारण होता है। हस्तमैथुन की आदत भी श्वेत प्रदर का एक कारण है।

उपचार - प्रथम चरण

- मरीज रोज़ सफाई का ध्यान रखे।
- पाचन क्रिया पर विशेष ध्यान दें व कब्ज की आदत से बचें।
- यौनांग की सफाई का ध्यान रखें तथा बार-बार व अति संभोग से बचें।

औषधियाँ

- जलनयुक्त व तरल – **नेट्रम म्यूरिऐंटीकम** ३०, दिन में तीन बार, सात दिन तक लें।
- अत्यधिक, उस भाग पर घाव – **एसिडम फ्लोरिकम** ३०, दिन में तीन बार, सात दिन तक लें।
- अधिक, गहरे रंग का व रक्त जैसा – **एगॅरिकस मस्कॅरियस** ३०, दिन में तीन बार, सात दिन तक लें।
- माहवारी के स्थान पर श्वेत प्रदर – **चाइना ऑफिसिनॅलिस** ३०, दिन में तीन बार, सात दिन तक लें।
- प्रसूता महिलाओं में श्वेत प्रदर – **एसिडम फॉस्फोरिकम** ३०, दिन में तीन बार, सात दिन तक लें।
- पुरानी बीमारी, दर्द के साथ व कमरदर्द, गहरा पीला व गाढ़ा प्रदर – **एस्क्युलस हिप्पोकॅस्टॅनम** ३०, दिन में तीन बार, सात दिन तक लें।
- स्राव कपड़ों पर पीला दाग छोड़ देते हैं – **चेलीडोनियम मेजस** ३०, दिन में तीन बार, सात दिन तक लें।
- जलनयुक्त, पीला स्राव, हल्का कमरदर्द, माहवारी के बीच व माहवारी के बाद अधिक – **क्रिओसोटम** ३०, दिन में तीन बार, सात दिन तक लें।
- जलनयुक्त, दही या अंडे के सफेद भाग जैसा, जाते वक्त गरमाहट महसूस होना – **बोरॅक्स वेनेएन्टा** ३०, दिन में तीन बार, सात दिन तक लें।

- कमरदर्द के साथ – **ओवा टोस्टा** ३X, दिन में तीन बार, सात दिन तक लें।
- हरा या पीला जलनयुक्त स्राव, कब्ज, नीचे की ओर जाने की अनुभूति, मासिक धर्म के पहले व छोटी लड़कियों में श्वेत प्रदर – **सेपिआ ऑफिसिनॅलिस** ३०, दिन में तीन बार, सात दिन तक लें।
- दूध के रंग का गाढ़ा, प्यास न लगना, भावुक महिला – **पल्सेटिला नाइग्रीकन्स** ३०, दिन में तीन बार, सात दिन तक लें।
- जलन, खुजली, रात में ज़्यादा – **मरक्युरियस सॉल्यूबिलिस** ३०, दिन में तीन बार, सात दिन तक लें।
- जलनयुक्त खुजली, दूध जैसा, मासिक धर्म के पहले व बाद में, छोटी लड़कियों में – **कॅल्केरिया कार्बोनिका** ३०, दिन में तीन बार, सात दिन तक लें।
- जलनयुक्त, रेशेदार, अधिक, पारदर्शी, नीचे एड़ियों तक बहना, दिन में अधिक, माहवारी के बाद, साफ करने से आराम – **एल्युमिना** ३० उपरोक्त जैसे।
- अधिक, सफेद, खुजली और कब्ज, मोटापे से ग्रस्त महिलाओं में, माहवारी के समय– **ग्रॅफाइटिस** ३०, दिन में तीन बार, पाँच दिन तक लें।
- पसयुक्त, मासिक धर्म के बीच अचानक निकलना, अत्यधिक कमज़ोरी, यात्रा करते समय घबराहट, बेचैनी – **कोक्युलस इंडिकस** ३०, दिन में तीन बार सात दिन तक लें।

महत्वपूर्ण नोट : यदि सात दिन में आराम न मिले तो डॉक्टर से सलाह लें। यदि आराम आए तो दोबारा लेने की आवश्यकता नहीं है। पंद्रह दिन इंतज़ार करें, उसके बाद उसी औषधि की २०० शक्ति में एक खुराक लें व परिणाम देखें। यहाँ आराम का मतलब अब कोई औषधि नहीं लेना है।

MENSES PROBLEMS

मासिक धर्म की समस्याओं के बारे में जानिए

मासिक धर्म यह निर्देशित करता है कि महिला का यौन जीवन शुरू हुआ है। इसमें हर २८ दिन में, युवती के गर्भाशय (जननांग) द्वारा लगातार चार दिन तक रक्त स्राव होता है। हर महिला का यह समय अलग होता है। यौवन की उम्र, मासिक धर्म की अवधि, रजोनिवृत्ति की उम्र सभी अलग होती है। माहवारी अंडाशय से अंडे का निकलना

व गर्भाशय की आंतरिक सतह का फिर से बनना इससे संबंधित है। गर्भधारणा का माहवारी से सीधा संबंध नहीं है, यह स्वतंत्र रूप से होता है। कई कारणों से संवेदनशील हार्मोन्स का संतुलन बिगड़ जाता है और इससे मासिक धर्म का चक्र बदल जाता है। जैसे- वातावरण का तापमान बदलना, वजन, आहार, व्यायाम, भोजन, तनाव व चिंता। मासिक चक्र के साथ कई परेशानियाँ आती हैं, जैसे दर्दयुक्त माहवारी, अत्यधिक, अनियमितता, कभी-कभी और कम रक्त स्राव होना।

मासिक धर्म के समय छोटी व किशोर लड़कियों में और युवतियों में दर्द होना आम बात है। यह परेशानी शादी, प्रसूति या २५ वर्ष की उम्र के बाद स्वत: ही ठीक हो जाती है। दर्द पेट के नीचले भाग में, जैसे बेचैनी के साथ ऐंठन या कमरदर्द और कभी-कभी घबराहट भी होती है।

अनियमित ओव्युलेशन (अंडाशय से अंडे का निकलने) के कारण अनियमित माहवारी होती है। यह सामान्यत: प्रथम मासिक धर्म के बाद कुछ सालों तक होता है। मासिक धर्म बंद होने पर यह फिर से अनियमित होता है।

ज़्यादा रक्त स्राव मासिक धर्म की शुरुआत में व उसके बाद तीस, चालीस की उम्र में जब हार्मोन्स का असंतुलन, तनाव, आहार में परिवर्तन, पेल्विक (कमर के नीचले हिस्से) में सूजन तथा उसके साथ जुड़ी बीमारियाँ, गर्भाशय या उसकी आंतरिक सतह पर गाँठें आने पर होती हैं।

कम माहवारी शरीर में रक्त की कमी, असंतुलित हार्मोन्स, गर्भनिरोधक गोलियाँ लेने, वजन कम होने और आहार में असंतुलन के कारण होती है।

गर्भावस्था माहवारी के समय नहीं होती है पर यह कुछ परिस्थितियों में संभव है। यह अच्छा होगा कि संभोग के समय गर्भनिरोधक की उचित विधि अपनाई जाए। वैद्यकीय शास्त्र के अनुसार माहवारी के समय संभोग वर्जित नहीं है। यह पति और पत्नी के सुविधा पर निर्भर करता है। माहवारी के समय व्यायाम भी वर्जित नहीं है। हल्का व्यायाम ज़रूर करना चाहिए।

उपचार - प्रथम चरण

मासिक धर्म शुरू होने के एक सप्ताह पहले निम्न निर्देशों का पालन करें

- संतुलित भोजन लेने के लिए अधिक ध्यान दें, जिसमें ज़रूरी पोषक तत्व, वसायुक्त अम्ल, विटामिन बी, सी और ई, कॅल्शियम व मॅग्नेशियम प्रचुर मात्रा में हो।
- शाकाहारी भोजन, अधिक हरी सब्जियाँ, अधिक पेय पदार्थ और फल ज़्यादा खाएँ।

- कब्ज न हो इसके लिए ज़रूरी उपाय करें।
- चाय, काफी, शराब जैसे उत्तेजक पेय पदार्थ से बचें।
- टहलना, तेज़ चलना, तैरना व योग कक्षा में जाकर रोज़ हल्के व्यायाम करने का नियम बनाएँ।
- अत्यधिक गर्म व ठंढी चीज़ों से बचें। वातावरण के अत्यधिक तापमान से बचें।

औषधियाँ

नोट : माहवारी के समय कोई औषधि न लें। बेहतर होगा माहवारी के आठ दिन पहले या माहवारी समाप्ति के बाद औषधि लें।

माहवारी दर्द में आराम

- तीव्र अचानक दर्द के साथ लाल रंग का, गर्म, थक्केवाला स्राव – **बॅलाडोना** ३०, दिन में छह बार, एक दिन के लिए लें।
- गोली लगने जैसा तीव्र दर्द (शूटिंग पेन), गर्म दबाव व पेट पर हल्की मालिश से दर्द कम – **मॅग्नेशियम फॉस्फोरीकम** ६**x**, चार गोली दिन में छह बार गर्म पानी के साथ लें।
- आगे की ओर झुकने और गर्म से दर्द में आराम – **कोलोसिंथिस** ३०, दिन में चार बार, एक दिन के लिए लें।
- गर्म पानी से नहाना या गर्म पट्टियों से सेंक लेने पर हल्के दर्द में आराम।
- कुछ हल्का व्यायाम करें जैसे तेज़ चलना, तैरना, साइकिल चलाना या दौड़ लगाना। यह सिर्फ कुछ महिलाओं के लिए ही उपयोगी है।

अत्यधिक मासिक धर्म (अतिरज- Menorrhagia)

- दर्द कमर से जांघों तक, कुल्हे से नीचे की ओर दबाव युक्त दर्द। जब तक स्राव चल रहा है तब तक अत्यधिक दर्द। जितना अधिक स्राव उतना अधिक दर्द – **सिमिसिफ्यूगा रेसेमोसा ३०**, दिन में तीन बार, सात दिन तक लें।
- अत्यधिक स्राव के साथ उपरोक्त शारीरिक पीड़ा जैसी स्थिति पर लंबे समय तक, शरीर में सूजन के साथ दर्द व शारीरिक बदलाहट – **एपोसाइनम कॅनाबिनम** ३०, दिन में तीन बार, सात दिन तक लें।

- माहवारी अत्यधिक व जल्दी सिरदर्द के साथ, पेटदर्द, ठंढक, माहवारी के पहले श्वेत प्रदर व बाद में उन भागों में जलन एवं खुजली, रक्ताल्पता व चक्कर आना – **कॅल्केरिया कार्बोनिका ३०**, दिन में तीन बार, सात दिन तक लें।

- अत्यधिक व जल्दी स्राव के साथ पेट फुलना – **नक्स वॉमिका**, दिन में तीन बार, सात दिन तक लें।

- अत्यधिक, जल्दी, रूक-रूककर, रात में और लेटने पर – **क्रिओसोटम ३०**, दिन में तीन बार, सात दिन तक लें।

- अत्यधिक, जल्दी-दो या दो सप्ताह से भी पहले, परिश्रम के बाद अधिक – **मेडॉरहिनम २००**, दिन में एक खुराक, एक दिन लें।

- अत्यधिक, थक्केयुक्त (क्लॉटेड), बदबूदार, साफ करने में कठिन, गर्भाशय में गाँठ के कारण – **प्लॅटिनम मेटालिकम ३०**, हर दिन तीन खुराक, सात दिन के लिए लें।

अत्यधिक, अगले मासिक स्राव तक चालू रहता है, गहरा, थक्केदार, अनियमित – **सीकॅल कॉरन्युटम ३०**, हर दिन तीन खुराक, सात दिन के लिए लें।

- अत्यधिक, जलनयुक्त, बार-बार गर्भपात के बाद – **चाइना ऑफिसिनॅलिस** ३०, हर दिन तीन खुराक, सात दिन के लिए लें।

- अत्यधिक, गहरा, बार-बार, अनियमित, बदबूदार, सिर्फ दिन के समय में – **लिलियम टिग्रीनम** ३०, हर दिन तीन खुराक, सात दिन के लिए लें।

- अत्यधिक, देर से या दबा हुआ, बैठने पर अधिक, रक्त स्राव शुरू होने के बाद आराम – **जिंकम मेटालिकम** ३०, हर दिन तीन खुराक, सात दिन के लिए लें।

- एक महीना छोड़कर दूसरे महिने में अत्यधिक, दर्दयुक्त, पहले दिन कम, दूसरे दिन उल्टी के साथ – **साइक्लामेन यूरोपियम** ३०, हर दिन तीन खुराक, सात दिन के लिए लें।

अल्प मासिक धर्म

- माहवारी कम, कम समय के लिए, कठिनता व देर से, गाढ़ा काला जलनयुक्त स्राव – **सल्फर** २०० की एक खुराक सिर्फ एक दिन के लिए लें।

- स्राव कम, ऐंठन के साथ उल्टी – **क्यूप्रम मेटालिकम** ३०, दिन में तीन खुराक, सात दिन तक लें।

- स्राव कम, सिर्फ एक दिन के लिए, माहवारी के दौरान पेट व कमर में दर्द – **बराइटा कार्बोनिका** ३०, दिन में तीन खुराक, सात दिन तक लें।
- स्राव कम, साथ ही रोने की इच्छा, अनियमित, दर्दयुक्त, सांत्वना देने से अधिक – **नेट्रम म्यूरिएँटिकम** ३०, दिन में तीन खुराक, सात दिन तक लें।
- स्राव कम, दर्दयुक्त, बैठने पर अधिक, चलने पर कम – **एल्यूमिना** ३०, दिन में तीन खुराक, सात दिन तक लें।

समय से पहले मासिक धर्म

- माहवारी जल्दी और लंबे समय तक ७ से १० दिन तक, साथ ही माहवारी के पहले श्वेत प्रदर, अंडे की सफेदी जैसा, दर्द और प्यास कम – **जेल्सेमियम सेम्पेरविरेन्स** ३०, दिन में तीन बार, सात दिन तक लें।
- युवावस्था के आरंभ में और माहवारी के समय पैर गीले होने के दुष्परिणाम पर **कॅल्केरिया फॉस्फोरिका** ३०, दिन में तीन बार, सात दिन तक लें। जब लक्षण **जेल्सेमियम सेम्पेरविरेन्स** के समान हो और बेहोशी के साथ गहरा काला स्राव **हो तो नक्स वॉमिका** ३०, दिन में तीन बार, सात दिन तक दे सकते हैं।
- जल्दी, लंबे समय तक, असहनीय खुजली के साथ, बायाँ पैर नीला पड़ जाना और उसमें दर्द, लेटने से तकलीफ बढ़ना, दुर्घटना होने पर दो मासिक धर्म के बीच में रक्त स्राव – **एम्ब्रा ग्रिसिया** ३०, दिन में तीन बार, सात दिन तक लें।
- जल्दी और अत्यधिक, नीचे की ओर खिचने जैसा दर्द कमज़ोरी – **सेपिआ ऑफिसिनॅलिस** ३०, दिन में तीन बार, सात दिन तक लें।
- जल्दी व अत्यधिक, स्विमिंग पूल में नहाने के बाद माहवारी दब जाती है, जीभ पर सफेद परत आना – **एंटिमोनियम क्रूडम** ३०, दिन में तीन बार, सात दिन तक लें।
- जल्दी, गाढ़ा व बदबूदार गंध के साथ अत्यधिक स्राव – **कार्बो वेजिटॅबिलिस** ३०, दिन में तीन बार, सात दिन तक लें।

देर से शुरू व दबी हुई (suppressed) माहवारी

- माहवारी देर से, कम और दबी हुई – **पल्सेटिला नाइग्रीकन्स** ३०, दिन में तीन बार, सात दिन तक लें। यदि यह परिणाम न दें तो उसके बाद **सल्फर** २०० की एक खुराक एक दिन लें और सल्फर लेने के तीसरे दिन से **पल्सेटिला नाइग्रीकन्स** फिर से सात दिनों तक लें।

- माहवारी देर से, कम, ठंढ या गीले हाथ के कारण दबना, वक्ष (स्तनों) का आकार बढ़ना, पीड़ादायक – **कोनियम मॅक्यूलॅटम** ३०, दिन में तीन बार, सात दिन तक लें।
- माहवारी देर से व कम, अत्यधिक कमज़ोरी के साथ – **सेपिआ ऑफिसिनॅलिस** ३०, दिन में तीन बार, सात दिन तक लें।
- माहवारी देर से, कम, दर्दयुक्त, सिर्फ एक घंटे या एक दिन तक आँखों की परेशानी के साथ – **युफ्रेशिया ऑफिसिनॅलिस** ३०, दिन में तीन बार, सात दिन तक लें।
- देर से, विशेषत: पहली माहवारी, दर्दयुक्त, कम, कब्ज – **ग्रॅफाइटिस** ३०, दिन में तीन बार, सात दिन तक लें।
- माहवारी युवावस्था के आरंभ होने पर भी नहीं आती – **लाइकोपोडियम क्लॅवेटम** २०० की सप्ताह में एक खुराक, तीन सप्ताह के लिए लें। यदि उसके बाद भी माहवारी न आए तो डॉक्टर से संपर्क करें।
- लड़कियों में देर से मासिक धर्म शुरू होना, गहरे रंग का रक्त – **फेरम मेटालिकम** ३०, दिन में तीन बार, सात दिन तक लें।
- लड़कियों में कई महीनों तक माहवारी का न आना – **सबाइना** ३०, दिन में तीन बार, सात दिन तक लें। यदि परिणाम न मिले तो डॉक्टर से संपर्क करें।

MENOPAUSE PROBLEMS

रजोनिवृत्ति के बाद की समस्याओं के बारे में जानिए

जब महिला की उम्र ४० से ४५ वर्ष तक हो जाती है तब मासिक धर्म बंद हो जाता है। इस स्थिति को रजोनिवृत्ति कहा जाता है। जब मासिक धर्म बंद हो जाता है तब महिला की गर्भधारण क्षमता खत्म हो जाती है। यहाँ जीवन का नया अध्याय शुरू होकर, कई बदलाव आते हैं। इसी लिए मासिक धर्म बंद होने की प्रक्रिया को जीवन का परिवर्तन भी कहा जाता है। यह परिवर्तन शारीरिक बदलाव तो लाता ही है, साथ में मानसिक व भावनात्मक परेशानियाँ भी देता है। कुछ महिलाओं की गलत सोंच है कि मासिक धर्म के बाद संभोग नहीं किया जा सकता। इस सोच के कारण वह आत्मग्लानि महसूस करती है। परिणामत: वह कई मानसिक व शारीरिक बीमारियों से ग्रसित हो जाती है। मासिक धर्म बंद होने का कोई समय नहीं होता है, यह निर्भर होता है आपके जीवन शैली, खान–पान,

चिंता, तनाव और दवाइयों पर। जब रजोनिवृत्ति का समय निकट आता है तब अंडाशय (ओवरी) द्वारा हार्मोन्स का उत्पादन कम हो जाता है और एस्ट्रोजन हार्मोन्स की पूर्ति नहीं हो पाती। यह स्राव तीव्र गति से कम होते- होते एक स्तर पर आकर स्थायी रुप से रुक जाता है।

मासिक धर्म बंद होने का पहला लक्षण है- गर्मी लगना और रात में पसीना आना। ये लक्षण कई महीनों या कई सालों तक रहते हैं। संभोग के समय योनी में शुष्कता की वजह से दर्द होता है। सिरदर्द, नींद न आना और थकान के साथ निराश होना, ये कुछ अन्य लक्षण हैं।

उपचार - प्रथम चरण

- नियमित व्यायाम, लंबी सैर और अन्य शारीरिक गतिविधियाँ जैसे तैरना, नृत्य आदि शुरू करें।
- पारिवारिक सदस्यों की देख-भाल व अधिक चिंता करने की बजाए, आप अपनी सेहत पर अधिक ध्यान दें।
- भरपूर मात्रा में सब्जियाँ व फल खाएँ।
- हल्का पोषकयुक्त भोजन, अच्छा खुशनुमा माहौल, ताजी हवा और सामान्य व्यायाम की आवश्यकता है।

नोट : यदि अचानक से मानसिक व शारीरिक परिवर्तन आए तो डॉक्टर से संपर्क करें।

औषधियाँ

- यदि आपको बहुत गर्मी लग रही हो, रात को पसीना आ रहा हो, अत्यधिक रक्त स्राव, गर्भाशय में ऐंठन या मरोड़, सिर में जलन, जागने पर लक्षण अधिक व ज़्यादा चिड़चिड़ापन हो तो - **लॅकॅसिस म्यूटस** २०० की एक खुराक हर पंद्रह दिन में लें। एक महीने में दो खुराक लें।
- यदि गर्मी लगने व रात में पसीना आने के साथ संभोग के समय योनी में दर्द, थोड़ा सा काम करने के बाद बहुत कमज़ोरी महसूस हो तो - **सेपिआ ऑफिसिनॅलिस** २०० की एक खुराक हर पंद्रह दिन में लें। एक महीने में दो खुराक लें।
- छोटी-छोटी बातों पर जल्दी रोना, मानसिक रूप से चिड़चिड़ापन, गर्मी लगना, मूड बदलना, बुरा और अच्छा करने की भावना, पारिवारिक सदस्यों से बदलता व्यवहार व पानी की प्यास कम लगना - **पल्सेटिला नाइग्रीकन्स** २०० की एक खुराक हर पंद्रह दिन में लें। एक महीने में दो खुराक लें।

MIGRAINE

अर्धशीर्षी (माइग्रेन) के बारे में जानिए

अर्धशीर्षी आवेगीय सिरदर्द होता है। यह सिरदर्द बहुत तीव्र, बार-बार होनेवाला, अधिकतर सुबह के समय शुरू होता है, जो सिर के किसी भी एक भाग में, माथे व सिर के पिछले भाग पर होता है। यह दर्द हल्का-हल्का दो से तीन दिनों के लिए होता है और शरीर में अत्यंत कमज़ोरी लाता है। यह सिरदर्द बचपन से कई वर्षों तक या कभी-कभी जीवन के उत्तर काल में भी होता है। यह उल्टी के साथ भी जुड़ा हो सकता है। इसलिए इसे पित्तदोष के कारण होनेवाला सिरदर्द भी कहा जाता है। कुछ मामलों में दृष्टि दोष भी हो सकता है।

उपचार - प्रथम चरण : कुछ नहीं

निवारक/प्रतिबंधक उपाय - (Preventives)

- सबसे पहले यह जानना चाहिए कि सिरदर्द का कारण आस-पास की परिस्थिति, वातावरण या आहार है। कुछ एलर्जी उत्पन्न करनेवाले खाद्य पदार्थों से भी सिरदर्द हो सकता है। सिरदर्द के पहले आपने क्या खाया था यह नोट करें ताकि अगली बार आप उसे नियंत्रण में ला सकें।
- आपके रक्तचाप की जाँच करें, यदि वह कम है तो उसका इलाज़ कराएँ।
- यदि आपको मानसिक चिंता या तनाव है तो पहले उसका हल निकालें।
- यदि आपको नींद ठीक से नहीं आती है तो डॉक्टर से जाँच कराएँ।
- यदि कमरे में तेज़ रोशनी या अत्यधिक तेज़ आवाज़ में संगीत बज रहा हो, जिससे आप परेशान हो और जो आपके सिरदर्द को बढ़ा देता हो, उससे बचने की व्यवस्था करें।
- कुछ एक निश्चित मौसम या उसमें परिवर्तन होने से यदि आपको सिरदर्द हो तो इसके बारे में अपने डॉक्टर से बातचीत करें।
- यदि मासिक धर्म बंद होने पर या हार्मोन्स में बदलाव की वजह से सिरदर्द हो तो इसे विशेष उपचार की आवश्यकता और डॉक्टर के मदद की ज़रूरत है।

औषधियाँ

- चिंता के कारण, विद्यार्थी व अध्यापक द्वारा अत्यधिक अध्ययन (पढ़ाई) करने

से, दाईं तरफ दर्द, पेट में जलन व पित्त की उल्टी होने पर, गर्म मौसम में और मौसम बदलने पर – **आइरिस** ३०, दिन में चार बार, दो दिन तक लें। उसके बाद दिन में तीन बार, दो दिन तक लें।

- दाईं तरफ आँखों के ऊपर दर्द, समय-समय पर होनेवाला सिरदर्द, करीब हर आठ दिन में, सुबह जल्दी व आँख खुलने पर – **सेन्युइनेरिया कॅनार्डेसिस** ३०, दिन में तीन बार, चार दिन तक लें।
- मानसिक थकान से, ठंढ, सिर को न ढकने से, दबाव से और सूरज की गर्मी से सिरदर्द हो तो – **ग्लोनॉइनम** ३०, दिन में तीन बार, तीन दिन तक लें।
- शराब, कॉफी, मसालेदार भोजन, तंबाकू का अत्यधिक सेवन करने से, देर रात सोना, चिंता, अति संभोग, सिर में भारीपन – **नक्स वॉमिका** ३०, दिन में चार बार, तीन दिन तक लें।
- मासिक धर्म बंद होने पर, माहवारी शुरू होने के पहले, सोते समय या सोने के बाद दर्द अधिक और यह बाईं ओर होने से – **लॅकॅसिस म्यूटस** २०० की सिर्फ एक खुराक लें।

MOUTH ULCERS

मुँह के छालों के बारे में जानिए

मुँह के छाले मुँह के भीतर बदसूरत दिखनेवाले छोटे, पीले या सफेद फोड़े-फुँसी की तरह घाव है।

ये छाले एक-दो या जीभ पर समूह में, जीभ के निचले भाग पर, गाल के अंदर, तालू पर और होंठो के अंदरूनी हिस्से पर हो सकते हैं। ये अत्यंत पीड़ादायक होते हैं। मुँह के छाले संक्रमण (इन्फेक्शन), पाचन संबंधी परेशानी, अनुचित प्रकार का आहार, तनाव, कृत्रिम दाँतों की नई बतिसी (दंतावली) को गलत तरीके से बिठाने, दाँतों द्वारा जीभ या गाल पर चोट लगने, किसी विशेष खाद्य पदार्थ से एलर्जी या उसका अपचन आदि की वजह से होते हैं। इसे अल्सर यानी स्टोमॅटाइटिस भी कहा जाता है, जो बहुत पीड़ायुक्त होते हैं। ये सफेद सतह पर और उनका किनारा पीलापन लिए होता है। ये छोटे दानेदार तथा उभरे हुए रहते हैं। ये बार-बार हो जाते हैं व सात से चौदह दिनों में ठीक होते हैं।

उपचार - प्रथम चरण

- अधिक मीठा व स्टार्चवाला भोजन न खाएँ।
- ज़्यादा गर्म खाना व पेय पदार्थ से बचें।
- हर बार भोजन के बाद पानी से कुल्ला करना व दाँतों की सफाई करना भी मदद करता है।
- ज़्यादा नमक, नींबू व दवाओं में मरक्यूरी के उपयोग से बचें।
- भोजन के पोषक तत्त्वों को बनाए रखें।
- नवजात शिशुओं की दूध की बोतल व चम्मच को साफ रखें, हर बार दूध पिलाने के बाद उबालें।
- बच्चों को गंदे खिलौने खेलने के लिए न दें। खिलौनों को धोकर साफ किया जाना चाहिए।
- धूम्रपान व तंबाकू चबाना छोड़ दें।

औषधियाँ

- छोटे छाले, छूने पर खून आना, मुँह बहुत गर्म व संवेदनशील लगना – **बोरॅक्स वेनेटा** ३०, दिन में चार बार, दो दिन तक लें और अगले दो दिन तक दिन में तीन बार लें।
- ज़्यादा लार आना, मसूड़ों से खून आना और मसूड़े स्पंज जैसे होना, मुँह में धातू जैसा कड़वा स्वाद, प्यास लगना, जबकि मुँह नम (गीला) है – **मरक्युरियस सोल्यूबिलिस** ३०, दिन में तीन बार, तीन दिन तक लें।
- मुँह के छाले जिसमें नुकीला दर्द हो, लार का दुर्गंधयुक्त व कड़वा होना, फोड़े दिखने में सफेद से ज़्यादा लाल रंग के होना – **एसिडम नाइट्रीकम** ३०, दिन में तीन बार, तीन दिन तक लें।
- मुँह के छाले किसी भी प्रकार के होते हैं लेकिन छालों के साथ सिरदर्द होना – **बॅलाडोना** ३०, दिन में चार बार, दो दिन तक लें।
- मुँह के छाले फोड़े जैसे दिखते हैं, छूने पर संवेदनशील, ठंढा पानी मुँह में रखने से आराम आना – **नेट्रम सल्फ्यूरिकम** ३०, दिन में तीन बार, तीन दिन तक लें।

नोट :

- कृत्रिम दाँतों की नई या पुरानी बत्तिसी (दंतावली) बिठाने से यदि मुँह में छाले हुए हो तो दंत चिकित्सक से संपर्क करें।
- यदि बार-बार मुँह में छाले हो रहे हों तो बेहतर है होमियोपैथिक चिकित्सक से संपर्क करें।
- यदि होमियोपैथिक या एलोपैथिक उपचार करने के बाद भी छाले पंद्रह दिन में ठीक न हुए तो मुँह की बीमारियों के विशेषज्ञ को दिखाएँ।

NECK PAIN, CERVICAL SPONDYLOSIS
गरदन में दर्द, सर्वाइकल स्पोंडिलोसिस के बारे में जानिए

गरदन में दर्द व अकड़न लोगों की आम परेशानी है। इस स्थिति में गरदन के आस-पास की मांसपेशियों में दर्द, सुबह-सुबह गरदन की मांसपेशियाँ अकड़ जाती हैं।

ज़्यादातर गर्दन का दर्द सर्वाइकल स्पॉन्डिलोसिस की वजह से होता है। मगर यह सिर्फ एक कारण से नहीं बल्कि अनेक कारणों से होता है। जैसे- तेज रफ्तार की ज़िंदगी, यांत्रिक दिनचर्या, व्यायाम न करना, गलत आसन में बैठना या सोना, चोट या घाव के कारण चिंता होना, ठंढी हवा के संपर्क में आना, ऊँचे तकिए या नरम गद्दे पर सोना, अपर्याप्त पोषण, ऐंठन, थकान, तनाव, घबराहट, बैचेनी, निराशा, उदासी आदि इसके कारण हो सकते हैं।

गरदन में चोट लगने के कारण भी गरदन की माँसपेशियों में दर्द होता है। सर्वाइकल स्पॉन्डिलोसिस एक ऐसी स्थिति है, जिसमें दो वर्टीकल के बीच की डिस्क का क्षय (degeneration) होता है। जब वर्टीब्रा या वर्टीब्रा के बीच का गोल चक्र क्षतिग्रस्त होता है, उसी वक्त बाहर के बाजू से कुछ वर्टीब्रे में से हड्डीयाँ बढ़ती हैं, उसे ऑस्टियोफाइटस कहते हैं। इससे न्यूरल कॅनल की बाहरी सतह पर अस्थित निर्मित हो जाती है, जिसकी वजह से बाहर आई हुई नसें क्षतिग्रस्त हो जाती हैं इसलिए गरदन में दर्द होता है।

गरदन की तकलीफ को पहचानने के पाँच तरीके

- पहला लक्षण- गरदन की अस्थिरता, जिससे पता चलता है कि गरदन में कुछ तकलीफ है।
- दूसरा लक्षण- गरदन व गरदन से जुड़े भाग में दर्द।
- तीसरा लक्षण- गरदन से लेकर मेरूदण्ड तक लगातार अकड़न व दर्द।

- चौथा लक्षण- तीव्र गरदन का दर्द कंधों, हाथों व ऊपरी पीठ तक फैलता है।
- पाँचवाँ लक्षण- गरदन के दर्द पर ध्यान नहीं दिया जाए तो वह बढ़ सकता है।

उपचार- प्रथम चरण

- बैठने, खड़े रहने, लिखने, पढ़ने या कंप्यूटर के सामने काम करने के लिए गलत तरीके या मुद्रा में न रहें।
- मानसिक चिंता व तनाव से बचें।
- अधिक ऊँचे तकिए पर सोने से बचें।
- मांसपेशियों की थकान से बचें, अधिक लंबी दूरी तक कार या स्कूटर न चलाएँ।
- सिर व गरदन को एक विशेष स्थिति में लंबे समय तक रखने से बचें, जैसे सिनेमा देखते समय या कार चलाते समय।
- दर्द में पर्याप्त आराम करें, आराम मतलब दर्दवाले भाग को पूर्ण रूप से स्थिर रखें, जब तक गरदन के दर्द में आराम न आ जाए, अत्यधिक आराम की आवश्यकता नहीं है।
- सोते समय सिर के नीचे से तकिया हटा लें और सख्त बिस्तर पर सोएँ।
- गर्म सेंक सामान्यत: गरदन का दर्द दूर करने के लिए उपयुक्त होता है। इसके लिए बिजली के गर्म पॅड, गर्म पानी की बॉटल या मुलायम कपड़े में लपेटे हुए गर्म पॅक इत्यादी का इस्तेमाल कर सकते हैं।
- गरदन के नियमित व्यायाम की आवश्यकता है। गरदन को आगे-पीछे, दाएँ-बाएँ, गोल, घड़ी की दिशा में व घड़ी की विपरीत दिशा में घुमाएँ, जब गरदन में कोई दर्द न हो तब यह लाभकारी होगा।
- योगासन भी गरदन के दर्द के लिए उपयोगी है, यह किसी विशेषज्ञ के मार्गदर्शन में करना चाहिए।
- सरसों के तेल से हथेलियों द्वारा गरदन की मालिश से भी दर्द चला जाता है।

औषधियाँ

- अधिक देर तक कार चलाने व सिनेमा देखने के कारण गरदन में अकड़न, दर्द हल्की गतिविधि से कम व लेटने पर अधिक - **रहस टॉक्सीकोडेन्ड्रॉन** ३०, दिन में चार बार, तीन दिन तक लें।

- शुष्क ठंढी हवा के संपर्क में आने से गरदन में अकड़न और दर्द होना, गरदन की गतिविधि होने पर दर्द अधिक बढ़ना, दर्द के साथ प्यास भी अधिक लगना– **ब्रायोनिया एल्बा** ३०, दिन में चार बार, तीन दिन तक लें।
- अधिक व्यायाम, गिरने, चोट लगने, अति सख्त बिस्तर, बहुत ऊँचे तकिए पर सिर रखकर सोने से गरदन में दर्द। गरदन को हिलाने पर दर्द अधिक होना– **अर्निका मोन्टाना** ३०, दिन में चार बार, तीन दिन तक लें।
- शुष्क ठंढी हवा में जाने से अचानक गरदन में दर्द होना, रात में और ज़्यादा गतिविधि पर दर्द बढ़ना, बैचेनी व प्यास का अधिक लगना– **एकोनाइटम नेपेलस** ३०, दिन में चार बार, दो दिन तक और दिन में तीन बार, एक दिन के लिए लें।
- दर्द सिर्फ गरदन तक ही सीमित नहीं रहता, जब बैठते हैं तब वह उँगली, कलाई, हाथ, निचली स्पाइन तक चले जाना। ठंढी हवा से दर्द अधिक होना– **काली बाइक्रोमिकम** ३०, दिन में चार बार, तीन दिन तक लें।
- स्पाइनल नसें व सर्वाइकल, धड़ (ट्रंक) की मांसपेशियों में दर्द होना। महिलाओं के लिए अनुकूल जिन्हें गर्भाशय व ओवरी से संबंधित तकलीफ है। बिजली के झटके जैसा दर्द अचानक आना, तीक्ष्ण दर्द, ऐंठन और त्याग की भावना के साथ असह्य पीड़ा होना, दर्द गरदन के चारों ओर, अधिकतर बाईं तरफ होना, दर्द रात में, गति में, ठंढ से और मासिक धर्म के समय अधिक होना– **सिमिसिफ्यूगा रेसीमोसा** ३०, दिन में चार बार, तीन दिन तक लें। माहवारी के समय कोई औषधि न लें , होमियोपैथिक चिकित्सक से सलाह लें।
- गरदन का दर्द एक तरफ से दूसरी ओर परिवर्तित होना व मरीज को चक्कर आना। बहुत अधिक दर्द ज़्यादातर गरदन की दाईं तरफ होकर, वह भाग असंवेदनशील भी होना। दर्द नीचे की ओर परिवर्तित होकर, स्थानांतरण तेजी से होना। दर्द– गतिविधि, श्रम व खुली हवा में, नीचे की ओर देखने व आगे झुकने से अधिक होना– **काल्मिया लॅटीफोलिआ** ३०, दिन में चार बार, तीन दिन तक लें।

NUMBNESS
संवेदनशून्यता के बारे में जानिए

शरीर के किसी भी भाग में संवेदना न महसूस हो तो इसे नमनेस या असंवेदनशीलता कहते हैं। आम भाषा में इसे हाथ, पैर या शरीर का कोई अंग सो गया है, ऐसा कहा जाता

है। कोई इंसान जब लंबे समय तक एक ही स्थिति में बैठता या खड़ा रहता है तो वह इसे महसूस करता है। असंवेदनशीलता का कारण धीमा रक्त संचार, चिंता, अपचन, कब्ज व हृदय संबंधी तकलीफ है।

उपचार-प्रथम चरण

- हाथ या पैर को झटका दीजिए, यदि इससे मदद न मिले तो हल्के से मालिश करें।
- बिना दूध की एक कप चाय, उसमें चार से छह बूँद नींबू का रस मिलाकर पीएँ।
- बिना शक्कर का एक कप दूध उसमें दो चम्मच 'इसबगोल' मिलाकर लें।
- यदि आपने व्यायाम व सुबह की दौड़ अभी शुरू की है और आपको सवंदेनशून्यता का आभास हो तो व्यायाम बंद कर दें और डॉक्टर की सलाह के बाद ही व्यायाम शुरू करें।
- यदि सिर में संवेदनशून्यता हो तो डॉक्टर से सलाह लें।

औषधियाँ

- पैर, उँगलियाँ, तलवे, चौंका देनेवाला दर्द कि कोई छोटी सी वस्तु भी उठा नहीं पाते, पैर का सुन्न हो जाना (Numbness) – **एल्युमिना** २०० की एक खुराक रोज़ रात, तीन दिन तक लें।
- दर्द के साथ सिर सुन्न हो जाना– **एसाफोटिडा** ३०, दिन में तीन बार, तीन दिन तक लें।
- पीठ/कमर और पैर सुन्न होना, अँगूठे में सूजन – **ऑक्जॅलिकम एसिडम** ३०, दिन में तीन बार, तीन दिन तक लें।
- मृत भावना, शरीर के अंग ठंढे व नीले पड़ना – **ऍगॅरिकस मस्कॅरियस** ३०, दिन में तीन बार, तीन दिन तक लें।
- हाथ और उँगलियाँ सुबह और रात में सुन्न होना, गर्मी में और सोने से अधिक – **लॅकॅसिस म्यूटस** २००, सप्ताह में एक खुराक, दो सप्ताह तक लें।
- बाहों का अग्र भाग (Forearm) रात में सुन्न होना – **अर्जेंटम नाइट्रिकम** २०० की रात को एक खुराक, तीन रातों तक लें।
- थोड़े से दबाव से, लेटने से, धीमे रक्त प्रवाह की वजह से हाथ, पैर सुन्न होना – **एम्ब्रा ग्रिसिआ** ३०, दिन में तीन बार, तीन दिन तक लें।

- शरीर का कोई भी भाग दर्द के साथ सुन्न होना – **चामोमिला** ३०, दिन में तीन बार, तीन दिन तक लें।

NAILS, AFFECTIONS OF
नाखूनों के विकार के बारे में जानिए

नाखून यदि चिकने, मज़बूत व मांस के रंग जैसे गुलाबी हैं तो वे स्वस्थ परिस्थिति में हैं। यदि नाखून में धारियाँ, रफ या खुरदुरे दिखनेवाले, चम्मच के आकार के और आसानी से टूटनेवाले हैं तो वे अस्वस्थ हैं। कई डॉक्टर आपके नाखून देखकर ही आपके स्वास्थ्य को परख लेते हैं। इसकी वजह है कि नाखून एक प्रकार के प्रोटीन, केराटीन से बने होते हैं, जो त्वचा और बालों का मुख्य पदार्थ है। यदि प्रोटीन कम है तो शरीर नाखूनों के जरिए दर्शाता है। यदि किसी चोट के कारण नाखून निकल जाता है या टूट जाता है तो नया नाखून बेस से टीप तक आने में करीबन छह महीने लग जाते हैं। पैर की उँगली का नाखून बढ़ने के लिए छह महीने से भी अधिक समय लगता है। नाखूनों पर सफेद धब्बे किसी भी बीमारी का इशारा नहीं करते परंतु कुछ डॉक्टर इसे शरीर में जिंक (Zinc) की कमी मानते हैं। चम्मच के आकार के नाखून शरीर में लोह तत्त्व की कमी (आयरन डेफिशियन्सी) दर्शाते हैं। लोह तत्त्व की कमी या एनीमिया से नाखून पीले व टेढ़े-मेढ़े हो जाते हैं। जब शरीर में प्रोटीन की कमी ज़्यादा हो तब नाखून के आधार सफेद हो जाते हैं। यदि नाखून व नाखून के आस-पास की त्वचा में कीटाणुओं का संक्रमण हो जाता है तो नाखून नरम, रंगहीन और मोटे हो जाते हैं। कुछ चर्म रोगों में भी नाखून बहुत ही गंदे, भद्दे, मोटे व क्षतिग्रस्त हो जाते हैं।

उपचार-प्रथम चरण

- जैसे ही आपको पता चले कि नाखूनों की स्थिति व रंगों में परिवर्तन हो रहा है, नाखून जल्दी या देर से बढ़ रहे हैं तो डॉक्टर की सलाह लें।
- नाखूनों को नियमित रूप से काटते रहें ताकि उसमें धूल जमा न हो।
- हाथ व पैर धोने के बाद नाखूनों को अच्छे से सूखा लें।
- नाखूनों की अच्छी देख-भाल के लिए कपड़े या बरतन धोते समय हाथों में दस्ताने पहनें।
- अपने आहार का ध्यान रखें। पौष्टिक आहार लें, जिसमें कैल्शियम, विटामिन सी व जिंक हो।

औषधियाँ

यहाँ जो औषधियाँ दी जा रही हैं, उससे तुरंत परिणाम की आशा नहीं करनी चाहिए। यह एक धीमी प्रक्रिया है, जैसे कि नाखूनों का बढ़ना। इसलिए धैर्य की आवश्यकता है। पहली बार स्वचिकित्सा (सेल्फ मेडिकेशन) के बाद होमियोपैथिक चिकित्सक से ज़रूर सलाह लें।

- धारीदार, धब्बेवाले, खुरदुरे व असमतल नाखून– **कॅल्केरिया कार्बोनिका** २०० की एक खुराक रोज़, चार दिन तक लें। १५ दिन बाद परिणाम देखें व होमियोपैथिक चिकित्सक की सलाह लें।
- मोटे, काले, खुरदुरे, आसानी से टूट जानेवाले नाखून, कब्ज और कमर/ पीठ में दर्द – **ग्रॅफाइटिस** २०० की एक खुराक रात में, एक रात छोड़कर तीन रातें लें। १५ दिन बाद चिकित्सक की सलाह लें।
- नाखूनों का बहुत जल्दी बढ़ना, टेढ़े–मेढ़े, आसानी से टूटनेवाले और विकृत व नाजुक नाखून – **एसिडम फ्लोरिकम** ३०, दिन में तीन बार, सात दिन के लिए लें और एक सप्ताह इंतज़ार करें, उसके बाद डॉक्टर को दिखाएँ।
- मोम जैसे, विकृत, नरम और नाजुक नाखून, शरीर के ढके हुए भागों में पसीना, मरीज़ का सुबह नाश्ते के बाद शौच के लिए जाना – **थूजा ऑक्सीडेंटॅलिस** २००, रोज़ रात एक खुराक, चार दिन तक लें। १५ दिन बाद होमियोपैथिक चिकित्सक को दिखाएँ।
- रंगहीन, विकृत नाखून, खाने में नमक बहुत पसंद करना – **नेट्रम म्यूरियाटिकम** २००, रोज़ रात एक खुराक, चार दिन तक लें। १५ दिन बाद होमियोपैथिक चिकित्सक को दिखाएँ।
- ढीले, संवेदनशील, दर्दयुक्त नाखून, काटने पर भी दर्द – **हेपार सल्फर** ३०, दिन में तीन बार, पाँच दिन तक लें। १५ दिन बाद चिकित्सक को दिखाएँ।
- नाखूनों की जड़ में दर्द – **कॅल्केरिया फॉस्फोरिका** ३०, दिन में तीन बार सात दिन तक लें।
- नाखूनों का धीरे–धीरे बढ़ना – **कॉस्टिकम** २००, दिन में एक खुराक, तीन दिन तक लें। १५ दिन इंतज़ार करें, फिर डॉक्टर को दिखाएँ।

- नाखूनों पर सफेद धब्बे, अविकसित नाखून, पैर के नाखूनों का त्वचा के अंदर की तरफ बढ़ना, उँगलियों के नाखूनों के आस-पास की त्वचा प्रभावित - **सिलिशिया टेरा** ३०, दिन में तीन बार, सात दिन तक लें। दो सप्ताह तक परिणाम देखें व उसके उपरांत होमियोपैथिक चिकित्सक को दिखाएँ।

NAUSEA (VOMITING)
घबराहट व उल्टी (वमन) के बारे में जानिए

घबराहट, मतली आना वमन की बहुत ही घृणास्पद अनुभूति है। उल्टी दरअसल आमाशय के पदार्थ को बाहर फेंकना है। हर किसी को ये दो लक्षण एक समय पर या अन्य समय पर होते हैं। घबराहट व उल्टी का मुख्य कारण- पाचन की तकलीफ, अत्यधिक भोजन खाने से या ऐसा भोजन जिससे एलर्जी हो, जो अपचनीय व संवेदनशील है। अत्यधिक शराब पीने से, कुछ ज़हरीले पदार्थ (फूड पॉइजनिंग) या किसी संक्रमण के कारण भी ऐसे लक्षण आते हैं। माइग्रेन या सिरदर्द, सफर करते समय जी मचलाना व वमन, डर या चिंता की वजह से भी उल्टी हो सकती है। गर्भवती महिलाओं को भी मतली होती है व कुछ मामलों में बुखार के कारण बच्चों को भी उल्टियाँ होती हैं। कुछ लोगों में एलोपैथिक दवाइयाँ भी मतली का कारण होती है। आमाशय में अल्सर व पित्ताशय की थैली में पथरी के कारण भी मतली हो सकती है।

उपचार-प्रथम चरण

- मरीज़ को नींबू पानी या पुदिन हरा या कोई पाचक चूर्ण या अदरक की चाय जो भी घर में उपलब्ध हो, वह दें। यह प्रारंभिक अवस्था में मतली व वमन को कम कर देगा।
- रसोई घर में पूर्ण सफाई का ध्यान रखें और एक ही प्रकार के भोजन से बचें, जो मतली को बढ़ाता है।
- एकदम भारी भोजन (तला, मसालेदार, पाचन में अधिक समय लेनेवाला भोजन) लेने के बजाय अकसर हल्का भोजन लें।
- जब भी खाना खाएँ, धीरे-धीरे खाने की आदत डालें, जल्दबाज़ी में भोजन न करें।

औषधियाँ

- सभी प्रकार की मितली व उल्टी के लिए सबसे पहली और महत्वपूर्ण औषधि है **एपिकाक्वॉन्हा** ३०, मरीज़ को हर बार वमन के बाद एक खुराक दें। पहली खुराक के बाद ही उल्टी रुक जाएगी।
- मतली हो रही है तो **एपिकाक्वॉन्हा** ३० की एक खुराक दें व इंतज़ार करें। यदि उल्टी होती है तो उल्टी के बाद दूसरी खुराक दें।
- यात्रा के समय मतली व वमन हो तो यात्रा के आधे घंटे पहले **कॉक्युलस इंडिकस** ३० की एक खुराक दें व जब मरीज़ वाहन में घबराहट महसूस करें तब एक खुराक दें या एक खुराक उल्टी होने के बाद दें।
- गर्भवती महिलाओं को उल्टी के बाद **सेपिआ ऑफिसिनॅलिस** ३० की एक खुराक दें। दोबारा न दें, यदि फिर भी तकलीफ हो तो होमियोपैथिक चिकित्सक से सलाह लें।
- यदि आपको वमन जैसा लग रहा हो, साथ ही ऐसा महसूस हो कि उल्टी से आपके आमाशय की तकलीफ कम हो जाएगी तो **नक्स वॉमिका** २०० की एक खुराक लें।
- जब पाचन तंत्र की परेशानी हो व कभी-कभी वमन के साथ दस्त लग रहे हो, आमाशय में जलन, थकान व ठंढ की अनुभूति हो तब **अर्सेनिकम एल्बम** ३०, दिन में चार बार, दो दिन तक लें।

NOSE BLEEDING
नाक से खून बहने के बारे में जानिए

भारत जैसे देश में जहाँ गर्म वातावरण कई बीमारियों को लाता है, उनमें से एक नाक से खून बहना, जो ज़्यादातर बच्चों में पाया जाता है। युवाओं या बड़े लोगों को नाक से खून नहीं आता है। कुछ मामलों में वृद्ध लोगों में यह समस्या हो सकती है। गर्मी से या बार-बार नाक में उँगली डालने से नाक की आंतरिक सतह की छोटी रक्त नलिकाएँ फटने के कारण और बार-बार छींकें आने से भी यह होता है। यह विकार लगभग नगण्य है व इसे घर पर भी नियंत्रित किया जा सकता है। यदि वृद्ध और युवाओं में बार-बार नाक से खून बहे तो तुरंत डॉक्टर से मिलकर रक्तचाप व रक्त के थक्के बनने की जाँच करवानी चाहिए। यह बहुत ही दुर्लभ है। कृपया ध्यान दें कि यहाँ हम 'नकसीर' (एपिसटॅक्सिस) के बारे में बात नहीं कर रहे हैं।

उपचार-प्रथम चरण

- थोड़ा सा आगे झुककर बैठें व तर्जनी और अँगूठे से नाक को दोनों तरफ से दबाव बनाए रखें। सिर को ऊँचा उठाकर रखें। सिर को पीछे की ओर व नाक पर दबाव देने से खून का बहाव रुक जाता है पर कई बार यह खून सिर से गले में आकर गला चोक होता है। बच्चों में सिर को पीछे की ओर झुकाने से गला चोक हो जाता है। नाक पर १५ मिनट तक दबाव बनाए रखें।
- उँगलियों के दबाव को हटाएँ और यदि फिर भी खून का बहाव हो रहा हो तो फिर से १० मिनट तक उसी तरह से दबाव बनाए रखें।
- यदि फिर भी खून का बहाव न रूके तो ठंढे पानी में फिटकिरी को मिलाकर मिश्रण बनाएँ। इस पानी में कपड़ा गीला करके माथे पर कुछ देर रखें। मरीज़ को इस समय लेटने के लिए कहें।
- नाक पर बर्फ की थैली रखने से भी खून बहना बंद हो जाता है।
- खून का बहाव बंद हो जाने पर मरीज़ को एक कप हल्का गर्म दूध व एक केला दें।

नोट : यदि खून का बहाव सिर में चोट लगने की वजह से हो, उपरोक्त उपायों के बावजूद व होमियोपैथिक दवाइयाँ लेने के बाद भी यदि रक्तस्राव १५ मिनट से ज़्यादा हो, यदि बार-बार नाक से खून बह रहा हो, खून का बहाव ज़्यादा हो तो तुरंत डॉक्टर से संपर्क करें।

औषधियाँ

- **फेरम फॉस्फोरिकम** ३० के तीन खुराक हर पाँच मिनट के अंतराल में देना चाहिए। यदि एक खुराक देने के बाद ही खून बहना बंद हो जाए तो दूसरी खुराक न दें।
- यदि खून का बहाव अचानक व बहुत ज़्यादा हो तब **फॉस्फोरस** २०० की एक खुराक ही खून के बहाव को रोक देगी।

OBESITY OR OVERWEIGHT
मोटापा या अधिक वजन के बारे में जानिए

शरीर की सुंदरता उसका बाह्य रूप ही होता है। स्फूर्तिला या फूर्तिला व्यक्तित्व, विशाल रूप आदि माता-पिता की ही देन (आनुवंशिक) है, पर उसका खयाल हर इंसान

को स्वयं ही करना होगा। यदि एक बार किसी शरीर में वसा (चरबी) बढ़ना शुरू हो गया तो सुस्त जीवन शैली व अत्यधिक वसायुक्त भोजन लेने से व्यक्ति मोटा दिखने लगता है। इसलिए कद के अनुपात अनुसार शरीर में हद से ज़्यादा चरबी शरीर के लिए हानिकारक होती है, इस अवस्था को मोटापा या अधिक वजन कहते हैं। मोटापा ज़्यादा भोजन खाने से व कैलरीज को कम उपयोग में लाने से होता है। आज-कल कई स्कूलों में वजन को कम करने के लिए योगा, एरोबिक्स व्यायाम के साथ आहार नियंत्रण भी सिखाया जाता है, जिसकी वजह से वजन को नियंत्रित रखने के लिए मोटापे से ग्रस्त लोग वहाँ पर आकर्षित हो रहे हैं। हकीकत में वजन कम करने में दवा उतना काम नहीं करती, जितना कि दूसरे उपाय काम करते हैं। अधिक वजन कई गंभीर बीमारियों का कारण बन सकता है। जैसे- हृदय की बीमारियाँ, उच्च रक्तचाप, मधुमेह, पाचन संबंधी बीमारियाँ, हड्डियों में दर्द व अकड़न, वन्ध्यत्व (जनन अक्षमता), पैरों की नसें फूलना (वेरीकोज वेन्स), मासिक धर्म संबंधी समस्याएँ व गर्भावस्था की समस्याएँ आदि।

उपचार-प्रथम चरण

जिनकी वजन बढ़ने की प्रवृत्ति है, उन्हें निम्नलिखित कदम उठाने चाहिए

- भोजन समय पर लेना चाहिए।
- सुबह का नाश्ता व दोपहर का भोजन सामान्य रूप में लेना चाहिए, जबकि रात का भोजन बहुत ही हल्का लेना चाहिए।
- भोजन हमेशा अच्छे से चबाकर खाना चाहिए, जल्दी में कभी न खाएँ।
- ज़्यादा शक्कर, मिठाइयाँ, वसायुक्त और तली हुई चीज़ें खाने से बचें।
- भोजन के पहले एक प्लेट मौसमी सलाद खाएँ।
- दिन में कम से कम दो से तीन गिलास गुनगुना पानी पीएँ।
- नियमित रूप से व्यायाम करें या योगशाला में शामिल हो जाएँ।
- योग या एरोबिक शिक्षक की सलाह से आपके रोज़ के खान-पान में बदलाव लाएँ।
- अल्प आहार योजना (क्रैश डाइट प्रोग्राम) न अपनाएँ, यह सिर्फ थोड़े समय के लिए ही वजन कम करती है। अत्यधिक वजन कम करने के लिए पर्याप्त व स्वास्थ्यवर्धक भोजन लें।

- कई सारे हेल्थ क्लब्ज और कंपनियाँ हैं, जो बहुत कम समय में वजन कम करने का आश्वासन देती है। यह बहुत ही महँगी योजना है और इसके दुष्प्रभाव भी बहुत हैं क्योंकि ये कंपनियाँ भूख कम लगने की दवा देती हैं, जो भोजन के पाचन व शोषण पर असर करती हैं। यदि आपको औषधि लेनी ही है तो बेहतर है कि सुरक्षित होमियोपैथी ही अपनाएँ।

आप कैसे जानेंगे कि आपका वजन अधिक है

सबसे पहले आप खुद ही खुद को कहेंगे कि 'आपका वजन अधिक है।' आपके शरीर का आकार यह कह देगा। दूसरी बात आपके दोस्त व रिश्तेदार यह घोषित कर देते हैं कि आपका वजन बढ़ गया है। अंत में आप खुद डॉक्टर से जाँच करवाएँ या आप खुद घर पर कुछ निम्नलिखित परीक्षण करवाएँ।

सामान्य नियम यह है कि आपका वजन यदि आपके कद के अनुपात में २० प्रतिशत ज़्यादा है तो आपको मोटापे से ग्रस्त कहा जाएगा। अधिक वजन जानने का सबसे अच्छा तरीका है कि आपका बॉडी मांस इन्डेक्स (BMI), जो आपके शरीर व कद की गणना करता है। दूसरा तरीका आपके कमर व कूल्हे के माप के अनुपात से पता चलता है, जहाँ सबसे ज़्यादा चरबी इकट्ठी होती है।

आपका बी.एम.आय. जानिए

१. आपके वजन (कि.ग्राम में) को आपके कद (मीटर्स में) से दो गुणा करके विभाजित करें। जैसे आपका वजन ६८ कि.ग्रा. है और कद १.५० मीटर है तो बी.एम.आय. ३०.२२ (६८ को २.२५ (१.५० का दो गुणा) से विभाजित) होता है, जिसे मोटापा कहते हैं।

२ यदि BMI २० के नीचे है तो वजन कम है।

३ यदि BMI २० से २५ के बीच है तो आप स्वस्थ हैं।

४ यदि BMI २६ से २९ के बीच है तो आपका वजन अधिक है।

५ यदि BMI ३० से अधिक है तो आप मोटे हैं।

आपका वजन अधिक है यह जानने के लिए दूसरा नियम इस प्रकार है

यदि शरीर का वजन ५० कि.ग्रा. है, यह ५ फीट कदवाले इंसान के लिए सामान्य है।

५ फीट के बाद हर एक इंच के लिए ५० कि.ग्रा. में २ कि.ग्रा. वजन बढ़ा दें। इसका

मतलब यह कि यदि इंसान का कद ५ फीट १ इंच है तो उसका वजन ५२ कि.ग्रा. होना चाहिए। इसी तरह कद ५ फीट २ इंच है तो सामान्य वजन ५४ कि.ग्रा. होगा। इसमें आप दो कि.ग्रा. कम या ज़्यादा कर सकते हैं। इसका अर्थ है यदि इंसान का कद ५ फीट है तो उसका वजन ५० से ५२ कि.ग्रा. सामान्य है (५ फीट यानी १.५२ मीटर)

कृपया ध्यान दें ऊपर दी गई हुई शरीर के वजन की विधि युवा पुरुष व महिलाओं के लिए एक सामान्य सलाह है, जो कि कुछ गणतीय आधार पर संकलित है। यहाँ कुछ माप के लिए एक चार्ट दिया गया है।

कद मीटर में	**कद फीट व इंच में**	**सामान्य वजन कि.ग्रा में**	**मोटे**	**अधिक मोटे**
१.४५	४.९	४२-५३	६३	८४
१.४८	४.१०	४४-५५	६६	८८
१.५०	४.११	४५-५६	६८	९०
१.५२	५.०	४६-५८	६९	९२
१.५४ से १.६६ (५.१ से ५.५) उपरोक्त संख्या में २ कि.ग्रा. वजन बढ़ा दें।				
१.६८	५.६	५६-७१	८५	११३
१.७० से १.८० (५.७ से ५.११) उपरोक्त संख्या में २ कि.ग्रा. वजन बढ़ा दें।				
१.८२	६.०	६६-८३	९९	१३२

इसी तरह आगे के नाप में उपरोक्त नियम के अनुसार दो किलो बढ़ा दें।

औषधियाँ

- जब आप नियमित व्यायाम और संतुलित आहार उपचार-प्रथम चरण में दर्शाए गए सूची अनुसार ले रहे हैं तब ही दवाइयाँ वजन कम करने में मदद करती हैं। यदि आहार और व्यायाम से एक महीने में एक किलो वजन कम होता है तो दवा के साथ संतुलित आहार और नियमित व्यायाम करने पर एक महीने में दो किलो वजन कम हो सकता है।
- **फाइटोलक्का बेरी-क्यू** की १० से १५ बूँदे दिन में तीन बार खाना खाने के १५ मिनट पहले एक महीने के लिए लें। वजन कम होने के बाद आगे की औषधि होमियोपैथी चिकित्सक की सलाह से लें।

- यदि मोटापा थाइराइड की परेशानी से है तो **थाइराइडिनम** २०० की एक खुराक, सप्ताह में एक बार, एक महीने तक लें व उसके बाद डॉक्टर से सलाह लें।
- यदि मोटापा गलगण्ड (गॉइटर) या थाइराइड ग्रंथि बढ़ने से और मरीज़ को कब्ज व पेट फूलने की समस्या हो तब **फ्यूकस वेसीकॅटोरिया-क्यू** की १०-१५ बूँदें दिन में तीन बार, खाना खाने के १५ मिनट पहले एक महीने के लिए लें।

नोट : कई अलग-अलग पेटेंट होमियोपैथिक दवाइयाँ बाजार में आसानी से उपलब्ध हैं, जो यह दावा करते हैं कि उनके उपयोग करने से आप जल्द ही दुबले-पतले हो जाएँगे। यह कई औषधियों का मिश्रण है, जैसे **फाइटोलक्का बेरी, फ्यूकस वेसीकॅटोरिया, थाइराइडिनम, अमोनियम ब्रोमॅटम, कॅल्केरिया कार्बोनिका, पल्सेटिला नाइग्रिकन्स, सिलिशिया, एंटिमोनियम क्रूडम, ग्रॅफाइटिस** आदि। मैं इनके उपयोग पर कोई टिप्पणी नहीं करना चाहता क्योंकि मैं फिलहाल में मिश्र औषधियों पर विश्वास नहीं करता।

OPERATION AFTER EFFECTS
शल्य चिकित्सा के बाद के प्रभाव के बारे में जानिए

शेविंग करते समय या सब्जी काटते समय त्वचा पर एक साधारण सा घाव आए या लग जाए और यदि उस पर ध्यान न दिया जाए तो कुछ असर होगा ही। यदि किसी इंसान की शल्य चिकित्सा (ऑपरेशन) त्वचा को काटकर की जाती है तो उसके बाद के प्रभाव को व घाव को ठीक करने के लिए एंटिबायोटिक दवाइयाँ दी जाती हैं।

जब शल्य चिकित्सक (सर्जन) परंपरागत प्रणाली द्वारा ऑपरेशन करता है तो शल्य चिकित्सक के द्वारा दी गई दवाओं को न लेना एक मज़ाक ही है, जबकि उनके द्वारा दी गई दवाइयों का उद्देश्य ठीक होना है। होमियोपैथी के अतिरिक्त लाभ भी हैं, जैसे होमियोपैथी ऑपरेशन के बाद के प्रभाव को कम समय में ठीक करती है। जैसे पित्ताशय या गर्भाशय निकाल देना, पथरी, हर्निया व अपेंडिक्स का ऑपरेशन या कठिन हार्ट बायपास सर्जरी आदि में होमियोपैथी उपयुक्त है।

उपचार-प्रथम चरण : कुछ नहीं
औषधियाँ

- सभी ऑपरेशन के बाद के प्रभाव के लिए **रहस टॉक्सीकोडेन्ड्रॉन** ३० आम औषधि है। ऑपरेशन के बाद चार गोली, दिन में तीन बार, १० दिन तक लें।

- क्षतिग्रस्त तंत्रिका उत्तकों (नर्व टिश्युज) की मरम्मत (फिर से पहले जैसे ठीक) करने के लिए – **हायपेरिकम परफोरेटम** ३०, चार गोली, दिन में तीन बार, १० दिन तक लें।
- जब इंटर कॉस्टल ऑपरेशन में पसलियों के बीच की नसों और मांसपेशियों को नुकसान पहुँचता है तो – **सिमिसिफ्यूगा रेसीमोसा ३०**, चार गोली, दिन में तीन बार, १० दिन तक लें।
- ऑपरेशन के दौरान हाथ-पैरों की नसों में चोट लगे तब – **हाइपेरिकम परफोरेटम** ३०, चार गोली, दिन में तीन बार, १० दिन तक लें।
- जब शरीर की बाईं ओर की नसों में नुकसान पहुँचे तो – **स्पायजेलिया एन्थेलमिया** ३०, चार गोली, दिन में तीन बार, १० दिन तक लें।
- ऑपरेशन की वजह से फ्रैक्चर्स और स्टंपस् (टांगो) की नसों में दर्द है तो – **सिम्फायटम ऑफिसिनेल** ३०, चार गोली, दिन में तीन बार, १० दिन तक लें।

OPPOSITE SYMPTOMS AND REMEDIES
विपरीत लक्षण और उपचार के बारे में जानिए

यहाँ औषधि के चयन का एक अद्‌भुत उदाहरण है, जब शरीर के दो भाग या दो विपरीत लक्षण एक ही रोग में पाए जाते हैं। एक प्राथमिक चिकित्सा पद्धति के रूप में लक्षणों के विपरीत औषधि देने पर अधिकांश मामलों में राहत मिलता है। उदाहरण के तौर पर साँस लेने पर खाँसी बढ़ती है तो एक दवा दी जाती है, यदि साँस छोड़ने पर खाँसी बढ़ती है तब उसकी दवा अलग होती है। साँस लेना व साँस छोड़ना, श्वसन प्रक्रिया के दो विपरीत लक्षण हैं।

उपचार-प्रथम चरण : कुछ नहीं

औषधियाँ

- साँस छोड़ने पर खाँसी बढ़ना – **एकोनाइटम नेपेलस** ३०, दिन में तीन बार, सात दिन तक लें।
- साँस अंदर लेते समय खाँसी बढ़ना – **स्पॉन्जिया टोस्टा** ३०, दिन में तीन बार, सात दिन तक लें।

- गर्म हवा से ठंढी हवा में जाने पर खाँसी का बढ़ना– **फॉस्फोरस** २०० की एक खुराक हर दिन लें और परिणाम के लिए चार दिन तक इंतज़ार करें।
- खुली हवा से गर्म कमरे में जाने पर खाँसी का बढ़ना – **ब्रायोनिया एल्बा** ३०, दिन में तीन बार, चार दिन तक लें।
- दाँत के किनारे पर सड़न – **मक्यूरियस सोल्यूबिलिस** ३०, दिन में तीन बार सूर्यास्त के पहले, चार दिन तक लें।
- दाँत की जड़ों में सड़न – **मीजेरियम** ३०, दिन में तीन बार सूर्यास्त के पहले, चार दिन तक लें।
- कोई भी मुख्य बीमारी या विकार में मुँह सुखना, फिर भी प्यास न लगना। (यह असामान्य लक्षण है क्योंकि मुँह सुखने पर प्यास लगती है पर यहाँ ऐसा नहीं है) – **पल्सेटिला नाइग्रीकन्स** ३०, दिन में तीन बार, पाँच दिन तक लें।
- कोई भी मुख्य रोग या विकार में मुँह में लार (गीलापन) प्यास के साथ – **मरक्यूरियस सोल्यूबिलिस** ३०, दिन में तीन बार, सूर्यास्त के पहले पाँच दिन तक लें।
- रोग (उदाहरण सिरदर्द) बाईं तरफ से शुरू होकर दाईं तरफ जाता है– **लॅकॅसिस म्यूटस** २०० की एक खुराक लें और परिणाम के लिए चार दिन तक इंतज़ार करें।
- रोग दाईं ओर से शुरू होकर बाईं तरफ जाता है– **लाइकोपोडियम क्लॅवेटम** २०० की एक खुराक लें और परिणाम के लिए एक सप्ताह इंतज़ार करें।
- तीखा (चिड़चिड़ाहट पैदा करनेवाला) जुकाम, साथ में बिना कुछ तकलीफ आँखों से पानी आना – **एलियम सेपा** ३०, दिन में चार बार, चार दिन तक लें।
- नरम सर्दी–जुकाम के साथ आँखों से तीखा जलनयुक्त पानी आना – **यूफ्रासिया ऑफिसिनॅलिस** ३०, दिन में चार बार, चार दिन तक लें।
- दाँतों के दर्द में गर्मी, गर्म खाना या चाय आदि से आराम – **मॅग्नेशियम फॉस्फोरिकम** ३०, दिन में चार बार, चार दिन तक लें।
- दाँत के दर्द में ठंढे पानी व आइसक्रीम से आराम – **कॉफिया क्रूडा** ३०, दिन में चार बार, चार दिन तक लें।

- पेट के दर्द में शरीर को आगे झुकाने से आराम – **कोलोसिंथिस** ३०, दिन में चार बार, तीन दिन तक लें।
- पेट के दर्द में पीछे की ओर झुकने पर आराम – **डाइस्कोरिया विलोसा** ३०, दिन में चार बार, तीन दिन तक लें।
- जैसे ही कोई सोने के लिए आँखें बंद करता है तो पसीना आना – **कोनियम मॅक्यूलॅटम** ३०, दिन में तीन बार, तीन दिन तक लें।
- जागने पर पसीना आना – **सॅम्बुकस नाइग्रा** ३०, दिन में तीन बार, तीन दिन तक लें।
- माहवारी के पहले व माहवारी के दौरान कब्ज – **सिलिशिया टेरा** ३०, माहवारी के अपेक्षित दिन के एक सप्ताह पहले दिन में तीन बार लें, दवाई माहवारी के समय न लें।
- माहवारी के पहले व माहवारी के समय दस्त लगना– **बोविस्टा लाइकोपरडॉन** ३०, माहवारी के अपेक्षित दिन के एक सप्ताह पहले, दिन में तीन बार लें, दवाई माहवारी के समय न लें।
- बच्चा पूरा दिन अच्छे से खेलता है पर पूरी रात बेचैन, चिल्लाता और परेशान रहता है – **जलापा** ३०, दिन में दो बार, एक सप्ताह तक लें।
- बच्चा दिनभर रोता है पर पूरी रात अच्छे से सोता है– **लाइकोपोडियम क्लॅवेटम** २०० की एक खुराक एक सप्ताह तक लें।

PILES (HAEMARRHOIDS)
बवासीर/मसे के बारे में जानिए

बवासीर यानी गुदा (मलद्वार) के अंदर या बाहर छोटी-छोटी गाँठें होती हैं, जो खून या बिना रक्तस्राव के भी हो सकती हैं। ये गाँठें भिन्न संख्या में हो सकती हैं। यह एक अत्यधिक दर्दनाक व सूजनवाली या बहुत सारे एक साथ अंगूर के गुच्छे जैसी हो सकती हैं। यह सूजन दर्दनाक, खुजलीयुक्त, चुभन जैसी, शूटिंग व ठोकर मारने जैसी, जलनयुक्त या दबावपूर्ण होती है। शौच के समय दर्द अधिक और कभी-कभी कमर के नीचले भाग (लंगोटी) में हलका दर्द होता है। मल त्याग के पहले मसों से रक्त प्रवाह व मल त्याग के बाद, बीच में बूँद-बूँद रक्त जाता है। इसका कारण कब्ज, लंबे समय से चली आ रही जिद्दी (पुरानी) कब्ज, अतीत में जिसकी परवाह नहीं की, रेचक (मल को ढीला करनेवाली औषधी) ली हो, लगातार अपचनीय, तला हुआ, मसालेदार भारी व उत्तेजक भोजन लिया गया हो। बैठने की आदत व आरामदेह जीवनशैली भी इसका एक कारण है।

अत्यधिक व्यायाम, घुड़ सवारी, ठंढे पत्थरों व नम घास पर बैठना। गर्भावस्था में बढ़े हुए गर्भ का पेल्विस की नसों पर दबाव आना, ये बवासीर के कुछ अन्य कारण हैं।

उपचार-प्रथम चरण

- मसालेदार खाना, मादक पदार्थ, अपचनीय भोजन, कॉफी, तली हुई व वसायुक्त भोजन से बचें।
- अच्छी तरह से पकी हुई सब्जियाँ और फलों का सेवन करें व मांसाहारी भोजन से बचें।
- बहुत देर तक खड़े रहना, सुस्त आदतें, तकिए का इस्तेमाल और बहुत ही नरम बिस्तर का उपयोग न करें।
- सूखे (बिना रक्तस्राव के) बवासीर में मलद्वार को ठंढे या गुनगुने पानी (जिससे भी आप सहमत हो) से बार-बार धोने से दर्द में आराम मिलता है। एक टब में ठंढा या गुनगुना पानी डालकर उसमें कुछ देर के लिए बैठ जाएँ या जैसे ही बवासीर में दर्द शुरू हो, गीले कपड़े से मसे पर दबाव बनाए रखें।
- खूनी बवासीर में दर्द कम होता है पर उसे एक गिलास ठंढा पानी पीकर व एक घंटा लेटकर ठीक किया जा सकता है।
- शौच के बाद १० से १५ मिनट लेटने से दर्द में आराम मिलता है।

औषधियाँ

खूनी बवासीर

- जब रक्त सुर्ख लाल हो तब **मिलीफोलियम क्यू** की १० से १५ बूँदे दिन में पाँच बार, दो दिन तक लें। जब रक्तस्राव रुक गया हो तब तीसरे व चौथे दिन में खुराक कम कर दें।
- खून गहरा थक्केदार, पीड़ा और फड़कने जैसे दर्द के साथ मल त्याग होना - **हेमॅमेलिस वर्जिनिआना क्यू** की १० से १५ बूँदे दिन में पाँच बार, दो दिन तक लें। जब रक्तस्राव रुक गया हो तब तीसरे व चौथे दिन में खुराक कम कर दें।
- हर बार मल त्याग के साथ धारायुक्त रक्तप्रवाह हो तो **फॉस्फोरस** २०० की एक खुराक मल त्याग के बाद लें। यदि अगली बार तक खून बहना रुक जाए तो दवा लेने की ज़रूरत नहीं है। यदि खून का बहना वापस शुरू हो तब एक खुराक लें। परंतु खून का बहना रुके ही नहीं तो दो से ज़्यादा खुराक लेना चाहिए।

- जब कब्ज के साथ रक्तस्राव हो या दस्त व कब्ज बारी-बारी से हो और उसमें भूख न लगे, साथ ही रक्तस्राव दर्दयुक्त हो तब - **कोलिनसोनिया कॅनॅडेन्सिस क्यू** की १० से १५ बूँदे दिन में पाँच बार, दो दिन तक लें। जब रक्तस्राव रुक गया हो तो तीसरे व चौथे दिन में खुराक कम कर दें।
- मल त्याग के बाद कई घंटों तक खून बहना व काटने जैसा दर्द होना- **एसिडम नाइट्रिकम** ३०, दिन में चार बार, विशेषत: मल त्याग के बाद लें।
- बवासीर खूनी हो या बिना रक्तस्राव के हो पर सिर्फ मासिक धर्म बंद होने के बाद हो - **एस्क्यूलस हिप्पोकॅस्टॅनम** ३०, दिन में चार बार, तीन दिन तक लें।

नोट : यदि दवा लेने के दो दिन बाद भी खून बहना न रुके तो होमियोपैथिक चिकित्सक से संपर्क करें।

सूखा (बिना रक्तप्रवाह का) बवासीर

- पीठ, कमर में दर्द व गुदा में बहुत सारी लकड़ियाँ भरी हों, ऐसा महसूस होना- **एस्क्यूलस हिप्पोकॅस्टॅनम** ३०, दिन में चार बार, तीन दिन तक लें।
- मसे प्याज की तरह दिखनेवाले व थोड़े बैंगनी रंग के, साथ ही गुदा में जोर से मारने जैसा व ठोकर मारने जैसा दर्द होना - **लॅकॅसिस म्यूटस** २०० की एक खुराक रोज़ सुबह, तीन दिन तक लें।
- जब बार-बार मल त्याग की इच्छा हो, खाने के बाद खुजली व चुभने जैसे दर्द के साथ कब्ज हो, मानसिक थकान भी हो तब **- नक्स वॉमिका** ३०, दिन में चार बार, तीन दिन तक लें।
- जब गुदा में काटने जैसी संवेदना व पीड़ा हो, लगातार रक्तस्राव के कारण मलद्वार नम पड़े तब - **पेओनिआ ऑफिसिनॅलिस** ३०, दिन में चार बार, तीन दिन तक लें।
- जब प्रत्येक मल त्याग के बाद मलद्वार बाहर आता है तब - **पोडोफायलम पेलटॅटम** ३०, दिन में चार बार, तीन दिन तक लें।
- जब गुदा में गहरी दरारें हों, मल त्याग के बाद दर्द हो, मरीज़ बेचैन हो और मलद्वार सिकुड़ गया हो तब - **रतनहिया पेरूविआना** ३०, दिन में चार बार, तीन दिन तक लें।

- प्रत्येक मल त्याग के बाद जब मसे अंगूर के गुच्छे जैसे बाहर निकले और ठंढे पानी से उसको आराम मिले तब – **एलोस** ३०, दिन में चार बार, तीन दिन तक लें।
- मल के साथ म्यूकस, मल त्याग के समय दर्द व जीभ पर सफेद परत आए तब – **एंटीमोनियम क्रूडम** ३०, दिन में चार बार, तीन दिन तक लें।
- जलनयुक्त दर्द हो व मलद्वार ठंढे पानी से धोने पर भी आराम न आए पर गर्म या गुनगुने पानी से धोने पर दर्द में आराम हो तब – **अर्सेनिकम एल्बम** ३०, दिन में चार बार, तीन दिन तक लें।
- जब बवासीर के कारण चलने में भी दर्द हो तब – **कॉस्टिकम** ३०, दिन में चार बार, तीन दिन तक लें।
- दर्द, जैसे गर्म लोहे की लाल रॉड मलद्वार में डाल दी गई हो और ठंढा पानी लगाने से दर्द में आराम पड़े तब – **काली कार्बोनिकम** ३०, दिन में तीन बार, एक दिन के लिए लें।
- खूनी या सूखे बवासीर में सूजन के साथ मसे बाहर की ओर निकले हों, मल कब्ज के साथ न हो पर गैस बहुत हो, त्वचा संवेदनशील हो और कपड़े से छूने पर भी असहनीय हो तब – **एसिडम म्यूरियॅटिकम** ३०, दिन में चार बार, तीन दिन तक लें।
- मूत्र त्याग के समय मसे बाहर निकल आना, कब्ज के साथ सख्त गाँठयुक्त मल और मलद्वार में कीड़े के चलने जैसी संवेदना होना – **बराइटा कार्बोनिका** ३०, दिन में तीन बार, चार दिन तक लें।

PROSTATE GLAND DISEASE
प्रोस्टेट ग्रंथि की बीमारियों के बारे में जानिए

प्रोस्टेट ग्रंथि सिर्फ पुरुषों में होती है। महिलाओं में यह ग्रंथि नहीं पाई जाती है। यह मूत्राशय के नीचे, सामान्यत: अखरोट के आकार की होती है। इस ग्रंथि का कार्य यह है कि यह एक द्रव पदार्थ स्रावित करता है, जिसमें संभोग के समय शुक्राणु आसानी से गतिशील होकर महिला के सर्विक्स (गर्भाशय के गरदन) तक पहुँचता है। जब यह ग्रंथि सूज जाती है या बढ़ जाती है तब परेशानी होती है और यह मूत्र नली के मार्ग को बाधित कर, मूत्र त्याग में परेशानी होती है।

यह ग्रंथि वृद्ध पुरुषों में कैंसर का मुख्य स्थान है। यह समस्या सामान्यत: ५० वर्ष की उम्र के बाद शुरू हो जाती है, जब प्रोस्टेट ग्रंथि बढ़ने लगती है। यह स्थिति उपचार के लिए नहीं कहती, जब तक कि मूत्र त्याग में बाधा न हो। इसके परिणाम में बार-बार मूत्रत्याग की इच्छा होना, मरीज़ बार-बार मूत्र त्याग के लिए जाता है परंतु बहुत ही धीरे या बूँद-बूँद में पेशाब आता है। पेशाब कम मात्रा में व अधिक समय लेता है।

प्रोस्टेट ग्रंथि की सूजन को प्रोस्टॅटायटिस कहा जाता है, इसका कारण अत्यधिक संभोग के कारण संक्रमण होना या जब मूत्राशय भरा हो तब अत्यधिक व्यायाम करना। प्रोस्टॅटाटिस में कमरदर्द, पेटदर्द, बुखार और मूत्र त्याग के समय दर्द हो सकता है। प्रोस्टेट ग्रंथि के कैंसर में कोई लक्षण नहीं दिखता और ४० वर्ष की उम्र के बाद समय-समय पर की गई रक्त की जाँच पर ही कैंसर का पता लग सकता है। कुछ स्वास्थ्य विशेषज्ञों के अनुसार संभोग के समय थोड़ी बेचैनी व स्क्रोटम एरिया (अंडकोश की थैली के क्षेत्र) में दर्द हो सकता है।

उपचार-प्रथम चरण

- उपरोक्त लक्षण बताए अनुसार यदि आपको मूत्र त्याग में तकलीफ है तो डॉक्टर से संपर्क करें।
- अधिक हरी सब्जियाँ व फाइबरयुक्त सादा भोजन खाएँ ताकि कब्ज न हो।
- सुबह खाली पेट दो गिलास पानी पीएँ।
- अधिक देर पेशाब रोककर न रखें, जैसे ही आवेग हो पेशाब के लिए जाना चाहिए।
- मूत्राशय भरा होने पर या पेशाब की इच्छा होने पर व्यायाम न करें।
- स्नान के पहले व भोजन के बाद मूत्र त्याग की आदत डालें।
- असुरक्षित संभोग से बचें।
- धूम्रपान व अत्यधिक शराब के सेवन से बचें।

औषधियाँ

- प्रोस्टेट ग्रंथि की सूजन व उसका बढ़ना - **सबाल सेरूलाटा-क्यू** की १० से १५ बूँदे, आधे कप पानी में, दिन में तीन बार, पंद्रह दिन तक लें। उसके बाद होमियोपैथिक चिकित्सक को दिखाएँ। यह मुख्य औषधि है और इसे लंबे समय तक लिया जा सकता है, जब तक होमियोपैथिक चिकित्सक सलाह दें।

- जब पेशाब रुके व शुरू हो जाए, मरीज़ सिर्फ खड़े होकर ही मूत्र त्याग कर पाता है व जब वह अविवाहित वृद्ध या विधुर हो तब – **कोनियम मॅक्यूलॅटम** ३०, दिन में तीन बार, सात दिन तक लें।

- जब मरीज़ का ध्यान यौन वस्तुओं पर हो और उसे मूत्र त्याग की इच्छा हो पर मूत्र त्याग के वक्त कम मात्रा में पेशाब हो तब – **स्टैफिसॅग्रिया** २०० की एक खुराक रोज़ सोते समय, चार दिन तक लें।

- जब मरीज़ वृद्ध हो पर व्यवहार बच्चों जैसा हो, अपने लक्षण बताने में वह शर्माता या शर्माती है तब – **बराइटा कार्बोनिका** २०० की एक खुराक रोज़ सोते समय, चार दिन तक लें।

- वृद्ध इंसानों में मूत्र त्याग करते समय दर्द, बार–बार रात में मूत्र त्याग के साथ शौच के लिए भी दबाव बनना व कभी–कभी मूत्र त्याग रुक जाना – **फेरम पिक्रीकम** ३०, दिन में चार बार, सात दिन तक लें।

- मूत्र त्याग का आवेग अधिक, मूत्र त्याग के लिए बार–बार दबाव, अत्यधिक तनाव पर कम मात्रा में पेशाब आना – **थूजा ऑक्सीडेंटॅलिस** ३०, दिन में तीन बार, सात दिन तक लें।

SORE THROAT
गले में खराश के बारे में जानिए

गले में खराश यानी गले के भाग में दर्द होना। सामान्यत: गले में खराश आगामी सर्दी, गले का संक्रमण (इन्फेक्शन), ग्रंथीय ज्वर या ज्वर का पहला लक्षण माना जाता है। गले में खराश किसी एलर्जी, ठंढी शुष्क हवा, वातावरण में प्रदूषण, वाइरल या बैक्टेरियल संक्रमण के कारण होता है। अगर गले में खराश किसी खाँसी, बुखार या जुकाम के साथ नहीं होता है तो इसे गर्म नमकवाले पानी से गरारे करके या नमकवाली काली चाय पीकर नियंत्रित किया जा सकता है। एक कप गर्म पानी में नमक डालकर जैसे चाय पीते हैं वैसे पीएँ, यह गले के दर्द में आराम देगा। ऐसा दिन में कम से कम दो बार करें।

उपचार–प्रथम चरण

- यह बेहतर है कि उपरोक्त दिए हुए सुझाव अनुसार कम से कम दिन में चार से पाँच बार गरारे करें।

- यदि सर्दी का मौसम हो तो गले को गर्म कपड़े से लपेटकर रखें।
- धूम्रपान से बचें।
- ज़्यादा भीड़वाली जगहों में जाने से बचें, जहाँ अधिक प्रदूषण हों।
- एक दिन के लिए भरपूर आराम करें।
- **फाइटोलक्का डेकान्ड्रा क्यू** की १० बूँदे १०० एम.एल हल्के गर्म पानी में मिलाकर गरारे करें। यह दिन में दो से तीन बार किया जा सकता है। यह सभी प्रकार के गले के दर्द में अच्छा परिणाम देता है।

औषधियाँ

- ठंढी शुष्क हवा से गले में अचानक दर्द, मरीज़ बहुत चिंतित रहता है - **एकोनाइटाम नेपेलस** ३०, दिन में चार बार, तीन दिन तक लें।
- गले में जलन, सूखापन, न बुझनेवाली प्यास पर एक बार में थोड़ा ही पानी पीना - **अर्सेनिकम एल्बम** ३०, दिन में तीन बार, तीन दिन तक लें।
- गले में दर्द, निगलने पर भी दर्द अधिक, रोगी तरल पदार्थ (लिक्विड) आसानी से निगलता है पर ठोस पदार्थ नहीं, टॉन्सिल में सूजन - **बराइटा कार्बोनिका** ३०, दिन में तीन बार, चार दिन तक लें।
- गले में दर्द, अंगारे जैसा लाल दिखना, रक्त-संकुलन (खून का असाधारण जमाव) के कारण दर्द, गले में जलन के साथ सूजन और गले के दाईं तरफ दर्द - **बॅलाडोना** ३०, दिन में चार बार, तीन दिन तक लें।
- गले में पस बनने जैसा दिखना, शूटिंग व चुभने जैसा दर्द, ठंढ व छूने से गला संवेदनशील, मरीज़ ठंढा महसूस करना पर उसे पसीना आना - **हेपार सल्फर** ३०, दिन में तीन बार, चार दिन तक लें।
- गले में बाईं तरफ दर्द जो दाईं तरफ जाता है, उस पर जामुनी रंग की सूजन, यहाँ तक कि गले के आस-पास कपड़ों के दबाव भी असहनीय - **लॅकॅसिस म्यूटस** २०० की एक खुराक सुबह में एक दिन लें और देखें। यदि ज़रूरत हो तो तीसरे दिन दूसरी खुराक लें।
- गले व टॉन्सिल में दर्द दाईं ओर से शुरू होकर बाईं तरफ जाना, नाक का बंद होना - **लाइकोपोडियम म्यूटस** २०० की एक खुराक सुबह में एक दिन लें और देखें। यदि ज़रूरत हो तो तीसरे दिन दूसरी खुराक लें।

- जब गले का दर्द किसी भी एक तरफ से दूसरी तरफ बदलता रहता है तब – **लॅक कॅनिनम** ३०, दिन में तीन बार, तीन दिन तक लें।

SNORING
खर्राटों के बारे में जानिए

नींद व खर्राटे एक-दूसरे से संबंधित हैं। खर्राटे सोने के बाद आते हैं, जो सोनेवाले इंसान की नींद में नहीं बल्कि दूसरों की नींद में बाधा डालते हैं। वे बिना नींद के पूरी रात करवटे बदलते रहंते हैं और उनकी रातें परेशानी में गुज़रती हैं। स्वास्थ्य विज्ञान ने जबरदस्त प्रगति की है और कई बीमारियों पर जीत भी प्राप्त की है। फिर भी खर्राटों पर रोक-थाम लगाना आज भी एक दूर का सपना ही है। ऐसे में हम वैज्ञानिकों को ही दोष क्यों दें? यहाँ तक कि आम लोग भी इसे ठीक करने के लिए गंभीर नहीं हैं क्योंकि लोग इसे रोग नहीं विकार समझते हैं। खर्राटों ने अंतर्राष्ट्रीय ख्याति प्राप्त की है क्योंकि इससे साथी की नींद उड़ जाती है, जो कि बहुत ही कष्टप्रद है। कुछ लोग इस समस्या के कारण तलाक तक माँग लेते हैं। खर्राटे का विशिष्ट लक्षण यह है कि खर्राटे लेनेवाला इंसान यह कभी नहीं मानता कि वह नींद में खर्राटे लेता है।

एक आवाज़ के साथ नींद में श्वास लेना खर्राटे हैं। श्वास अंदर लेने पर स्वर रज्जु द्वारा बहुत तेज़ आवाज़ या सोते समय तालू में कंपन होना खर्राटे हैं। नासिका मार्ग में फोड़ा (पॉलिप), पुराना सड़न-गलन-दुर्गंधयुक्त, तीखा नासिका प्रदाह और नुकसान करनेवाला नजला (सर्दी) आदि वजह से इंसान मुँह के द्वारा श्वास लेता है और परिणाम स्वरूप खर्राटों की आवाज़ आती है। यदि इस्तेमाल किया जानेवाला तकिया बहुत पुराना, उबड़-खाबड़ और जिससे सोने में असुविधा होती हो या वह बहुत दबा हुआ हो तो मुँह खुला रहने से खर्राटों की आवाज़ आती है।

उपचार-प्रथम चरण

- वजन कम करने की कोशिश करें।
- धूम्रपान व शराब या मादक पेय से दूर रहें।
- बिस्तर से लगभग ८ से १० सेंटी मीटर्स ऊँचे तकिए का इस्तेमाल करें।
- नाक की क्लिप या पट्टी का उपयोग करें, जिससे श्वास लेने में मदद होगी, यह बाजार में उपलब्ध है।

चिकित्सक से संपर्क कब करें?

अकसर खर्राटे की आवाज़ बहुत जोर से आए, जब आप जाग जाए और थकान महसूस करें, जब आपकी साँसें रुक जाएँ या सोते समय साँसे रुक जाएँ, जब दिन में भी निद्रा का अनुभव करें, जब आपका वजन अधिक हो या गला मोटा हो तब बेहतर होगा कि आप डॉक्टर से संपर्क करें।

औषधियाँ

- जब खर्राटे का कारण नाक में बाधा और नाक की हड्डी का बढ़ना हो तब – **लेम्ना माइनर** ३०, दिन में दो बार, पंद्रह दिन तक लें।
- जब नाक की हड्डियाँ क्षीण हुई हो या बढ़ी हुई हो, सूजन के साथ नाक लाल हुआ हो, बहुत पुरानी व जिद्दी सर्दी हो – **हिप्पोजेनिनम** ३०, दिन में दो बार, पंद्रह दिन तक लें।
- जब बच्चे की नाक बंद हो व खाँसी के साथ नींद में साँस लेने में तकलीफ व खर्राटे हों – **सॅम्बुकस नाइग्रा** ३०, दिन में तीन बार, सात दिन तक लें।
- १५ दिन में एक खुराक **बेसीलिनम** २०० की लें, महीने में दो खुराक देने से खर्राटे की आदत कम होने में मदद होगी। इसे देने के एक महीने तक परिणाम का इंतज़ार करें। इस बीच जब कोई दवा न दी गई हो तब **सिलिशिया टेरा** १२X की चार–चार गोली दिन में तीन बार एक महीने के लिए लें, सिर्फ वह दिन छोड़कर जब **बेसीलिनम** की खुराक दी गई हो।

STYES (ERUPTION ON THE MARGIN OF EYES)
रांजणवाडी/बिलनी (पलक की किनारों पर फुँसी) के बारे में जानिए

एक फुँसी जैसे उभार, गाँठ या छोटा पसवाला फोड़ा आँखों की पलक में, सामान्यत: पलकों (eyelash) के आधार पर या आँखों के कोनों पर होना इसे बिलनी कहा जाता है। कुछ इंसानों में यह अकसर हो जाती है। इसमें सूजन व दर्द होता है। एक थकी हुई आँख जब प्रदूषण, धुँआ और धूल के संपर्क में आती है, तब आँख संक्रमित हो जाती है। बिलनी का कारण आज तक मिला नहीं है परंतु यह कोई गंभीर बीमारी नहीं है। पुरानी कहावत है कि बिलनी उन लोगों को होती है, जो मल त्याग के समय लगातार मल को देखता है। अन्य कहावत है कि जो संभोग अति करते (नव विवाहित या अन्य) हैं, उन्हें बिलनी होती है। इन कारणों पर कुछ वैज्ञानिक तरीके से साबित नहीं हुआ है लेकिन यह

किसी को भी नुकसान नहीं पहुँचाएगा, अगर वह मल को अधिक न देखें या अति संभोग से बचें। पुरानी कहावतें कई बार स्वास्थ्य के लिए बहुत उपयोगी होती हैं।

उपचार - प्रथम चरण

- बिलनी एक सप्ताह या उससे ज़्यादा समय में अपने आप ठीक हो जाती है, यदि उसका इलाज़ नहीं किया तब भी। बिलनी ज़्यादातर फुटकर उससे पस निकल जाता है या धीरे-धीरे गायब हो जाती है।
- बिलनी को सांसर्गिक (फैलनेवाला) रोग माना जाता है इसलिए अलग तौलिये व रूमाल का इस्तेमाल किया जाना चाहिए।
- बार-बार हाथ व चेहरा धोते रहना चाहिए।
- आँखों व बिलनी को छूने की कोशिश न करें।
- पस को बाहर निकालने के लिए बिलनी को दबाने की कोशिश न करें।
- बिलनी अपने आप ही फूट जाती है, फिर बाद में उस स्थान को सावधानी से साफ करें ताकि पस आँख की अंदरूनी सतह को स्पर्श न करें।

औषधियाँ

- बार-बार व बहुत पुरानी बिलनी होने पर, ज़्यादातर नीचे की पलक पर या बच्चों में किसी भी पलक पर - **स्टैफिसॅग्रिया** २०० की दो खुराक, तीन दिन के अंतराल पर लें।
- बिंलनी अकसर ऊपरी पलक पर परंतु दूसरी पलक पर भी हो सकती है और जब मरीज़ वसायुक्त, तेल, मसालेवाले भोजन लेना पसंद करता है- **पल्सेटिला नाइग्रीकन्स** २०० का प्रथम चयन होना चाहिए, जिसकी दो खुराक, तीन दिन के अंतराल पर लें।
- बार-बार बिलनी व पलकों की किनारों पर खुजली होना - **सिलिशिया टेरा** २०० की दो खुराक, तीन दिन के अंतराल पर लें, जब **पल्सेटिला नाइग्रीकन्स** असफल हो जाए।

TOOTHACHE

दाँत-दर्द के बारे में जानिए

दाँतों या मसूड़ों में सड़न, फोड़ा या सूजन के कारण दाँतों में दर्द होता है। अकसर

लोग दंत चिकित्सक के पास इसके इलाज़ के लिए जाते हैं परंतु घरेलू व होमियोपैथिक उपचार भी साधारण दाँत दर्द को कम करने में उपयोगी है। दाँतों पर प्लाक (एक चिपचिपा सफेद पदार्थ जिसमें बैक्टिरीया शामिल है वह) जमना, खाने की परत, लार या बैक्टिरिया की परत जमना आदि दाँतों की सड़न का कारण है। यह प्लाक भोजन से स्टार्च और शर्करा को सोखकर एसिड बनाता है और दाँतों के इनेमल (दाँतों के सुरक्षा कवच) को नष्ट करता है।

हर भोजन या मीठा खाने के बाद दाँतों को ब्रश या उँगुली से साफ किया जाए तो दाँतों के दर्द को कम किया जा सकता है। यदि एसिड को हटाया नहीं गया तो यह दाँतों पर ही रहकर, दाँतों को भेदकर, कैविटी बनाकर, बैक्टिरिया को दाँतों के अंदर पल्प में जाने की इजाज़त देगा। ऐसे में फोड़े की संभावना को इनकार नहीं किया जा सकता।

उपचार-प्रथम चरण

- सुबह जल्दी व रात में सोने से पहले, दिन में दो बार दाँत साफ करें।
- हर बार भोजन के बाद पानी से कम से कम दस बार कुल्ला करें।
- गर्म पदार्थ खाने के बाद तुरंत ठंढा पानी न पीए।
- अत्यधिक गर्म या ठंढी चीज़ें न लें।
- भोजन के बाद नरम टूथ पिक का इस्तेमाल करें व दाँत साफ करने के बाद कुल्ला करें।
- जब दाँत दर्द शुरू हुआ हो तब अचार खाने से बचें। अचार अम्लीय प्रकृति का होता है, जो दाँतों के इनेमल (दाँतों के सुरक्षा कवच) को नुकसान पहुँचाता है।
- कैल्शियम, विटामिन सी और डी दाँतों के स्वास्थ्य के लिए आवश्यक है। नींबू, गाजर, मूली, आँवला, मूँगफली, मक्खन, दूध, शहद, दही, संतरा, केला, नारियल और आम समय-समय पर मौसम के अनुसार नियत मात्रा में लें।
- गुटखा, तंबाकु न चबाएँ या धूम्रपान न करें।
- चाय कम से कम दो बार पीएँ, इसमें फ्लोराइड होता है, जो दाँत के सड़न से लड़ सकता है।
- अत्यधिक मात्रा में कार्बोहाइड्रेट्स जैसे मैदा, शक्कर न लें, यह दाँतों पर प्लाक बनाता है व मुँह में एसिड का स्तर भी बढ़ाता है।
- साल में एक या दो बार दंत चिकित्सक से अपने दाँतों की जाँच करवाएँ।

औषधियाँ

बाह्य उपचार

- जब दाँत में दर्द हो – **प्लॅन्टॅगो मेजर क्यू** या **इचिनॅशिया एन्गॉस्टिफोलिया क्यू** रूई की फाहे की मदद से लगाएँ। इससे दर्द कम होगा।
- लौंग के तेल की कुछ बूँदे दर्दवाले दाँत के ऊपर व मसूड़ों पर लगाकर हल्का सा मलें, जब तक दाँत दर्द में आराम न आए।

आंतरिक उपचार

- ठंढा पानी मुँह में रखने से दाँत दर्द में आराम, रात में दर्द अधिक, प्यास अधिक मात्रा में और मुँह में अधिक मात्रा में लार – **मरक्यूरियस सोल्यूबिलिस** ३०, दिन में तीन बार, सूर्यास्त के पहले, तीन दिन तक लें।
- मुँह में बहुत ठंढा पानी रखने से दाँत दर्द में आराम – **कॉफिया क्रूडा** ३०, दिन में तीन बार, सूर्यास्त के पहले, तीन दिन तक लें।
- जब ठंढा पानी या गर्म चाय पीने से दाँत दर्द अधिक तब – **मरक्यूरियस सोल्यूबिलिस** ३०, दिन में दो बार और **सल्फर** ३० की सुबह में एक खुराक, पाँच दिन तक लें।
- उपरोक्त स्थिति में उपरोक्त औषधि देने के तीन दिन बाद भी आराम न आए तो – **मरक्यूरियस सोल्यूबिलिस** ३०, दिन में दो बार और **ऑरम मेटालिकम** दिन में दो बार, बारी-बारी से, एक दिन छोड़कर, तीन दिन तक लें।
- दर्द कान तक चला जाता है व दाँत लंबे महसूस होते हैं – **प्लॅन्टॅगो मेजर** ३० दिन में दो बार, तीन दिन तक लें।
- दर्द दबाव से अधिक, दाँतों की जड़ों में सड़न, चबाने से दर्द, दाँत छूने व ठंढे पानी से संवेदनशील, दर्द आँखों तक भी फैलता है – **स्टैफिसॅग्रिया** ३०, दिन में दो बार, तीन दिन तक लें।
- दर्द एक दाँत से दूसरे दाँत पर सरकता है, साथ ही चेहरे पर सूजन, गर्मी या गर्म पेय से दर्द में आराम – **क्रिओसोटम** ३०, दिन में दो बार, तीन दिन तक लें।
- गर्म पानी से दर्द अधिक, दर्द कानों और चेहरे तक फैलना – **चामोमिला** ३०, दिन में दो बार, तीन दिन तक लें।

- सड़े हुए दाँत पर सूजन, रात में अधिक, ठंढी या गर्म चीज़ों के उपयोग से अधिक – **मरक्यूरियस सोल्यूबिलिस** ३०, दिन में तीन बार, सूर्यास्त के पहले लें।
- खोखले दाँत में दर्द, खाने से, ठंढा पानी पीने से, रात में दर्द अधिक – **एंटिमोनियम क्रूडम** ३०, दिन में तीन बार, तीन दिन तक लें।
- कुछ भी मीठा खाने से दर्द अधिक – **नेट्रम कार्बोनिकम** ३०, दिन में तीन बार, तीन दिन तक लें।
- शरीर में महत्वपूर्ण द्रव पदार्थ की कमी से दर्द अधिक होना – **चाइना ऑफिसिनॅलिस** ३०, दिन में तीन बार, तीन दिन तक लें।
- पायरिया– एक रोग जिसमें दाँत सड़ने–गलने लगते हैं और उनसे खून निकलता है व दुर्गंध आती है, जिसके कारण दर्द व मसूड़ों में सूजन – **कार्बो वेजिटॅबिलिस** ३०, दिन में तीन बार, तीन दिन तक लें।
- दाँत निकालने के बाद दर्द, कैविटी को भरवाने के बाद दाँतों से खून आना – **आर्निका मोन्टाना** ३०, दिन में तीन बार, तीन दिन तक लें।
- चोट लगनेवाला दर्द पूरे मुँह में फैलना, मुँह सूखा, मसूड़ों पर फुँसी (उभार आना) – **बॅलाडोना** ३०, दिन में चार बार, तीन दिन तक लें।
- दाँतों को ज़रा सा छूने पर भी दर्द व उनसे आसानी से खून बहना, ठंढी हवा में ज़्यादा – **हेपार सल्फर** ३०, दिन में तीन बार, तीन दिन तक लें।

U.T.I. = URINE TRACT INFECTION
यू.टी.आई. (मूत्र मार्ग में संक्रमण) के बारे में जानिए

मूत्र पथ के निचले हिस्से में यानी मूत्र मार्ग और मूत्राशय में संक्रमण (इन्फेक्शन) या सूजन ही यू.टी.आई. है। यह ज़्यादातर महिलाओं में देखा जाता है। महिलाओं में मूत्र मार्ग छोटा होने से संक्रमण आसानी से हो जाता है। मूत्र त्याग के समय दर्द, जलन व गर्म लगना इसके मुख्य लक्षण हैं। अचानक और बार–बार मूत्र त्याग की इच्छा और पेट में नीचे की ओर दर्द महसूस होना। मूत्र दूध (पस की वजह से) जैसा या रक्त जैसा हो जाना, यहाँ तक कि उससे दुर्गंध भी आना। गंभीर मामलों में यह बुखार के साथ हो सकता है। यह कोई गंभीर बीमारी नहीं है पर इसे ध्यान न दिया जाए या दवाइयों या दूसरे तरीकों से इसे ठीक न किया जाए तो यह किडनी को नुकसान पहुँचा सकता है। सामान्यत: बैक्टिरिया संक्रमण पैदा करते हैं। ये ज़्यादातर बड़ी आँत में पाए जाते हैं और आसानी से बड़ी आँत

से मलद्वार तक व उसके बाद मूत्र मार्ग के मुख तक और फिर ऊपर की तरफ मूत्राशय तक पहुँच जाते हैं। यदि इसका इलाज़ न किया जाए तो ये मूत्राशय की सतह पर जलनयुक्त सूजन पैदा करते हैं। इसमें अधिक खराबी होने पर किडनी पर बुरा असर पड़ता है।

उपचार-प्रथम चरण

- भरपूर मात्रा में पानी पीएँ, जिससे बैक्टिरिया मूत्र द्वारा निकल जाएँ।
- नशीले पेय जैसे शराब, कॉफी पीना, मद्यपान व धूम्रपान करना बंद करें।
- मूत्र त्याग के बाद जननांग को पानी से साफ करें। यह तब भी किया जाना चाहिए जब कुछ भी संक्रमण (इनफेक्शन) न हो।
- संभोग के पहले व बाद में जननांग को साफ करें।
- मल त्याग के बाद मलद्वार को साफ करते समय ध्यान रहे कि दिशा जननांग के विपरीत होनी चाहिए ताकि बैक्टिरिया (इनफेक्शन) मूत्राशय या मूत्र मार्ग में न जाए।
- सैनिटरी नैपकिन्स समय-समय पर बदलते रहना आवश्यक है।
- अधिक तंग (टाइट) अंतर्वस्त्र न पहनें।

औषधियाँ

- पेशाब जलनयुक्त, दर्दयुक्त और बार-बार आना पर मूत्र त्याग के समय परेशानी व बूँद-बूँद से उत्सर्जन होना - **कॅन्थॅरिस वेसीकॅटोरिया** ३०, दिन में चार बार, चार दिन तक लें।
- मूत्र त्याग करते समय जलन होना व अंतिम बूँदे गिरते हुए बहुत दर्द होना, प्यास न लगना और मरीज़ का बैचेन होना - **एपिस मेलिफिका** ३०, दिन में चार बार, चार दिन तक लें।
- पेशाब में जलन, मूत्र त्याग के अंत में दर्द - **सारसापॅरिला ऑफिसिनॅलिस** ३०, दिन में चार बार, चार दिन तक लें।

VOICE DISORDER

आवाज़ के विकार या आवाज़ चले जाने (गला बैठने) के बारे में जानिए

भारत में आवाजं चले जाना, गला बैठना बहुत ही आम बात है। शादी समारोह,

सार्वजनिक बैठकों और शैक्षणिक क्षेत्रों में इसका योगदान बहुत है। शादी व अन्य समारोहों में लोग बाते करते हैं व गाते हैं, सार्वजनिक सभाओं में, नेता जोर से घंटों तक बोलते हैं, विद्यालयों में शिक्षकों को लगातार कक्षाओं में बोलना पड़ता है। आवाज़ चले जाना स्वरयंत्र का विकार है, जिसका सामान्य आवाज़ पर असर पड़ता है। आवाज़ भारी हो जाती है या धीमी सुनाई देती है या बैठ जाती है। यह थोड़े समय के लिए स्वरयंत्र की सूजन के कारण होता है।

सर्दी के कारण वाइरल इनफेक्शन, धूम्रपान और तकलीफदेह खाद्य पदार्थ का सेवन आदि इसके अन्य कारण हैं। यदि कुछ लोगों में गला बैठना/आवाज़ चले जाना नियमित लक्षण है और यह लगातार बने रहता है तो यह गले में पॉलिप्स (स्वरयंत्र पर उभरे फोड़ों) की वजह से होता है। इसे डॉक्टर द्वारा जाँच करने की ज़रूरत होती है। नेताओं, वक्ताओं व शिक्षकों में आवाज़ का अधिक उपयोग करने से यदि आवाज़ चली जाए या गला बैठ जाए तो यह कुछ दिनों में अपने आप ठीक हो जाता है। ऐसे मामलों में गले में सूजन या इनफेक्शन दर्दरहित होता है।

उपचार - प्रथम चरण

- स्वरयंत्र को आराम दें, अधिक बोलने से बचें, इससे जल्दी ठीक हो जाएँगे।
- बार-बार गला साफ न करें वरना यह स्वरयंत्र को परेशान कर देगा।
- यदि आपको सर्दी लगने के बाद आपका गला बैठ गया है तो आप पहले सर्दी का इलाज़ करें।
- भरपूर मात्रा में पानी पीएँ।
- गले को भाप दें व काली चाय में नमक डालकर तीन से चार बार गरारे करें, इससे बहुत मदद मिलेगी।

औषधियाँ

- सर्दी की वजह से आवाज़ चले जाना या गला बैठना - **कॉस्टिकम** ३०, दिन में पाँच बार, दो दिन तक लें।
- अत्यधिक गर्म के संपर्क में आने से आवाज़ चले जाना - **एंटीमोनियम क्रूडम** ३०, दिन में चार बार, दो दिन तक लें।
- गायकों, वक्ताओं या वकीलों की अचानक से आवाज़ चले जाना - **ऑरम ट्रायफाइलम** ३०, दिन में पाँच बार, दो दिन तक लें।

- मासिक स्राव के पहले आवाज़ चले जाना – **जेल्सेमियम सेम्पेरविरेंस** ३०, मासिक स्राव शुरू होने के पहले, दिन में चार बार, दो दिन तक लें। मासिक स्राव के दौरान कोई औषधी न लें।
- आवाज़ का टोन बदल जाना, कभी-कभी आवाज़ अनिश्चित या धीरे-धीरे आना – **रहस टॉक्सीकोडेन्ड्रॉन** ३०, दिन में चार बार, दो दिन तक लें।
- किसी भी तरह से आवाज़ चले जाना या गला बैठना, साथ ही बहुत ठंढे पानी की प्यास लगना – **फॉस्फोरस** २०० की कुल दो खुराक एक-एक घंटे के अंतराल में लें।

VARICOSE VEINS

वैरिकोज वेंस (नसों में सूजन, नीला पड़ने व दर्द होने) के बारे में जानिए

जब शरीर की नसों में सूजन या मरोड़ और दर्द हो तब इस स्थिति को वैरिकोज वेंस कहा जाता है। नसों पर अधिक दबाव के कारण नसों की आंतरिक छिद्रों में विकार आने से रक्त प्रवाह में रुकावट पैदा होती है। इस रुकावट से नसों में सूजन आ जाती है, जो मरोड़ या गाँठ का रूप लेती है। ऐसी स्थिति शरीर में कहीं भी हो सकती है पर सबसे ज़्यादा प्रभावित भाग पैर है। पैरों की नसों में वाल्व बंद होने से रक्त का बहाव (गुरुत्वाकर्षण के कारण) नीचे की ओर जाने से रुक जाता है। जब ये वाल्व ढंग से काम नहीं करते हैं तब रक्त यहाँ इकट्ठा होकर नसों को सूजन व फैलाव देता है, जिस कारण वहाँ नसें नीली व गाँठयुक्त दिखने लगती हैं। यह स्थिति पैरों के पीछे की ओर या पिंडलियों पर या पैरों के अंदर दिखाई देती है। कई रोगियों में अत्यधिक दर्द के साथ सूजन आती है, जो टखनों तक जाती है। कभी-कभी दाद (एग्जीमा) या अल्सर के कारण त्वचा का रंग भी परिवर्तित हो जाता है। इसका परंपरागत उपचार ऑपरेशन है परंतु जीवन शैली व आहार में परिवर्तन, साथ ही होमियोपैथिक औषधियों के उपयोग से इसमें काफी हद तक आराम लाया जा सकता है।

उपचार-प्रथम चरण

- सुबह जल्दी व रात के खाने के बाद सैर करने की आदत बनाएँ। यह पैरों के रक्त प्रवाह में सुधार लाता है।
- यदि आपका वजन अधिक है तो इसे नियंत्रित करें।
- एक जैसी स्थिति में लंबे समय तक न बैठें, न ही खड़े रहें।

- जब बैठे हों तब कोशिश करें कि आपके पैर तिपाई (स्टूल) पर हों। स्टूल पिंडलियों के नीचे न रखें, यह रक्त प्रवाह में रुकावट डाल सकता है।
- जिन्हें लंबे समय तक खड़े रहकर काम करना होता है (जैसे ऑपरेशन थिएटर में डॉक्टर्स व नर्सेस), उन्हें अपना वजन एक पैर से दूसरे पैर पर परिवर्तित करते रहना चाहिए।
- जब भी आप काम से लौटें तब कुछ समय के लिए अपने पैरों का स्तर अपने सिर के स्तर से ऊँचा रखें। ऐसा करने के लिए सिर के नीचे से तकिया हटा लें व पैरों के नीचे दो तकिए रखें।
- हवाई यात्रा या लंबी रेल यात्रा में एक से दो घंटे के अंतराल पर दस से पंद्रह मिनट तक चहलकदमी करना बेहतर होगा।

आहार व योग

वैरिकोज वेंस को ठीक करने में आहार महत्वपूर्ण भूमिका निभाता है। यदि आप मांसाहारी हैं तो तुरंत शाकाहारी भोजनशैली अपनाएँ। भरपूर मात्रा में सब्जियाँ व फल खाएँ। खट्टे फल भी खा सकते हैं क्योंकि इनमें मौजूद पोषक तत्त्व नसों को मज़बूत व लचीला बनाते हैं। इसमें विटामिन सी भी मददगार है। साथ ही फाइबरयुक्त भोजन लें, जिससे कब्ज नहीं होगा।

वैरिकोज वेंस के लिए योगा भी अंचभित कर देनेवाला उपचार है। सर्वांग आसन (कंधों के बल खड़े होना) और इसके साथ जुड़े अन्य आसन बहुत उपयोगी हैं। योगा में व्यायाम के पूरे सेट के बारे में जानने के लिए योग विशेषज्ञ की सलाह लें।

औषधियाँ

बाह्य उपचार

- हर प्रकार की वैरिकोज वेंस के लिए **हेमॅमेलिस वर्जिनिआना** का लेप दिन में दो बार, सुबह नहाने के बाद व रात सोते समय लगाएँ।
- बैंगनी घेरा के साथ वैरिकोज वेंस और नसें नीली या बैंगनी – **एस्क्यूलस हिप्पोकॅस्टॅनम** २००, दिन में दो बार, सात दिन तक लें। उसके बाद होमियोपैथिक चिकित्सक से आगे के इलाज़ के लिए संपर्क करें।
- यदि वैरिकोज वेंस बाएँ पैर पर नीली या फूली हुई हो – **एम्ब्रा ग्रीसिआ** ३०, दिन में तीन बार, सात दिन तक लें। उसके बाद डॉक्टर से संपर्क करें।

- पैरों में अत्यधिक दर्द यहाँ तक कि रोगी चल भी नहीं पाता – **हेमॅमेलिस वर्जिनिआना** ३०, दिन में तीन बार, सात दिन तक लें। उसके बाद डॉक्टर से संपर्क करें।
- वैरिकोज वेंस के साथ अल्सर होना – **एसिड फ्लोरिक** ३०, दिन में तीन बार, सात दिन तक लें। उसके बाद डॉक्टर से संपर्क करें।
- जब रोगी पैर को ऊपर की ओर उठाने की कोशिश करता है क्योंकि उसे महसूस होता है कि पैर नीचे लटकाने से उसका पैर फट जाएगा (तीव्र दर्द के कारण) – **वाइपेरा एस्पिस** ३०, दिन में तीन बार, सात दिन तक लें। उसके बाद डॉक्टर से संपर्क करें।
- यदि गर्भावस्था के समय वैरिकोज वेंस हो तब – **पल्सेटिला नाइग्रीकन्स** ३०, दिन में तीन बार, सात दिन तक लें। उसके बाद डॉक्टर से संपर्क करें।

नोट : इस रोग के उपचार के लिए हमेशा होमियोपैथिक चिकित्सक से संपर्क करना बेहतर होगा।

WARTS

मसों के बारे में जानिए

त्वचा की बाहरी सतह पर फुंसी के आकार का छोटा उभार होता है, जिसे मसा कहा जाता है। मसे कई प्रकार के होते हैं और उनके स्थान, लक्षण व आकार के आधार पर औषधि दी जाती है। बिना कुछ नुकसान पहुँचाएँ मसे बढ़ते रहते हैं व इन्हें शरीर की सुंदरता को ध्यान में रखकर पारंपारिक तरीकों से निकाला जाता है। सामान्यत: बच्चे व युवा इससे प्रभावित होते हैं। ये सूक्ष्म जीवाणुओं के कारण होते हैं। ये खुद–ब–खुद शरीर के किसी एक हिस्से से दूसरे हिस्से में फैलते रहते हैं और संक्रमण के कारण भी होते हैं। जैसा कि पुराने मसे त्वचा के पोषण में परिवर्तन की वजह से, वृद्धावस्था में, जननांग संबंधी मसे स्थानीय स्राव के संपर्क में आने से आते हैं, जो कि जीवाणुयुक्त होते हैं। सामान्यत: हम कह सकते हैं कि ये मसे मृत त्वचा की कोशिकाओं की संक्रामक उपज (विकास) हैं, जो कि त्वचा के बाहरी सतह पर रहते हैं। बच्चों और युवाओं में मसे करीब छह महीने से दो वर्ष में गायब हो जाते हैं। परंपरागत उपचार में ऑपरेशन करके निकालने के अलावा कोई तरीका नहीं है पर होमियोपैथी में इसके लिए औषधि है।

उपचार - प्रथम चरण : कुछ नहीं

औषधियाँ

- मसे फूल गोभी की तरह, गुच्छे में, नम व छूने पर आसानी से खून आना - **थूजा ऑक्सीडेंटॅलिस** १M, सप्ताह में एक खुराक, तीन सप्ताह तक लें।
- मसे ठोस, सींग जैसे या चेहरे, गले, नाक की टिप और उँगलियों की सतह पर आना- **कॉस्टिकम** १M, सप्ताह में एक खुराक, तीन सप्ताह तक लें।
- मसों में खुजली, आसानी से खून आना, नरम, स्पाँजी और चुभने जैसा दर्द होना - **कॅल्केरिया कार्बोनिका** १M, सप्ताह में एक खुराक, दो सप्ताह तक लें।
- मसे हथेली के पिछले भाग में, बड़े, हाथों व चेहरे पर फ्लेशी या चिकने होना - **डल्कामारा** १M, सप्ताह में एक खुराक, तीन सप्ताह तक लें।
- मसे हथेली पर, दर्दयुक्त या तलवों (कील) में पीले रंग के होना - **फेरम पिक्रीकम** ३०, दिन में तीन बार, दो सप्ताह तक लें।
- मसे लटकनेवाले, आसानी से खून आना, दर्दयुक्त व बड़े होना - **ऍसिडम नाइट्रिकम** १च, सप्ताह में एक खुराक, तीन सप्ताह तक लें।

नोट : बेहतर होगा कि उपरोक्त उपचार के बाद आप होमियोपैथिक चिकित्सक से संपर्क करें, भले ही आपको इन दवाइयों से आराम आ जाए।

TIPS FOR SUCCESS

सफलता के सूत्र

यदि आप बी.एच.एम.एस. के विद्यार्थी हैं, यदि आप अपनी पढ़ाई पूरी कर चुके हैं और अपना व्यवसाय शुरू किया है, यदि आप ऐसे इंसान है जिसे होमियोपैथी में रुचि है तो आपने महसूस किया होगा कि जब भी आपने किसी रोगी को होमियोपैथिक औषधि दी है और वह रोगी ठीक हुआ है तब आपको एक आंतरिक खुशी मिलती है। अगर यह खुशी आपके मन तक ही सीमित है, आपके मस्तिष्क में न गई हो तो यह स्वस्थ सोच है। परंतु यदि इस खुशी के साथ आपको गर्व हो रहा हो, आपको लगे कि आपके पास भरपूर ज्ञान आ चुका है तो आप होमियोपैथी में उच्च लक्ष्य प्राप्त नहीं कर सकेंगे।

सही मायनों में सफलता तब ही मानी जानी चाहिए, जब आपका विषय ज्ञान ६० प्रतिशत से अधिक हो। असफलता मिलने पर आपको इससे सबक लेना है कि आपको अधिक पढ़ने की आवश्यकता है। इससे आपको परेशान होने की ज़रूरत नहीं है बल्कि सही औषधि सुनिश्चित करने में असफल होने के वास्तविक कारण ढूँढ़ने की कोशिश करनी है। सफलता कैसे प्राप्त की जाए और उसे कैसे टिकाए रखें, इस पर मनन करना चाहिए। औषधि के चयन में कहाँ चूक हुई है इसे एक चुनौति के रूप में लेकर इस कमज़ोरी को दूर किया जाना चाहिए। सफलता और असफलता पर विचार करने का यह भी एक पहलू है।

DISEASE IN MIND

मन के विकार

इंसान को सहमत होना होगा कि सभी शारीरिक और मानसिक रोगों के पीछे का कारण भावनात्मक अस्वीकृति है। महान डॉ. हनेमन ने मन को बहुत महत्त्व दिया है पर हमारी प्राचीन भारतीय तत्त्वविज्ञान (दर्शन शास्त्र) के बारे में विचार कीजिए, जो अन्य देशों के तत्त्वज्ञानियों (दार्शनिकों) की सोच से बहुत आगे है। हमारी महान सांस्कृतिक, सामाजिक और वैज्ञानिक उन्नति से कोई मुकाबला नहीं कर सकता। बिना किसी पर्याप्त वैज्ञानिक उपकरणों के ब्रह्मांड में ग्रहों की दूरी पर की गई गणना (आर्यभट्ट द्वारा वर्णित ज्योतिष एवं खगोल शास्त्र) पूरे विश्व को अचंभित कर देता है कि भारतीयों के पास ऐसा असाधारण ज्ञान है। यही बात औषधीय क्षेत्र में भी लागू होती है।

हमारी पुरातन औषधियों के ग्रंथों में हमने महान डॉ. हनेमन के मन की विलक्षण शक्तियों के बारे में पूर्व सूचित कर दिया था।

यहाँ कुछ आश्चर्यजनक तथ्य हैं। जिन्हें आप खुद प्रमाणित करने की कोशिश कर सकते हैं। आप इन तथ्यों को कम से कम ७५ प्रतिशत सत्य पाएँगे। हो सकता है कि मैंने इन्हें उतने प्रतिशत में प्राप्त किया लेकिन आप इन तथ्यों को पूर्ण सत्य पाएँगे।

- यदि आपके शरीर में डर, क्रोध, चिंता या उदासी भरी पड़ी है और आप प्रियजनों से यह सब नहीं कह पाते तो आपको सर्दी हो सकती है।
- यदि आपके मन में लंबे समय तक शोक या उदासी छाई है और आप इसे लोगों के सामने व्यक्त नहीं कर पा रहे हैं तो आपको भविष्य में कैंसर संबंधी ट्यूमर होने का खतरा हो सकता है।
- बचपन से आपके रवैए के कारण या बड़ों के डर के कारण अपना गुस्सा ज़ाहिर करने की आदत नहीं है और आपने इस आदत को बचपन से युवावस्था तक जारी रखा है तो आपको संधिवात हो सकता है।
- यदि आपको बचपन से अतिसंभोग की इच्छा रही है, जो युवावस्था तक जारी है। अगर ये इच्छाएँ देर से शादी होने के कारण पूरी नहीं हुईं या समय पर शादी होने पर भी आपकी कल्पनानुसार पूरी नहीं हुई तो आपको त्वचा संबंधी रोग या अस्थमा होने की संभावना है।

SUCCESS LIES IN PERSONALITY
व्यक्तित्व में ही सफलता छिपी है

सफलता प्राप्त करने के सबसे महत्वपूर्ण कारण से आप अनजान हैं मगर आपके मरीज़ इस बात को जानते हैं। क्या यह आश्चर्य जनक नहीं है?

- डॉक्टर का व्यक्तित्व उसका सुगठित, संतुलित शरीर, गोरा रंग, चेहरे की सुंदर बनावट और आकर्षक व्यक्तित्व नहीं होता।
- डॉक्टर का व्यक्तित्व मरीज़ के साथ उसका व्यवहार, मरीज़ की बातों को ध्यानपूर्वक सुनना, मधुर व शांत शब्दों में उसे पूर्ण आरोग्य प्राप्ति हेतु आश्वासन देना, रोगी के रूचियों को महत्त्व देना आदि पर निर्भर करता है।
- मरीज़ द्वारा डॉक्टर को 'गुड मॉर्निंग' कहने के बजाय अगर डॉक्टर पहले खुद मरीज़ का अभिवादन करे तो यह डॉक्टर के व्यक्तित्व को आकर्षक बना देता है।
- एक डॉक्टर का व्यक्तित्व हमेशा मरीज़ो की निगरानी में रहता है। यदि डॉक्टर नाटा, गंजा, चश्मा लगाया हुआ, काला और दिखने में बिलकुल भी आकर्षक न लगे तो भी मरीज़ को उससे कोई फर्क नहीं पड़ता। डॉक्टर के चेहरे पर स्वास्थ्य की चमक होनी चाहिए, यही मरीज़ को आकर्षित करती है।
- यदि डॉक्टर बीमार हो, वह अपनी लाल नाक को बार-बार पोंछ रहा हो, लगातार खाँसता रहता हो, उसे बार-बार जुकाम होता हो और उसका चेहरा फीका दिखता हो तो मरीज़ खुद को बीमार महसूस करने लगता है। मरीज़ की एक साधारण सोच होती है कि 'एक बीमार इंसान किसी दूसरे को ठीक नहीं कर सकता।' अत: जब भी एक डॉक्टर बीमार हो तो बेहतर है कि वह अस्पताल न जाए।

- यदि डॉक्टर के चेहरे पर घरेलू चिंताओं और तनाव की गहरी छाप हो और उसके चेहरे से क्रोध, उदासी, दुःख व डर ज़ाहिर हो तो मरीज़ यह सब आसानी से डॉक्टर के चेहरे पर पढ़ लेते हैं। कोई भी मरीज़ भावनात्मक रूप से यह कभी स्वीकार नहीं करेगा कि उनके डॉक्टर के चेहरे पर ऐसे भाव हों। बजाय इसके मरीज़ के मन में विश्वास होता है कि एक डॉक्टर की छवि मुस्कराते खुश इंसान की होती है, जो स्वयं खुशियाँ बिखेरता है। इसलिए डॉक्टर के चेहरे पर हमेशा खुशी और मुस्कराहट होनी चाहिए, जो उसके व्यक्तित्व में और निखार लाएगा।
- यह बात हमेशा ध्यान में रखें कि रोगी के ठीक होने का कारण सिर्फ डॉक्टर द्वारा दी गई औषधियाँ नहीं हैं बल्कि डॉक्टर का व्यक्तित्त्व और दृढ़ विश्वास है, जो उनके द्वारा दी गई औषधि से ज़्यादा काम करता है।
- स्वस्थ शरीर का राज़ स्वस्थ मन है, जिसमें कोई तनाव और नकारात्मक सोच न हो।
- डॉक्टर के पास आनेवाले मरीज़ को उनकी सहानुभूति और आश्वासन की ज़रूरत होती है, जिससे मरीज़ के मन में यह आशा और विश्वास जाग्रत होता है कि वह जल्द से जल्द ठीक हो जाएगा।

मरीज़ अलग-अलग बीमारियों के लिए बार-बार डॉक्टर के पास आएँगे, जब वे देखेंगे कि डॉक्टर का व्यवहार उनके प्रति मित्रता पूर्ण है और डॉक्टर उन्हें ध्यान दे रहे हैं। एक डॉक्टर का बिलकुल ऐसा ही व्यक्तित्व होना चाहिए।

धन की लालच : सबसे बड़ा शत्रु

यदि आप बी.एच.एम.एस.के विद्यार्थी हैं या पढ़ाई पूरी करके व्यावसायिक बने हैं तो आपको धन कमाने तथा बाज़ार में प्रतियोगिता की चिंता है। वास्तव में आपने इस विषय से मिली समझ के साथ ही इस व्यवसाय में प्रवेश किया है ताकि इस व्यवसाय से आपको उचित धन मिले। हर इंसान को बचपन से यह सिखाया जाता है कि पैसा ही असली खुशी का स्रोत है और पैसे कमाने के लिए मेहनत करनी चाहिए।

धन सुख का साधन नहीं है, यह बहुत सारे अमीर लोगों द्वारा प्रमाणित किया जा सकता है। वे खुश नहीं हैं और हमेशा चिंताओं का बोझ लिए रहते हैं। दूसरा पहलू सत्य है कि धन सिर्फ कड़ी मेहनत के द्वारा ही कमाया जा सकता है। इस कहावत पर विश्वास कीजिए और जीने के लिए कड़ी मेहनत करें। आपका अभिमान ही यह सुनिश्चित करेगा कि आप कड़ी मेहनत करो।

दूसरी ओर अगर आप यह चिंता करते रहेंगे कि आपके पास मरीज़ बहुत ही कम हैं और आपके माता-पिता या मित्र आपके बारे में क्या सोचेंगे तो ऐसी सोच से आपको कुछ नहीं मिलेगा। दूसरों को मरीज़ पाने की आपकी तथाकथित असमर्थता के बारे में सोचने दें। अपनी कड़ी मेहनत पर आप भरोसा रखें और पूरा ध्यान अपने व्यावसायिक नैतिकता पर रखें। आप पाएँगे कि आपको कुछ ही समय में धन प्राप्त होगा। यदि आप कड़ी मेहनत नहीं करेंगे और चिंता

करते रहेंगे कि दूसरे आपके बारे में क्या सोचते हैं तो पैसा कमाने के बावजूद भी आपको अपराधबोध महसूस होगा क्योंकि आपने सिर्फ किस्मत से धन कमाया है। यदि आपके पास अत्यधिक धन है तो आपको उसे खोने का डर सताता रहेगा। इसी लिए धन कमाने और उसका आदर करने का मूल मंत्र है- खूब मेहनत करें, बाकी सब किस्मत पर छोड़ दें। यदि आप कड़ी मेहनत करेंगे तो किस्मत आपको असफल नहीं होने देगी।

प्रतियोगिता की लालसा : सबसे बड़ा मित्र

यह समझने योग्य बात है कि जो आपके प्रतियोगी हैं, उन्होंने भी इसी बात का सामना किया था, जब वे पहली बार इस क्षेत्र में आए थे। प्रतिस्पर्धा हर क्षेत्र में शुरू से होती रही है, फिर भी लोग धन कमा ही रहे हैं। प्रतिस्पर्धा एक बहुत महत्वपूर्ण प्रसंग है। इसमें इंसान को बाजार में अपनी पहचान बनाने के लिए संघर्ष करना पड़ता है। प्रतिस्पर्धा इस शब्द पर गहराई से गौर करें तो आपको पता चलेगा कि प्रतिस्पर्धा कुछ नहीं अपितु किसी न किसी चीज़ का अभाव है। हो सकता है यह धन का अभाव हो, मरीज़ों का अभाव हो, आपके काम करने हेतु जगह का अभाव हो या अस्पताल के लिए किसी उचित स्थान की कमी हो।

यदि आपके पास इन अभावों को दूर करने के उपाय हों तो समझें प्रतिस्पर्धा खत्म हो गई परंतु ऐसा संभव नहीं है। प्रतिस्पर्धा वहीं की वहीं है। बाज़ार में सब कुछ भरपूर है। यदि आपमें अभाव है तो आप ही इस अभाव को थोड़ी चतुराई से भरपूरता में बदल सकते हैं। आप दूसरों के मुकाबले में कुछ असाधारण करें। उदा. नई क्लिनिक की कंसल्टेशन फीस कम हो सकती है, साप्ताहिक रूप से दी जानेवाली दवाइयाँ दैनिक मूल्यों के हिसाब से दें। गरीबों के लिए नि:शुल्क परामर्श रखें, घोषणा करें कि यह क्लिनिक विशेषत: बच्चों और स्त्री रोगों के लिए है आदि। आप अपने क्लिनिक के डिसप्ले बोर्ड पर लिखवा सकते हैं- 'वृद्धों के लिए विशेष देख-भाल व इलाज़'। ऐसे विज्ञापनों के लिए किसी विशेषता की ज़रूरत नहीं है। ये तो कुछ उदाहरण हैं। जन साधारण को आकर्षित करने के लिए आप नए-अनोखे बेहतरीन तरीकों का उपयोग कर सकते हैं।

होमियोपैथिक व्यवसाय में नए प्रवेश के लिए तीन अत्यंत महत्वपूर्ण गुण

(१) अपनी आवश्यकताओं को परखें।

(२) उस आवश्यकता को पूरा करने के बारे में सोचें।

(३) उसे पूरा करें।

●●●

यह पुस्तक पढ़ने के बाद आप अपना अभिप्राय (विचार सेवा) इस *Mail ID* पर भेज सकते हैं ... *books.feedback@tejgyan.org*

परिशिष्ट

तेजज्ञान ग्लोबल फाउण्डेशन द्वारा प्रकाशित श्रेष्ठ पुस्तक

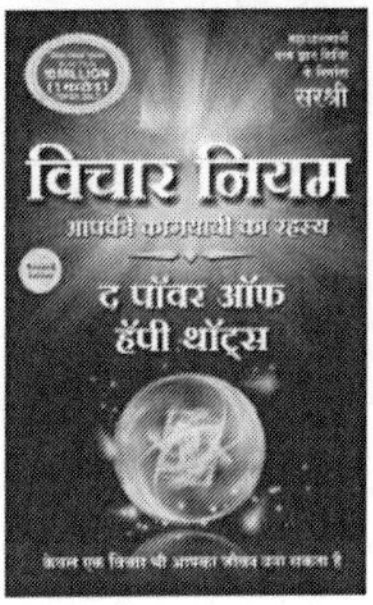

विचार नियम

आपकी कामयाबी का रहस्य

हम सभी आंतरिक शांति को तलाश रहे हैं

हम अपने जीवन में आंतरिक शांति और स्थायी पूर्णता की चाहत रखते हैं। साथ ही हमें बेशर्त प्रेम और आनंद की तलाश रहती है। परंतु यह संभव नहीं लगता क्योंकि रोज़मर्रा के जीवन में चुनौतियों में हम उलझकर रह जाते हैं।

हम सभी सांसारिक सफलता पाने की चाहत रखते हैं

हम सभी संपन्न जीवन का आनंद लेना चाहते हैं। एक ऐसा जीवन जहाँ रिश्तों में भरपूर ताल-मेल और अपनापन हो, आर्थिक स्वतंत्रता हो और उत्तम स्वास्थ्य हो।

हम सभी अपने काम में रचनात्मक और उत्पादक बनकर सर्वोत्तम परिणाम हासिल करने की चाह रखते हैं। लेकिन ये सब हासिल करने की कीमत हमें अपनी आंतरिक शांति खोकर चुकानी पड़ती है...

खुशखबर यह है कि अब हमें दोनों प्राप्त हो सकते हैं!
'विचार नियम' पुस्तक के ज़रिए –

- अपने आंतरिक और बाहरी जीवन में ताल-मेल बिठाएँ।
- अपनी इच्छानुसार शांत और स्थिर महसूस करें।
- विचारों के पार जाकर अपने 'असली अस्तित्त्व' को पहचानें, जो आपकी मूल अवस्था है।
- विचार नियमों को अपने जीवन में उतारें ताकि आप अपनी उच्चतम संभावना की ओर सहजता से आगे बढ़ पाएँ।
- मौनायाम की अवस्था में रहें और प्रेम, आनंद, करुणा, भरपूरता व रचनात्मकता जैसे गुणों को अपने अंदर से प्रकट होने का मौका दें।

आइए बीस लाख से भी अधिक पाठकों के समूह में शामिल हो जाएँ, जिन्होंने विचारों के ७ शक्तिशाली नियमों तथा मत्रों द्वारा आंतरिक शांति और सफलता हासिल की है।

तेजज्ञान फाउण्डेशन – परिचय

तेजज्ञान फाउण्डेशन आत्मविकास से आत्मसाक्षात्कार प्राप्त करने का एक रास्ता है। इसके लिए सरश्री द्वारा एक अनूठी बोध पद्धति (System for Wisdom) का सृजन हुआ है। इस पद्धति को अन्तर्राष्ट्रीय मानक ISO 9001:2015 के आवश्यकताओं एवं निर्देशों के अनुरूप ढालकर सरल, व्यावहारिक एवं प्रभावी बनाया गया है।

इस संस्था की बोध पद्धति के विभिन्न पहलुओं (शिक्षण, निरीक्षण व गुणवत्ता) को स्वतंत्र गुणवत्ता परीक्षकों (Quality Auditors) द्वारा क्रमबद्ध तरीके से जाँचा गया। जिसके बाद इन पहलुओं को ISO 9001:2015 के अनुरूप पाकर, इस बोध पद्धति को प्रमाणित किया गया है।

फाउण्डेशन का लक्ष्य आपको नकारात्मक विचार से सकारात्मक विचार की ओर बढ़ाना है। सकारात्मक विचार से शुभ विचार यानी हॅपी थॉट्स (विधायक आनंदपूर्ण विचार) और शुभ विचार से निर्विचार की ओर बढ़ा जा सकता है। निर्विचार से ही आत्मसाक्षात्कार संभव है। शुभ विचार (Happy Thoughts) यानी यह विचार कि 'मैं हर विचार से मुक्त हो जाऊँ।' शुभ इच्छा यानी यह इच्छा कि 'मैं हर इच्छा से मुक्त हो जाऊँ।'

ज्ञान का अर्थ है सामान्य ज्ञान लेकिन तेजज्ञान यानी वह ज्ञान जो ज्ञान व अज्ञान के परे है। कई लोग सामान्य ज्ञान की जानकारी को ही ज्ञान समझ लेते हैं लेकिन असली ज्ञान और जानकारी में बहुत अंतर है। आज लोग सामान्य ज्ञान के जवाबों को ज़्यादा महत्त्व देते हैं। उदाहरण के तौर पर कर्म और भाग्य, योग और प्राणायाम, स्वर्ग और नर्क इत्यादि। आज के युग में सामान्य ज्ञान प्रदान करनेवाले लोग और शिक्षक कई मिल जाएँगे मगर इस ज्ञान को पाकर जीवन में कोई बड़ा परिवर्तन नहीं होता। यह ज्ञान या तो केवल बुद्धि विलास है या फिर अध्यात्म के नाम पर बुद्धि का व्यायाम है।

सभी समस्याओं का समाधान है – तेजज्ञान। भय से मुक्ति, चिंतारहित व क्रोध से आज़ाद जीवन है – तेजज्ञान। शारीरिक, मानसिक, सामाजिक, आर्थिक और आध्यात्मिक उन्नति के लिए है – तेजज्ञान। तेजज्ञान आपके अंदर है, आएँ और इसे पाएँ।

यदि आप ऐसा ज्ञान चाहते हैं, जो सामान्य ज्ञान के परे हो, जो हर समस्या का

समाधान हो, जो सभी मान्यताओं से आपको मुक्त करे, जो आपको ईश्वर का साक्षात्कार कराए, जो आपको सत्य पर स्थापित करे तो समय आ गया है तेजज्ञान को जानने का। समय आ गया है शब्दोंवाले सामान्य ज्ञान से उठकर तेजज्ञान का अनुभव करने का।

अब तक अध्यात्म के अनेक मार्ग बताए गए हैं। जैसे जप, तप, मंत्र, तंत्र, कर्म, भाग्य, ध्यान, ज्ञान, योग और भक्ति आदि। इन मार्गों के अंत में जो समझ, जो बोध प्राप्त होता है, वह एक ही है। सत्य के हर खोजी को अंत में एक ही समझ मिलती है और इस समझ को सुनकर भी प्राप्त किया जा सकता है। उसी समझ को सुनना यानी तेजज्ञान प्राप्त करना है। तेजज्ञान के श्रवण से सत्य का साक्षात्कार होता है, ईश्वर का अनुभव होता है। यही तेजज्ञान सरश्री महाआसमानी शिविर में प्रदान करते हैं।

महाआसमानी परम ज्ञान

Self Development to Self Realization
Towards Self Stabilization

शिविर परिचय और लाभ (निवासी)

क्या आपको उच्चतम आनंद पाने की इच्छा है? ऐसा आनंद, जो किसी कारण पर निर्भर नहीं है, जिसमें समय के साथ केवल बढ़ोतरी ही होती है। क्या आप इसी जीवन में प्रेम, विश्वास, शांति, समृद्धि और परमसंतुष्टि पाना चाहते हैं? क्या आप शारीरिक, मानसिक, सामाजिक, आर्थिक और आध्यात्मिक इन सभी स्तरों पर सफलता हासिल करना चाहते हैं? क्या आप 'मैं कौन हूँ' इस सवाल का जवाब अनुभव से जानना चाहते हैं।

यदि आपके अंदर इन सवालों के जवाब जानने की और 'अंतिम सत्य' प्राप्त करने की प्यास जगी है तो तेजज्ञान फाउण्डेशन द्वारा आयोजित 'महाआसमानी परम ज्ञान शिविर' में आपका स्वागत है। यह शिविर पूर्णतः सरश्री की शिक्षाओं पर आधारित है। सरश्री आज के युग के आध्यात्मिक गुरु और 'तेजज्ञान फाउण्डेशन' के संस्थापक हैं, जो अत्यंत सरलता से आज की लोकभाषा में आध्यात्मिक समझ प्रदान करते हैं।

महाआसमानी परम ज्ञान शिविर का उद्देश्य :

इस शिविर का उद्देश्य है, 'विश्व का हर इंसान 'मैं कौन हूँ' इस सवाल का जवाब जानकर सर्वोच्च आनंद में स्थापित हो जाए।' उसे ऐसा ज्ञान मिले, जिससे वह हर पल वर्तमान में जीने की कला प्राप्त करे। भूतकाल का बोझ और भविष्य की चिंता इन दोनों से वह मुक्त हो जाए। हर इंसान के जीवन में स्थायी खुशी, सही समझ और समस्याओं को विलीन करने की कला आ जाए। मनुष्य जीवन का उद्देश्य पूर्ण हो।

'मैं कौन हूँ? मैं यहाँ क्यों हूँ? मोक्ष का अर्थ क्या है? क्या इसी जन्म में मोक्ष प्राप्ति संभव है?' यदि ये सवाल आपके अंदर हैं तो महाआसमानी शिविर इसका जवाब है।

महाआसमानी परम ज्ञान शिविर के मुख्य लाभ :

इस शिविर के लाभ तो अनगिनत हैं मगर कुछ मुख्य लाभ इस प्रकार हैं...

* जीवन में दमदार लक्ष्य प्राप्त होता है।
* 'मैं कौन हूँ' यह अनुभव से जानना (सेल्फ रियलाइजेशन) होता है।
* मन के सभी विकार विलीन होते हैं।
* भय, चिंता, क्रोध, बोरडम, मोह, तनाव जैसी कई नकारात्मक बातों से मुक्ति मिलती है।
* प्रेम, आनंद, मौन, समृद्धि, संतुष्टि, विश्वास जैसे कई दिव्य गुणों से युक्ति होती है।
* सीधा, सरल और शक्तिशाली जीवन प्राप्त होता है।
* हर समस्या का समाधान प्राप्त करने की कला मिलती है।
* 'हर पल वर्तमान में जीना' यह आपका स्वभाव बन जाता है।
* आपके अंदर छिपी सभी संभावनाएँ खुल जाती हैं।
* इसी जीवन में मोक्ष (मुक्ति) प्राप्त होता है।

महाआसमानी परम ज्ञान शिविर में भाग कैसे लें?

इस शिविर में भाग लेने के लिए आपको कुछ खास माँगें पूरी करनी होती हैं। जैसे–

१) आपकी उम्र कम से कम अठारह साल या उससे ऊपर होनी चाहिए।

२) आपको सत्य स्थापना शिविर (फाउण्डेशन ट्रुथ रिट्रीट) में भाग लेना होगा, जहाँ आप सीखेंगे- वर्तमान के हर पल को कैसे जीया जाए और निर्विचार दशा में कैसे प्रवेश पाएँ।

३) आपको कुछ प्राथमिक प्रवचनों में उपस्थित होना है, जहाँ आप बुनियादी समझ आत्मसात कर, महाआसमानी शिविर के लिए तैयार होते हैं।

यह शिविर एक या दो महीने के अंतराल में आयोजित किया जाता है, जिसका लाभ हज़ारों खोजी उठाते हैं। इस शिविर की तैयारी आप दो तरीके से कर सकते हैं। पहला तरीका- मनन आश्रम (पूना) में पाँच दिवसीय निवासी शिविर में भाग लेकर, दूसरा तरीका- तेजज्ञान फाउण्डेशन के नजदीकी सेंटर पर सत्य श्रवण द्वारा। जैसे- पुणे, मुंबई, दिल्ली, सांगली, सातारा, जलगाँव, अहमदाबाद, कोल्हापुर, नासिक, अहमदनगर, औरंगाबाद, सूरत, बरोडा, नागपुर, भोपाल, रायपुर, चेन्नई, वर्धा, अमरावती, चंद्रपुर, यवतमाल, रत्नागिरी, लातूर, बीड, नांदेड, परभणी, पनवेल, ठाणे, सोलापुर, पंढरपुर, अकोला, बुलढाणा, धुले, भुसावल, बैंगलोर, बेलगाम, धारवाड, भुवनेश्वर, कोलकत्ता, राँची, लखनऊ, कानपुर, चंदीगढ़, जयपुर, पणजी, म्हापसा, इंदौर, इटारसी, हरदा, विदिशा, बुरहानपुर।

इनके अतिरिक्त आप महाआसमानी की तैयारी फाउण्डेशन में उपलब्ध सरश्री द्वारा रचित पुस्तकें या यू ट्यूब के संदेश सुनकर भी कर सकते हैं। मगर याद रहे ये पुस्तकें, यू ट्यूब के प्रवचन शिविर का परिचय मात्र है, तेजज्ञान नहीं। आप महाआसमानी परम ज्ञान शिविर में भाग लेकर ही तेजज्ञान का आनंद ले सकते हैं। आगामी महाआसमानी परम ज्ञान शिविर में अपना स्थान आरक्षित करने के लिए संपर्क करें : 09921008060/75, 9011013208

महाआसमानी परम ज्ञान शिविर स्थान :

यह शिविर पुणे में स्थित मनन आश्रम पर आयोजित किया जाता है। इस शिविर के लिए भोजन और रहने की व्यवस्था की जाती है। यदि आपको कोई शारीरिक बीमारी है और आप नियमित रूप से दवाई ले रहे हैं तो कृपया अपनी दवाइयाँ साथ में लेकर आएँ। वातावरण अनुसार गरम कपड़े, स्वेटर, ब्लैंकेट आदि भी लाएँ।

'मनन आश्रम' पुणे शहर के बाहरी क्षेत्र में पहाड़ों और निसर्ग के असीम सौंदर्य

के बीच बसा हुआ है। इस आश्रम में पुरुषों और महिलाओं के लिए अलग-अलग, कुल मिलाकर 700 से 800 लोगों के रहने की व्यवस्था है। यह आश्रम पुणे शहर से 17 किलो मीटर की दूरी पर है। हवाई अड्डा, हाइवे और रेल्वे से पुणे आसानी से आ-जा सकते हैं।

मनन आश्रम : मनन आश्रम, पुणे, सर्वे नं. ४३, सनस नगर, नांदोशी गाँव, किरकट वाडी फाटा, तहसील - हवेली, जिला : पुणे - ४११०२४. फोन : 09921008060

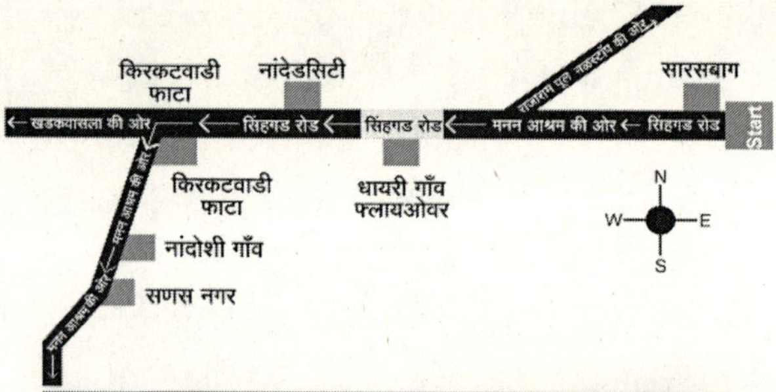

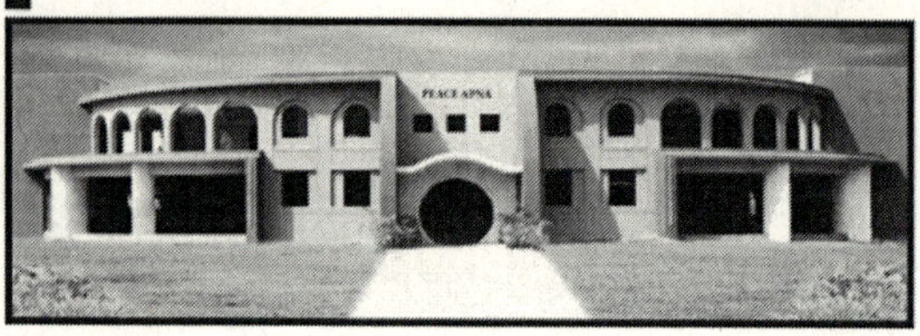

आपके लिए खुशखबर

महाआसमानी शिविर अब ऑनलाइन भी उपलब्ध

यह शिविर तीन भागों में लिया जाएगा :

✻ बुनियादी सत्य शिविर ✻ ब्राइट रिस्पॉन्सिबिलीटी शिविर

✻ महाआसमानी शिविर

स्थान : अपना घर

भाषा : हिंदी

अधिक जानकारी के लिए संपर्क करें

+ 91 9921008060, + 91 9921008075

Visit also www.tejgyan.org

Registration link : https://www.tejgyanglobal.org/mareg

e-books

English

- The Source
- Everything is a Game of Beliefs
- Who am I now
- The Power of Present
- Light of grace
- Celebrating Relationships
- The Miracle Mind
- Beyond Life
- Freedom from Fear Worry Anger
- The Source of Health and many more.

हिंदी

- विचार नियम
- रिश्तों में नई रोशनी
- समय नियोजन के नियम
- संपूर्ण प्रशिक्षण
- ध्यान नियम
- स्वयं का सामना
- नींव ९० और बहुत सारे...
- विकास नियम
- मृत्यु उपरांत जीवन
- मन का विज्ञान
- विश्वास नियम
- क्षमा का जादू
- प्रार्थना बीज

These Books Also Available in Marathi
For online shoping visit us - www.tejgyan.org, www.gethappythoughts.org

पुस्तकें प्राप्त करने के लिए नीचे दिए गए पते पर मनीऑर्डर द्वारा पुस्तक का मूल्य भेज सकते हैं। पुस्तकें रजिस्टर्ड, कुरियर अथवा वी.पी.पी. द्वारा भेजी जाती हैं। पुस्तकों के लिए नीचे दिए गए पते पर संपर्क करें।

✻ WOW Publishings Pvt. Ltd. रजिस्टर्ड ऑफिस – S. No. 1A, ईरानी मार्केट, बिल्डिंग नं. डी–38 येरवडा, पुणे – 411006

✻ पोस्ट बॉक्स नं. ३६, पिंपरी कॉलोनी पोस्ट ऑफिस, पिंपरी, पुणे – 411017 फोन नं.: 09011013210 / 9623457873

आप ऑन–लाइन शॉपिंग द्वारा भी पुस्तकों का ऑर्डर दे सकते हैं।

लॉग इन करें – www.gcthappythoughts.org

500 रुपयों से अधिक पुस्तकें मँगवाने पर डाक–व्यय के साथ 10% की भी छूट है।

तेजज्ञान फाउण्डेशन – मुख्य शाखाएँ

∗ पुणे (रजिस्टर्ड ऑफिस) विक्रांत कॉम्प्लेक्स, तपोवन मंदिर के नज़दीक, पिंपरी, पुणे-४११ ०१७. फोन : 020-27411240, 27412576

∗ मनन आश्रम सर्वे नं. ४३, सनस नगर, नांदोशी गाँव, किरकटवाडी फाटा, तहसील - हवेली, जिला- पुणे - ४११ ०२४. फोन : 09921008060

- विश्व शांति प्रार्थना -

'पृथ्वी पर सफेद रोशनी (दिव्य शक्ति) आ रही है।
पृथ्वी से सुनहरी रोशनी (चेतना) उभर रही है।
विश्व से सारी नकारात्मकता दूर हो रही है।
सभी प्रेम, आनंद और शांति के लिए
खुल रहे हैं, खिल रहे हैं।'

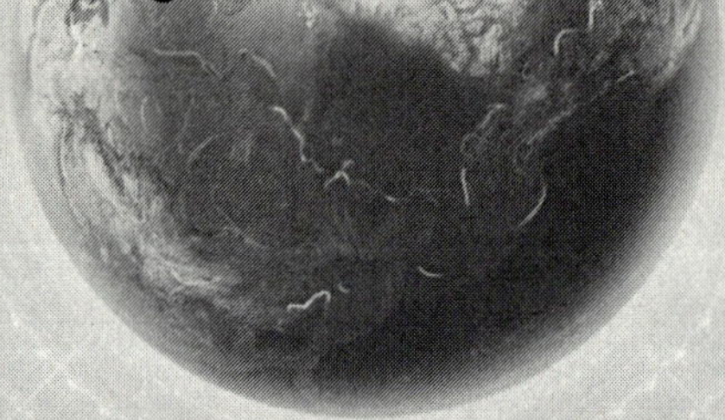

यह 'सामूहिक अव्यक्तिगत प्रार्थना' तेजज्ञान फाउण्डेशन के सदस्य पिछले कई सालों से निरंतरता से कर रहे हैं। खुश लोग यह प्रार्थना कर सकते हैं और बीमार, दुःखी लोग उस वक्त एक जगह बैठकर इस प्रार्थना को ग्रहण कर स्वास्थ्य लाभ पा सकते हैं।

यदि इस वक्त आप परेशान या बीमार हैं तो रोज़ सुबह या रात 9:09 को केवल ग्रहणशील होकर इस भाव से बैठें कि 'स्वास्थ्य और शांति की सफेद रोशनी जो इस वक्त प्रार्थना में बैठे कई लोगों द्वारा नीचे पृथ्वी पर उतर रही है, वह मुझमें भी अपना कार्य कर रही है। मैं स्वस्थ और शांत हो रहा हूँ।' कुछ देर इस भाव में रहकर आप सबको धन्यवाद देकर उठें।